美國第一健身強人
練肌力×抗老化
鍛鍊全書

重訓 × 飲食，12 週有效訓練
人人都能練出精實、自信、好體力

MICHAEL MATTHEWS
麥可‧馬修斯——著　王啟安——譯

MUSCLE
FOR LIFE

　　我要感謝幫助我完成本書的各位：凱芮恩（Karyn），謝謝你促成本書的出版，並讓整個過程都相當令人愉悅；瑞貝卡（Rebecca），謝謝你讓我覺得自己比想像中聰明；瑪莉（Mary）與阿爾米（Armi），謝謝你們一直以來的支持，感謝大家。

　　我也要感謝各位親愛的讀者，謝謝你們的支持；也要感謝我所有的學生與客戶，謝謝你們給我許多啟發，讓我持續學習與教學。

　　本書僅獻給各位。

◫‖ 目錄 ‖◫

推薦序　所有人隨時都適用的原則與方法　　6

好評推薦　　8

PART 1　好評推薦

真的有效！平凡人也能達到非凡的結果　　12

01　本書厲害的地方在哪裡？　　19

02　我要給你的承諾　　23

03　誰是麥克馬修斯，跟我有關係嗎？　　39

04　如何使用本書　　43

05　如何掌控健身的「內心比賽」　　47

PART 2　最全面的飲食建議

06　身體組成最重要：增肌減脂的四個步驟　　72

07　歡迎來到全世界最簡單的飲食計畫　　98

08　〈終生強壯〉的飲食計畫　　119

PART 3　最全面的運動建議

09　任何年齡都適用！打造精實肌肉的關鍵　　188

10　成功肌力訓練的 5 大法則　　201

11　打造最強版本自己的最佳訓練動作　　218

12　〈終生強壯〉訓練計畫　　269

13 追蹤進步的正確方式　291

14 〈終生強壯〉訓練快速指引　302

PART 4　最全面的補充品建議

聰明消費者的補充品選購指引　320

PART 5　開始行動

16 常見問題　354

17 後記　370

18 免費額外資訊　372

附錄

減脂飲食計畫　376

增肌飲食計畫　386

女性肌力訓練計畫　398

男性肌力訓練計畫　403

推薦序
所有人隨時都
適用的原則與方法

　　我認識麥可很多年了，一直以來都拜讀他的作品。在這個講求證據的健身世界裡，麥可是最實在、也是最有影響力的人物之一，他致力於傳遞健康、成功與永續飲食、運動、補充品等相關資訊。麥可所寫的本書與其他著作，讓數百萬人成功成為最佳版本的自己。

　　許多健身書充斥各種無恥的偽科學以及真假難辨的故事，千方百計要你接受一些無效的飲食建議、運動方法、或誇大不實的補充品，但本書可不一樣。本書提供相當全面、一針見血，而且相當實用的分析與論述，讓讀者瞭解提升肌肉量、加強肌力、維持精實體態，以及保持終生健康的藝術與科學。

　　不管你的年齡或身體狀況如何，本書單純卻有效的原則與方法，將會讓你的身體快速產生變化。如同麥可所說，所有人隨時都適用這些原則與方法。

　　讀就對了、執行就對了，你不會後悔的。只要你能完全掌握自己的健康，我保證你的身體甚至人生會從此不同。

　　祝你好運，也希望你會喜歡整個改變的過程。

　　　　　　　　——史賓賽・納多爾斯基醫師（Dr. Spencer Nadolsky）
　　　　　　　　　　國家認證的家醫科醫師，專精肥胖問題與脂質學

好評推薦

　　我是家醫科醫師、骨質疏鬆專科醫師、美國運動指導員（ACE CPT），以及肥胖專科醫師，同時有十多年的老人照顧經驗。飲食是健康生活的基礎。而運動，尤其是肌力訓練不僅是為了外觀，更是為了抗老化、預防肌少症，並維持終生健康的不二法門。

　　我有麥可・馬修斯在台上市的所有書籍，而這本更是我會推薦給醫師和患者的經典！這本書不僅融合了過去的精華，更深入探討目標設定及意志力如何堅持等內心世界，同時加入近年醫學研究，分析營養補充品的實證及必要性，並整理出讓人容易遵循的飲食運動要訣。許多人都想擁有緊實精壯的身體，這商機實在太大了！多少最新、最酷炫、最快的增肌或減重方式充斥市面，但其實只要好好看完這本書，花費不多，就能獲得累積十年以上，並有科學根據的增肌減脂觀念。

—— 熱愛運動的減重醫師 安欣瑜

　　我多年前就開始注意麥可的各個作品。無論是podcast、文章還是書籍，他都非常擅長於將複雜的理論簡化成有趣、容易消化的內容。但是，這不代表他會過度簡化資訊，因而錯過重要細節，他還是會透過有力的科學數據和實踐經驗提供詳細的解說。這本書很棒的地方是，麥可不只說明飲食和運動對體態的影響，也強調了這些元素對體力、健康的正面影響。這本書不只針對較成熟的族群，大部分的內容也適用於各個年齡層的人。如果你想透過科學角度增進營養和阻力訓練的認知，我都會推薦這本書給你！

──睿秋科學營養健身 創辦人 李欣睿（睿秋）

　　健身不是一時興起，而是終生的追求。本書提出了「終身強壯」的計畫，希望我們可以在任何年齡和階段，用最簡單的方法，保持最佳的身體狀態。他不需要犧牲太多你喜好的食物或活動，而是希望養成一種可持續的健康生活模式，書中也提供了全面的訓練計劃，幫我們達到健康目標，畢竟有健康的身體，才能享受更好的生活。

──啾C 物理治療師

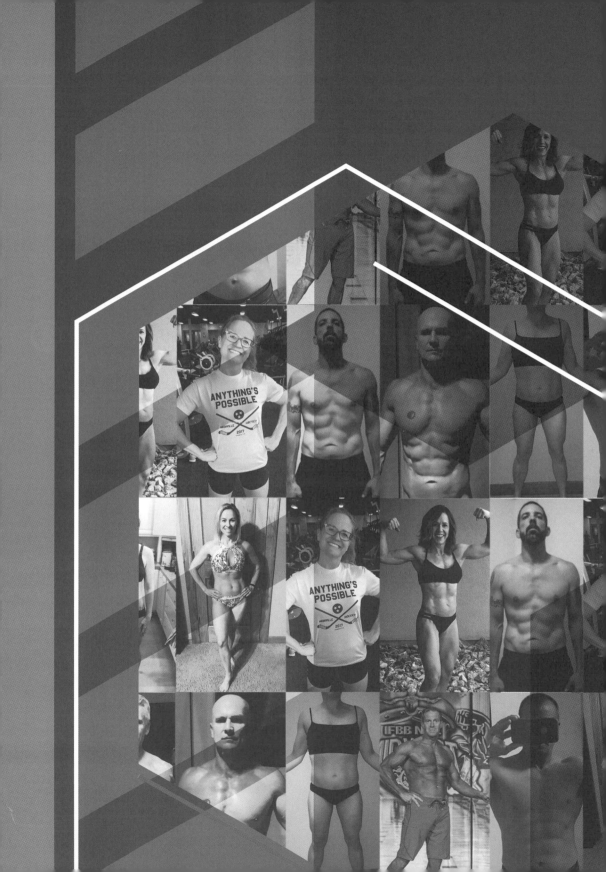

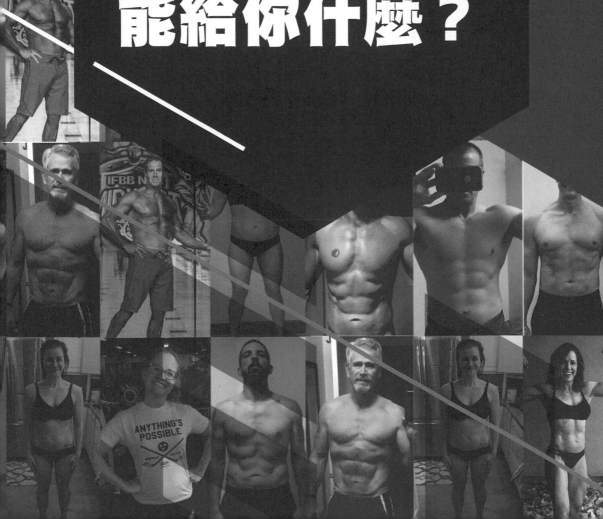

PART 1

這本書
能給你什麼？

真的有效！

平凡人也能達到非凡的結果

你會是下一位嗎？

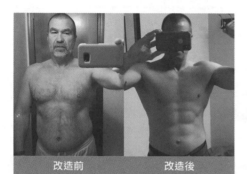

改造前　　　　改造後

我的自信和體力都比以前好多了，而且大家都對我的體態讚譽有加，讓我更喜歡自己。

——達瑞爾（DARREL S.）

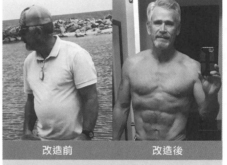

改造前　　　　改造後

我的故事向大家說明，即使高齡 62 歲，你還是能夠擁有強壯且健康的身體，並引以為傲。

——藍尼（LANNY W.）

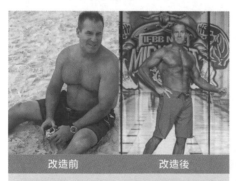

改造前　　　　改造後

這個訓練方法真的有效！只要執行麥克列出的原則，相信我，你進步的幅度將無可限量。

——布蘭登（BRANDON W.）

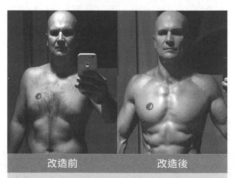

改造前　　　　改造後

我的體力變好了，而且早上幾乎都是跳起床的（除了練完腿的隔天）。我覺得很棒，下午都不會累，每天也都迫不及待要工作和訓練。我這輩子從來沒有這麼健康過。

——丹尼爾（DANIEL F.）

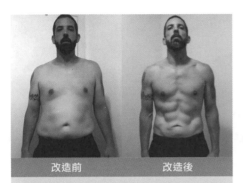

改造前　　　　改造後

現在我朋友和同事都常常問我，到底怎樣才能變得那麼健康，而我的答案很簡單，就是麥克·馬修斯。

——查德（CHAD P.）

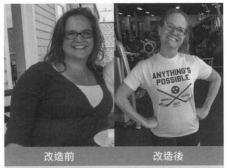

改造前　　　　改造後

我比以前更有自信，也更容易找到適合自己的衣服。我的體力變得更好，婚姻也越來越幸福。我以前往往無法抗拒食物的誘惑，現在我對自己的進步感到非常驚喜。

——史黛芬妮（STEFANIE C.）

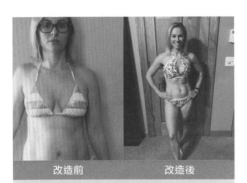

改造前　　　　改造後

這個計畫的效果無可匹敵，效果不是只有減重而已，更讓我能夠以母親的身分好好做自己。我對自己的肌力感到驕傲，而且孩子們（特別是女兒）都會要我把他們舉起來。

——安柏（AMBER L.）

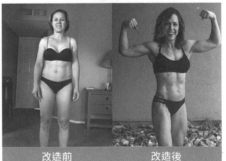

改造前　　　　改造後

我的體力比以前好多了，自信也達到前所未有的程度。身邊的人一直問我是怎麼變得那麼健康的，其中很多人的年齡甚至只有我的一半。我也發現逛街變得比以前更有趣了。

——珍（JEAN G.）

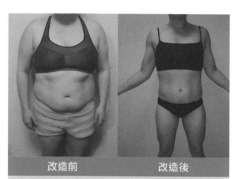

| 改造前 | 改造後 |

我的信心和體力都比以前更好，而且我也證明了，只要我可以，任何人也都可以！說真的，這個計畫是最簡單的減重方法。只要你持之以恆，一定能達成目標。你甚至可以繼續吃最愛吃的食物！

——蒂娜（TINA H.））

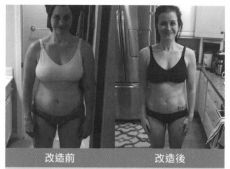

| 改造前 | 改造後 |

我注意到自己的體力和整體心情越來越好，對抗不健康的誘惑也比以前更容易了。整體來說，我覺得自己比以前好多了

——潔娜（JENNA H.）

　　這些人其實跟你一樣，大概都是 30 多歲到 50 多歲的人，來自各行各業，身體健康程度各異。有人曾經具有很好的身體狀況，也有人一直都很胖；有人試過許多飲食和運動方法但不幸失敗，也有人是第一次認真執行飲食和運動計畫；有人有大把時間和精力做訓練，也有人幾乎沒時間。

　　不過，以上這些人有一個共同點：他們都靠著我的飲食和運動原則，打造出引以為傲的身體。他們都成功減去可觀的多餘脂肪、增加了不少肌肉量、也大幅降低生病和身體功能失調的風險。而且，在整個過程中，他們都繼續吃著喜歡的食物、做著喜歡的運動、也幾乎不需要攝取補充品。

　　我想跟你分享一些帶給我啟發與感動的故事，而這些故事也向我們證明，只要有正確的知識與指引，任何人都能達到最佳的健康狀態。如果他們都做得到，你有什麼理由不行呢？

安柏的故事（42 歲）

　　我從來不認為自己的體重有什麼問題，但到了我生第三個小孩的時候，情況產生了變化。在她出生後兩年，我為了控制體重，跑了一場半馬、也執行了一些重量訓練計畫，但效果都非常有限。我感到挫敗，甚至一度認為我都到了這個歲數，也只能接受這樣的狀況了。

　　由於體重一直降不下來，我開始越來越不喜歡自己，甚至一直對自己非常苛刻，因為以前從來未曾過得如此掙扎。

　　後來我有幸接觸到麥可為女性設計的計畫，我的體重就以驚人的速度往下掉。我在 8 週的飲食計畫中就減掉了 14 磅（約 6 公斤）的體重，而且在接下來一年完全沒有復胖。我也對於自己舉起的重量相當自豪，雖然我的骨架很小，但我覺得自己很強壯！

　　減重其實不是最重要的，更重要的是我在當媽媽後還能享有自己的時間，還能把自己放在第一順位。我對自己的肌力感到驕傲，孩子們每天都會叫我把他們舉起來，特別是女兒。每次訓練過後，我都非常開心、充滿活力，並準備好面對兩份工作、孩子們、家庭生活，以及生活中的所有挑戰。

　　在整個過程中，我一直告訴自己要「相信過程」。我相信麥可·馬修斯，也相信他所提出的嚴謹科學方法。只要你好好閱讀本書並付

諸實行，你一定會看到效果。

布蘭登的故事（54 歲）

在接觸到麥可的飲食與訓練原則以前，我那顆欠缺鍛鍊的心其實相當脆弱，很容易半途而廢，讓我無法達成目標。而且我常常找藉口，包括我的肩膀曾經動過手術、我太愛喝酒、缺乏改變生活的動力等等。後來我無意間看到麥可的網站與書籍，人生從此不同。

我曾經是美國海軍，參加過波斯灣戰爭，和我的太太育有三個孩子，而我最好的朋友名叫「啤酒」。後來我對自己的生活很不滿意，深深覺得必須改變生活方式和態度。當時我很害怕自己會和我父親一樣，46 歲就因為飲酒過量而死亡。

後來我終於開始應用麥可分享的知識，來克服我人生中的障礙，包括過去曾經阻礙我的各種欲望與想法。從 2016 年 9 月以來，我的人生越過越好，從此回不去了。麥可改變了我的人生！

所以請相信我，麥可的計畫真的有效！只要乖乖執行他列出的原則（不要隨意改變、增加、刪減任何內容），相信我，結果會讓你非常驚喜。

但也要請你理解，麥可的方法絕對不是什麼萬靈丹或好萊塢式的飲食方法，甚至是任何跟風的減重計畫；而是讓你開始改變生活型態，一輩子都過得更快樂且更健康。

麥可的計畫拯救了我的人生！我要對麥可表達最誠摯的感謝！

珍娜的故事（36 歲）

在健身房裡花那麼多時間做有氧、有氧、有氧，然後還沒有效果，讓我感到非常厭煩。年輕時這樣的運動方法還有點效果，但隨著年紀越大，有氧的效果就越差，我一直覺得體重卡住，很難繼續減重。

開始執行麥可為女性設計的計畫以來，我在六個月內減了 35 磅（約 16 公斤）的體重！我也發現自己的體力和心情都變好了，也不必像以前需要很用力才能抵抗那些不健康的事物。整體而言，我覺得現在的自己比以前好多了。

這個計畫內容也讓我養成一個永續的生活型態。我現在還沒有真正達到維持階段，但我知道等我到達維持階段後，一切會變得更有彈性。我還有很多可以學習，也有許多新目標可以追，但我真的很享受這整個過程。這個計畫教了我什麼叫做自律，我對這點真心感激。

只要遵循麥可的建議，你會將身體打造成這輩子最棒的樣子。當然，你會需要一些時間、堅持、耐心，但一切都會值得。目睹自己身體的正向轉變，實在非常美妙，也讓人充滿力量。

丹的故事（52 歲）

我已經超過 50 歲了，身高 188 公分，體重大約是 106 公斤。我有一個 14 歲的兒子、12 歲的兒子，以及一個 9 歲的女兒。我慢慢發現，如果我要帶著有活力的身體參與他們成長中最重要的這幾年，我就必須針對生活型態做一些重大的改變。

後來有一位好朋友向我介紹麥可・馬修斯。本來我對於所謂最新、最棒、最前衛的健身和訓練計畫都相當不以為然，但在看到這位朋友從麥可的計畫得到很棒的效果後，我知道我也該嘗試看看了。我在隔天就購買麥可的客製化飲食計畫並開始執行。

　　只不過一年的時間，我的體重就降到了 86 公斤，體脂率也只剩 9% 至 10%，而且我的肌力和肌肉量都大幅提升。我的身體比以前進步了很多，而且還不只這樣。

　　自從我 1980 年代還是大學籃球員以來，我的身體就從來沒有像現在這麼好過。我不僅又強壯又精實（體脂率大概 7% 至 8%），生活品質、體力、睡眠品質都大幅提升，而且關節疼痛（尤其是膝蓋和髖關節）的狀況也減少很多！最重要的是，我變得比以前樂觀許多。

　　以上幾位朋友的故事都帶給我相當多的啟發，希望也能讓你感動。但更令我感到驚豔的是，我大概每幾天就會聽到一個類似的成功故事。這種了不起的轉變絕對不是少數人的專利，任何人只要願意都可以達到。說不定哪天就會有人讀到你的轉變故事！

　　只要你願意，任何事情都可能發生。而我將透過本書告訴你該怎麼做。

1

本書厲害的地方在哪裡？

不冒險，才是最大的冒險

——艾莉卡・容（ERICA JONG）

　　我想透過這本書，告訴你要變得精實強壯、有線條，其實沒有想像中那麼複雜。你不需要去做那些奇怪的「生物駭客」，例如用電擊促進肌肉生長、燃燒腹部脂肪，或用任何手段操弄荷爾蒙環境；你不需要執行間歇性斷食或生酮飲食這類飲食策略；你不需要執行肌肉困惑或功能性訓練等運動計畫，你也不需要服用膠原蛋白粉或外源酮這類看起來很厲害的藥丸或藥粉。

　　身體最健康的人，往往只需要做到以下三件事：

1. 控制熱量和蛋白質攝取。
2. 多吃有營養的食物。
3. 每週運動幾個小時，主要以提升肌肉量和肌力為目標。

　　也就是說，要把身體打造成理想的樣子，不用做什麼很了不起的事，只需要全心全意把最基本的關鍵做好。不過魔鬼藏在細節裡，你馬上就會發現，執行這些策略的正確方法有限，但不正確的方法卻

有一大堆。道理其實和作曲一樣，如果只會使用音符來創造悅耳的旋律、和弦與節奏，其實還不足以創作出餘音繞樑的樂曲，你還必須瞭解如何透過巧思，以特別的方式將所有的元素組合在一起。可怕的是，健身與健康方面的迷思，遠比作曲多得多。

為什麼會這樣？為什麼這些破解已久的迷思，還是有那麼多名人、網紅、作者和健身達人在傳遞呢？

我認為背後的理由是所謂的「光鮮亮麗症候群」，也就是在很多人都想解決某個問題、且願意花很多金錢解決這個問題時，就有非常龐大的商機。正因如此，每年都有數百萬人，受健身雜誌、網站，以及書籍中的許多主流建議影響，而這些建議其實都很仰賴受眾們持續的購買以及訂閱。

怎樣最能吸引消費者呢？答案是任何「最新」的東西。如果要讓消費者持續買單，最簡單的方法就是不斷給予最新的建議，包括最酷炫的飲食與訓練方法、最新的研究突破、最快速也最有效的方法等等。

最新資訊本身沒什麼問題，畢竟健康與健身領域還是有很多我們不知道的事。不過，這些最新資訊恐怕無法吸引更多消費者訂閱。原因很簡單，一般大眾通常只想減去一些脂肪、增加一些肌肉線條，不會想花太多心思瞭解週期化訓練或營養分配等較困難的知識；而如果只是要翹屁股、瘦肚子或讓手臂變粗，根本不需要那麼多書籍、雜誌或網路資訊。

如果要知道健身領域的所有真相，大概得要逐字反覆閱讀二十五份論文，而最後你所學到的，其實大致就和閱讀本書所學到的差不

多。而且你從這些地方也會讀到一些「不願面對的真相」，例如光靠訓練其實無法提升肌肉張力、無法局部消除腹部脂肪，以及補充品其實沒那麼重要等等。

　　但本書跟其他資訊來源不一樣，因為我分享資訊的動機和別人不同。我是在寫作和商業方面都還算有一定成就，所以我不需要依靠出版社、廣告商或最新的潮流來維持生計。老實說，我真正的老闆是各位讀者，我的成功取決於我能否滿足各位的需求。正因如此，本書有辦法說出別人不敢說的話，提出真正有科學根據的飲食與運動策略。我保證，你從本書學到的資訊，將和你在別的地方聽到的那些所謂「保證有效的神奇方法」很不一樣。

　　首先，我會跟你分享把肌肉量和肌力提升上來以後，將對身體帶來多大的改變（甚至是長期健康的關鍵）；接著，我會跟你介紹真正可行的生活型態與計畫。舉例來說，我會告訴你如何在攝取許多碳水化合物的情況下，還能真正達到增肌減脂；我也會建議你每週要做幾小時的肌力訓練，並且有氧要少做一點（各位女性朋友，妳們真的不必擔心練「太壯」，這點我們稍後討論），而我最後會針對一些簡單（且不一定要吃）的補充品提出一點建議，也許有助於你改善體態、健康以及運動表現。

　　不過，本書可能不適合以下兩種人：害怕聽到真相、寧願相信甜蜜謊言的人，以及一心追求奇效的飲食運動計畫，不願學習技巧、不願付出時間精力的人。那麼本書適合哪種人呢？瞭解要讓所謂的「祕密」方法有效，自己必須願意付出的人、勇敢踏出舒適圈的人，以及願意投資今天以換取更健康明天的人。

感到懷疑嗎？很正常。我第一次讀到本書提到的科學研究與實務策略時，也感到相當懷疑。不過請放心，我沒有要你無憑無據就相信我。本書包含的大部分內容與現象，其實都已經存在了幾十年，而且也都經過時間的考驗。不過畢竟你可能不是菁英運動員，身邊也沒有世界級的教練和營養師，所以從來沒有人會像本書一樣，用如此系統性的方式幫你統整這些知識。

　　此外，本書的目的是讓你快速達到想要的結果，你會在開始計畫後的 30 天內就看到身體產生實質的進步，而 3 個月內你的親朋好友就會好奇你到底怎麼辦到的。我跟你保證，你的體重將變得越來越理想、穿衣服會越來越好看、肌肉線條也會越來越明顯。

　　而如果你不幸無法達到理想的結果，我還是要告訴你一個好消息：並不是因為本書的內容誇大不實或不適合你，而是你在執行面上需要一些協助。如果你願意接受我的協助，我非常樂意，只要寄信到我的電子信箱就好：mike@muscleforlife.com。

　　請你不要忘了，數萬人（還不包括我不知道的）使用了我在書本、雜誌提到的方法以後，都練就了更強壯且更健康的身體。所以請相信我，你有很多前人的路可以遵循，而你很快也會跟他們一樣。

2

我要給你的承諾

不管你幾歲、不管你覺得自己的荷爾蒙或基因多爛、不管你的飲食
和運動計畫失敗過幾次……。你一定可以練成夢寐以求的身體，達
到前所未有的精實與健康，而你馬上就會知道怎麼做了。

　　你相信嗎？你即將學到有科學證據且經醫師認證的飲食、運動、
恢復計畫，讓任何年齡的人都有辦法增肌減脂。你相信嗎？執行本書
建議的方法 1 個月後，你就能在鏡子裡看到明顯的進步。

　　你相信嗎？你可以把身體打造成最佳的狀態，而且不需要挨餓、
不需要在健身房花大把時間、也不需要做那些讓你累得半死的運動。

　　你相信嗎？你生病與疼痛的風險將大幅下降，甚至也能彌補多年
來忽略身體健康的代價。

　　以上這些承諾聽起來很瘋狂，但本書提供很實際且與眾不同的藍
圖，任何人只要執行得當，都能順利達到目標。我不會給你什麼神奇
快速的飲食祕訣，或任何快速但效果短暫的方法，我也不會要求你不
吃自己喜歡的食物。

　　我要給你的是結構完整的營養準則和飲食計畫，讓你可以得到想
要的結果，同時也能配合你的喜好、行程安排，以及生活型態。這樣

一來你每天都會很期待吃飯，而且永遠不會覺得自己在「節食」。

　　我不會強迫你接受一體適用的訓練計畫，畢竟你可能不喜歡，甚至可能不適合你。我會先告訴你為什麼「變強壯」將是你的首要目標，然後再讓你從三種訓練計畫中選擇（一種適合初學者、一種適合中階者、一種適合進階者）。這樣一來你會很喜歡訓練，也不會覺得自己練太多或練不夠。

　　我會一直引導你，並鼓勵你發掘自己的能力；我會幫助你克服各種困難，包括情緒性飲食、無法堅持的窘境，以及身上惱人的僵硬與疼痛；我也會教你如何避免一些可怕的陷阱，例如負面的自我對話、無意義的完美主義，以及不切實際的期待。我會一直陪伴你，幫助你達成目標。

　　許多與我合作過的中年朋友，在這場旅途開始之前都會問：「我現在開始還來得及嗎？」如果你也有一樣的疑問，我可以理解。這些人多半都嘗試過許多飲食和訓練計畫，但效果都不盡理想。他們飲食的成果，似乎都只展現在他們的肚子、屁股和大腿上；而他們的身體對於運動的反應也都今非昔比，不僅代謝變慢，荷爾蒙狀況也很不理想。因此，他們對於與本書內容類似的書，都會感到卻步，因為他們不想再失敗、再受傷、再度感到困惑與脆弱，也不想為了無法達到的目標浪費時間。

　　如果你看了以上這段話不禁點頭，完全可以理解，畢竟我們在老化的過程中，身體確實會產生一些負面的變化，對健康造成負面的影響。話雖如此，你還是有辦法變健康，只是也許無法達到一輩子最健康的狀態而已。年輕的時候，你或許還有辦法以自己喜歡的飲食與生

活方式，來達到理想的身體。對多數人來說，就算固定外食、偶爾去跑步或騎腳踏車，也還是能達到精實的身材與明顯的肌肉線條。不過等你來到中年以後，這種作法就行不通了。

你可以這樣想：以上那種能夠輕鬆達到理想身材的年紀，就像吃了無敵星星的瑪利歐一樣，暫時進入無敵狀態。不過無敵的光芒早晚會悄悄褪去，突然間情況會惡化到你無法掌控的情況，此時以前能有效達成理想身體的辦法，已經不再有用。

不過如果你肯學習相關的機制與改善方法，你還是可以重現年輕時的活力與體能狀況。雖然我無法保證你一定可以找回 20 歲的感覺，但不管你這幾年下來如何糟蹋自己的健康，還是可以輕易把過去幾年欠下的健康「債」給還清，而且速度可能比你想像得更快。對許多人來說，可能不需要幾年的時間，只需要幾個月就能做到。而如果你現在剛好還在人生中最顛峰的年紀，而你卻早已不這麼覺得的話，本書將提供你絕佳的機會，在殘酷的人生開始摧殘你的身體之前，讓你達到真正的巔峰。

我絕非空口說白話。越來越多科學研究都顯示，我們固然無法逆轉老化，但基因對於健康和壽命的影響，其實比想像中少得多。簡單來說，影響我們健康的最主要因素不是年齡，而是生活型態。我們之所以會越來越肥胖與虛弱，並不是因為歲月無情，而是因為我們不再運動，而且又暴飲暴食。我們的關節之所以會退化，是因為我們的體重太重而且活動太少；我們的身體功能失調甚至生病，是因為我們無所作為，眼睜睜看著身體狀況每況愈下。

因此，我們雖然無法改變生理年齡，研究卻告訴我們，我們可以

逆轉老化所帶來的身體退化，並在老化的過程中保留年輕時的體力。事實上，老化帶來的所有負面影響，幾乎都可以透過適當的運動（尤其是肌力訓練）、飲食、睡眠，以及補充品來改善。

舉例來說，有人說在 30 歲過後，每年都會流失大約 1% 的肌肉；而 50 歲過後，肌肉流失的速度會更快。如果你不訓練肌肉、不吃足夠的蛋白質、沒有足夠的睡眠，以上狀況就會發生。但是研究顯示，就算你已經超過 40 歲，只要訓練、飲食、睡眠狀況良好，不僅能夠防止肌肉流失，甚至也能提升肌肉量與肌力，效率就跟你 20 多歲的時候一樣好。

奧克拉荷馬大學（University of Oklahoma）執行了一項研究，集合了兩組受試者，一組的年齡介於 18 至 22 歲之間，另一組的年齡則介於 35 至 50 歲之間。在執行 8 週完全相同的肌力訓練計畫後，兩組受試者的肌肉量與肌力進步程度相當。另一項由馬里蘭大學（University of Maryland）大學執行的研究也顯示出類似的效果：在經過 9 週的肌力訓練以後，65 至 73 歲的女性受試者所提升的肌肉量，和 23 至 28 歲受試者的幅度一樣多。

科學文獻中類似的案例不勝枚舉，而這些研究都傳遞一個明顯的訊息：要打造強壯、精實、好用的身體，永遠不會太晚。

此外，肌力訓練的好處，也不只讓肌肉和骨骼變得更強壯而已，而是會從根本改變我們的器官、組織、細胞等身體功能。近年來有很多關於端粒（功能是將染色體綁在一起）和老化之間關係的討論。我們知道，細胞分裂的時候，端粒的長度就會減少一些，而端粒變得太短的時候，細胞就會死亡。人類大概在 1980 年代早期發現端粒，此

後科學家和一心想抗老化的人，就想方設法增加端粒的長度，或是減少變短的幅度。可想而知，商人也透過各種令人半信半疑的噱頭大撈一筆。

要增加端粒的長度，目前已知的最好辦法非常單純，也幾乎沒有成本：運動。賴瑞・塔克（Larry Tucker）博士在楊百翰大學（Brigham Young University）的一份研究中，分析了各年齡層總共 5,832 名成人的端粒長度與活躍程度。根據該研究的結果，很多人認為運動是抗老化的「特效藥」，這種說法確實其來有自。塔克博士發現，從事高度身體活動的受試者，體內的端粒看起來比靜態生活或低度身體活動的受試者還要年輕 9 歲；而令人驚訝的是，高度身體活動受試者的端粒，竟然也比中度身體活動受試者還要年輕 7 歲。

也就是說，一名 50 歲的高度活動者，體內的端粒相當於 41 歲的靜態生活或低度活動者，也相當於 43 歲的中度活動者。重點是什麼？本研究中所謂的「高度活動」，不過就是女性每天運動 30 分鐘，或是男性每天運動 40 分鐘而已，大概就和本書提供的計畫內容差不多。

規律運動（尤其是肌力訓練）也是對抗老化的關鍵武器。許多人以為老化的過程中，代謝能力必然下降，因此他們無法在不增加體重的情況下「和以前維持相同的飲食習慣」。

老化確實會伴隨代謝率下降，但幅度比一般人想像中少得多，而且代謝下降的主因其實是肌肉量流失。基森大學（University of Giessen）的科學家曾經執行一份研究，先測量 60 至 90 歲男性與女性受試者的代謝率，並在 8 年後進行後測。男性受試者每日休息代謝率（休息時所燃燒的能量）的下降幅度，每年不過只有 8 大卡而已；

而女性受試者每年更只有 4 大卡。也就是說，男性老 8 歲以後，每天燃燒的熱量平均會比 8 年前還少 70 大卡，不過就是一顆小蘋果的熱量而已；而女性經過 8 年後燃燒的熱量平均會少 30 大卡，不過就是四顆杏仁的熱量而已。

不只如此，研究也發現，這些人每年大約流失四分之一磅的肌肉，而這些重量後來都被脂肪取代，因此造成代謝率下降。廣島大學（Hiroshima University）的科學家在一個相關主題的研究中發現，伴隨老化出現的肌肉量流失，可能是「老化過程中基礎代謝率下降的元凶」。這是個很棒的消息，因為如果你可以維持肌肉量，就能避免代謝率下降，而本書的目的正是教你如何維持肌肉量，並幫助你實現更多理想。

不過你也應該瞭解，要達到理想的健康並沒有捷徑。維持健康就像理財一樣，你不能指望自己會中樂透，所以也不能期望自己能無緣無故得到出色的身體健康。要達到真正的健康，你必須具備細心、耐心及恆心。

萬事都必須依據可行的計畫，而我們的計畫是：

1. 肌力訓練做好做滿。
2. 適當的有氧運動。
3. 多吃蛋白質與植物。
4. 睡眠充足。

只要能夠確實執行上述四個步驟，你就能擁有又強壯又漂亮的健康身體，並能一輩子避免退化、疾病還有失能。

你對於這些方法大概都不會感到意外，畢竟「大家都知道」良好的飲食與運動「有益健康」。但大家都知道，不代表大家都做得到。而我可以幫助你量身打造最適合自己的計畫與執行方式，讓你輕鬆愉快達成目標，這就是這本書的宗旨。

接下來，讓我們針對上述步驟逐一分析。

抗老化的最佳利器：肌力訓練

你也許聽過「運動也是一種藥物」，但多數人不知道的是，並非所有運動的效果都一樣，而抗老化的效果更是天差地遠。弔詭的是，肌力訓練是抗老化效果最好的運動，但竟然很少中年以上的人在做肌力訓練。

做肌力訓練的時候，你必須移動身體部位來對抗阻力（例如器械、自由重量或是你自己的體重）。肌力訓練可說是促進健康與體能的最好辦法，因為你變強壯以後，身體會發生很奇妙的改變。

布萊根婦女醫院（Brigham and Women's Hospital）的科學家曾做過一份研究，將沒有肌力訓練經驗且過著靜態生活的警官分成三組。三組受試者的熱量攝取皆受到限制，第一組完全不做任何運動；第二組和第三組則進行四次肌力訓練。僅僅 12 週過後，第一組受試者的體重平均下降 5.5 磅，其中有 1 磅是肌肉；而第二組和第三組則減去了 12 磅的脂肪，同時增加了大約 7 磅的肌肉。

在健身的術語裡面，這種效果就是所謂的身體再組成（body recomposition），而相關研究都顯示，只要控制飲食並執行肌力訓

29

練（例如執行本書提供的計畫），你可以用脂肪「換來」肌肉，讓你的體型、感覺，以及運動表現產生很大的改變。

　　肌肉量和肌力提升，同時伴隨脂肪下降，不只會提升你的自尊心而已，同時也會大幅降低你的身體限制及發生意外的機率。南卡羅萊納大學（University of South Carolina）的科學家曾經做過一份為期 5 年的研究，募集了 3,069 名男性與 589 名女性受試者，年齡介於 30 歲至 82 歲之間。這份研究發現，在老化過程中最能維持肌力的受試者，經歷任何類型受傷或失能的機率都少了 3 倍。其中一個原因是肌力訓練對於提升骨質密度的效果非常好，可以大幅減少骨折的風險。

　　肌力訓練還能為你帶來更多好處：對抗心臟病與糖尿病。若要活得長久，心臟健康非常重要（心臟疾病是已開發國家的頭號死因）。肌力訓練可以降低膽固醇與血壓，對於心臟健康相當有幫助。

　　糖尿病和心臟病一樣，每年都會奪走數百萬條人命，而肌力訓練能降低血糖並提升胰島素敏感度，因此可以預防糖尿病。另外也有許多研究顯示，在降低血糖濃度與減緩糖尿病症狀的效果上，肌力訓練的效果和心肺運動相當，甚至更好。

　　最後，肌力訓練也有助於在老化的過程中維持大腦功能。英屬哥倫比亞大學（University of British Columbia）的一份研究召集了 155 位女性受試者，年齡介於 65 歲至 75 歲之間，發現每週只需要做 1 至 2 次肌力訓練，就能夠讓認知功能提升 12% 左右；反觀只做伸展與平衡運動的女性，認知功能只進步了 0.5%。

　　有些女性也接受了腦部 MRI 掃描，來測量體內白質的數量。白質負責在不同的神經系統之間扮演訊息傳遞的角色，會隨著年齡增長而

減少。研究者在數年後分析這些掃描報告，發現每週執行 2 次肌力訓練的女性，體內白質數量的下降幅度明顯小於沒做肌力訓練的女性。

　　我們的結論很明確：肌力訓練是提升健康、體能及幸福感的最好辦法。只要每週進行幾個小時的訓練，你就可以：

- 增肌減脂。
- 提升肌力與耐力。
- 降低身體限制、意外及受傷的風險，同時減少糖尿病、心臟疾病及骨質疏鬆症等疾病的風險。
- 降低低密度脂蛋白（壞膽固醇）的濃度，並增加高密度脂蛋白（好膽固醇）的濃度。
- 促進腦部功能，以及預防認知功能下降。
- 提升睡眠品質。
- **其他**更多的好處等待你來發掘。

　　這就是我所提出的〈終生強壯〉計畫，把肌力訓練放在第一優先的原因。如果我們可以讓你變強壯，就可以讓你一輩子健康，而且充滿活力。

抗老化運動的第二選擇：有氧運動

　　說到「運動」，多數人第一個想到的是心肺運動或所謂的「有氧運動」，也就是在一段時間內維持較高的心跳率。嚴格來說，「耐力訓練」可能比較精準，但我就先以大家熟悉的「有氧運動」來討論。

有氧運動的種類很多，舉凡跑步、游泳、划船、登山、網球、團隊運動，甚至是散步都算。

數十年來，醫生都認為有氧運動比肌力訓練還好，因為他們覺得有氧運動對健康更有益、對身體造成的壓力較小，且較受大眾歡迎。不過我們現在已經知道，肌力訓練的好處比有氧運動更多，而如果你必須二選一，當然必須選擇肌力訓練。話雖如此，若能在肌力訓練之餘進行有氧運動，也會讓你得到許多好處。

首先，有氧運動確實有助於提升整體健康與心血管功能。有氧運動和肌力訓練都能有效降低血壓，而研究顯示兩種運動都做，降低血壓的效果更好。

此外，有氧運動有助維持動脈的彈性，並讓動脈能夠反映出血液流動的變化，但肌力訓練卻沒有這個效果。因此研究顯示，進行大量有氧運動的人，他們的動脈都非常有彈性，這點對健康非常重要，因為有彈性的動脈能夠維持健康的血壓，降低心血管的壓力。

在老化的過程中，微血管健康以及肌肉等組織的密度都會漸漸下降。研究顯示，有氧運動可以在幾週的時間以內，大幅提升肌肉的微血管密度（身體特定部位的微血管數量）。

在單位時間內，有氧運動燃燒的熱量也會比肌力訓練多很多，可以讓減脂的過程更快、更容易。如果你能用本書的方法結合肌力訓練與有氧運動，就可以在不干擾肌肉或肌力成長的情況下，達到最好的減脂效果。

所以我們的結論是，只要以適當的劑量持續進行肌力訓練與有氧運動，你就可以打造出最好用、同時也最好看的身體。

近乎無可挑剔的飲食建議：多吃蛋白質和植物

　　這就是健康飲食的真諦，不是那些不吃糖、不吃澱粉、不吃肉，或只吃某些「超級食物」之類的飲食風潮。

　　蛋白質非常重要，因為可以在你老化的過程中幫助你建立並維持肌肉，可說是讓你「青春永駐」的關鍵。威克森林大學（Wake Forest University）的一份研究募集了 2,066 位年齡介於 70 至 79 歲的男性與女性受試者，試圖找出蛋白質攝取與除脂體重之間的關係。三年過後，研究發現蛋白質攝取量較高的受試者，肌肉流失的幅度比蛋白質攝取量較低的受試者少 40%。毫無意外的是，也有其他研究指出，蛋白質攝取量較高的老人較容易維持正常的行動能力，身體失能的風險也降低許多。

　　高蛋白飲食帶來的好處絕對勝過低蛋白飲食，我們會在第 6 章詳細討論，並解釋為何針對攝取蛋白質（尤其是動物性蛋白質）的批評都是無稽之談。

　　除了足夠的蛋白質以外，健康飲食的另一個重要原則就是要多吃植物。科學家曾經做過各種研究，試圖找出怎樣的飲食可以帶來最佳的健康與最長的壽命，結果出乎意料地一致，就是要多吃植物。許多證據顯示，多吃蔬果、全穀物、堅果、種子、豆類等食物的人，健康狀況都比較好、壽命比較長，而且高血壓、心臟病、中風、癌症、骨質疏鬆症、認知功能下降，以及失智等疾病的風險都比較低。

　　此外，研究也顯示，蔬果和其他植物性食物的攝取量過少，會帶來嚴重的後果。來自全世界各地的科學家組成一個團隊，試圖瞭解在

195 個國家中，有哪些營養相關因素與死亡風險有關。該團隊發現，每 5 起死亡案例中，就有 1 例與不良的飲食習慣（尤其是全穀物、蔬果、堅果、種子與海鮮等食物攝取不足）有關；而光是在 2017 年，不良的飲食習慣就奪走了 1 千 1 百萬條人命。另外華盛頓大學（University of Washington）、美國疾病管制與預防中心（CDC），以及美國國家癌症研究所（National Cancer Institute）共同執行的研究也指出，超過 65 歲的成年人中，大約只有 3 分之 1 達到蔬果攝取的最低標準。

為什麼植物對我們如此重要？首先，植物富含各種重要的維生素、礦物質等動物性食物較缺乏的營養素，例如維生素 C、鎂及纖維素。植物也有許多對健康有益的物質，稱為植物化學成分。植物化學成分並非必需營養素，但確實對我們的健康有益。

攝取充足的蔬果、全穀物及其他植物性食物，也相當有助於控制熱量攝取，並適度抑制食慾。許多研究反覆指出，吃最多植物性食物的人最容易達到減重的目標並避免復胖，道理很簡單：多數植物性食物的能量密度很低，也就是每單位重量和體積的熱量很低。舉例來說，一杯西瓜的熱量大約是 50 大卡，而一杯切達起司的熱量則大約有 400 大卡。這個差異非常重要，因為我們飯後的飽足感取決於食物的體積（食物占據了我們多少的胃部空間），而非熱量。因此如果可以多攝取植物性植物，我們就可以在飽足感相同的情況下攝取較低的熱量，這點對於達到與維持理想體態非常重要。

不過我們也不能說蔬果就是所謂的「減重食物」，因為這些食物本身並沒有特別的燃脂效果。不過蔬果確實有助於減重（與維持體

重），因為可以維持飽足感，並避免暴飲暴食。

所以如果要在老化的過程中保持青春活力，就必須多吃蛋白質與植物性食物，包含各種新鮮蔬果、全穀物、堅果、種子及豆類。那麼我們到底該吃哪些食物，以及該避免哪些食物呢？幸好，我們「不必」去吃那些我們不喜歡吃的食物，而且甚至也幾乎沒有「不該」吃的食物。關於這個主題，我們會在第 7 章深入討論。

對健康貢獻良多的無名英雄：睡眠

睡眠充足是最重要的健康關鍵。睡眠能促進減脂與肌肉生長，並改善免疫系統、端粒長度、認知功能，甚至能讓你的外表更有魅力。而長期睡眠不足（一般的定義是每天的睡眠不到 6 小時）則會抑制免疫系統，並讓各種疾病的風險增加，包括肥胖、糖尿病、失智、心臟病、癌症，以及普通感冒。

很多人沒有足夠睡眠的原因，是因為他們聽說睡眠時間會隨年齡增長而減少。確實是這樣沒錯，但不表示我們可以睡得少。多數人在嬰兒時期每天大約需要 12 至 14 小時的睡眠；孩童時期需要 10 至 12 小時；青少年時期需要 9 至 10 小時。成年以後，取決於基因、生活型態及運動習慣，我們需要的睡眠時間大約是 7 至 9 小時。所以我們所需的睡眠時間確實會越來越少，但沒有大家想像中那麼少。少數人的確可以每天只睡 6 小時以下，但這種人的比例不高，你屬於這種人的機率不大。

也就是說，如果你每天晚上睡眠不到 7 小時，很可能表示你睡眠

不足。而只要每晚能睡到 7 至 8 小時，你的所有健康狀態幾乎都能獲得立即改善。

錦上添花：補充品

　　許多補充品商家都宣稱，只要攝取他們製造的天然專利藥物達到一定劑量，就能大幅促進身心健康，並延年益壽；而也有很多「專家」覺得幾乎所有補充品都浪費錢。

　　真相介於上述兩個極端之間。多數補充品都不會有宣稱的效果，有些補充品甚至可能危害健康，但確實有一些天然食材可以促進健康和體能，而且沒有危險的副作用。重點是要搞清楚到底該選擇哪些補充品。

　　舉例來說，蛋白粉的效果其實就和一般的食物一樣，但更為方便好喝，可以讓你輕鬆達到每日蛋白質需求。另外，肌酸是人類研究最透徹的運動營養補充品之一，經研究證實能夠促進肌肉量與肌力成長，甚至對於老年人與無法從食物中攝取足夠肌酸的人（例如素食者與全素者）而言，還有改善認知功能的效果。魚油也是非常優質的補充品，因為富含對人體非常關鍵的 omega-3 脂肪酸。研究顯示，多數人的 omega-3 脂肪酸攝取不足，可能造成認知功能、心血管健康、免疫系統受損，甚至會干擾增肌減脂。

　　另外還有其他安全且有效的補充品，可以促進你的健康與運動表現，我們將在第 15 章詳細討論。

　　你可以想像嗎？只需要經過 12 週的努力，你就可以在每天早上

起床的時候感到自己全身充滿力量。可以想像嗎？到時候你將已經減去 15 磅的脂肪、穿著自己最喜歡的衣服、對自己的外表非常滿意、從早到晚都活力滿滿，準備好面對人生各種挑戰。可以想像嗎？到時候你會對自己非常有自信，不再擔心體重或褲子穿不穿得下。可以想像嗎？你每天晚上都會一夜好眠，同時相信自己每天都會越來越健康、越來越強壯。

本書〈終生強壯〉的計畫將一步一步帶領你達到以上的目標，甚至超乎你的預期，而且一切都比你想像中單純且容易。無論你的年齡與健康狀況、無論你多忙碌或多疲勞、無論你曾經遇多少傷害與意外、無論你是誰，你都可以改變自己的身體。我的方法改變很多人的人生，你可以去瞭解一下他們的經驗。他們都接受了我的幫助，身心健康都比以前好很多。他們可以，你一定也可以。

不過，我也需要你做到幾件事情。首先，我需要你保持開放心胸。我知道很多人提出跟我類似的保證，但最後卻無法達成效果，而你可能曾經不只一次對效果有過美好想像，最後卻失望透頂。我保證這次會不一樣。只要用我告訴你的方法執行飲食、運動，以及補充品的計畫，你就能擺脫過去不斷失敗與失望的無限迴圈。我提供的計畫非常實際，而且不管任何性別、年齡層或身體狀況，都有辦法達到理想的目標。但是，你必須相信整個過程。

再來，我要你參與。買本書來看看很容易，但不能光說不練。所以在本書中，我會請你把希望化為實際行動，帶領你一步一步達成目標。你只要盡量努力遵守我為你設計的計畫就好，不需要做到完美（反正也沒人可以做到完美），只需要在大多時候表現夠好就好。

最後，在你依循本書計畫達到第一個主要目標（例如身材變得更好、下班時仍然活力滿滿，或是肌力顯著成長等等）後，請讓我知道。我承認這個要求有點自私，但每次聽到有人因為我的方法變得更健康或更開心，就會讓我覺得自己的努力值得。因此，我會非常想要聽聽你的故事。為了表示誠意，下個章節我就來跟你分享我的故事。

重點整理

- 無論過去你多麼不重視健康，只要現在願意開始，都可以打造出強壯且有線條的健康身體。

- 伴隨老化而來的各種負面影響，大多都可以透過適當運動（尤其是肌力訓練）、飲食、睡眠及補充品來緩解。

- 肌力訓練可以促進並維持肌肉量、活動度及腦部功能，也有助於預防心臟病與糖尿病。

- 有氧運動可以促進血管健康、提升微血管密度、改善肌肉與其他身體組織的健康，並比肌力訓練燃燒更多熱量。

- 高蛋白飲食的好處遠大於低蛋白飲食。

- 攝取較多蔬果、全穀物、堅果、種子、豆類等植物性食物的人，會更健康、更長壽，且會降低高血壓、心臟病、中風、癌症、骨質疏鬆、認知功能衰退，以及失智等病症的風險。

- 充足睡眠可以促進增肌減脂、提升免疫系統功能與端粒長度、改善認知功能，並讓你的外表更吸引人。

3

誰是麥可・馬修斯，
跟我有關係嗎？

多數人都會高估自己一年所能做到的事情，
卻低估自己十年所能累積的成就。

——無名氏

　　我很確定本書能幫助你達成目標，而我會對自己的方法那麼有自信，是因為這些方法不僅有科學根據，而且我本人也都經歷過。我讀過許多相關科學文獻，也親身嘗試過各種訓練計畫、飲食計畫及補充品。雖然我不可能什麼都知道，但我敢說我知道哪些方法有效、哪些方法沒效。

　　大概二十年前我剛開始進健身房的時候，我和大部分的人一樣不知所措。當時的我翻了許多健身雜誌，裡面的資訊都告訴我要和職業健美選手一樣每天訓練好幾小時，而且每個月都要花很多錢買補充品。接下來八年左右的時間，我都照著雜誌教我的方法做，嘗試著一個又一個的飲食方法、訓練計畫、補充品。後來我大概增加了 25 磅的肌肉量，肌力也達到新手該有的水準，但我對於減脂的方法一無所

知，也不知道如何維持訓練成果。結果就是，我每週大概至少都花
10 小時上健身房，但肌肉量和肌力都沒有繼續進步，而我也完全不
知道原因。

後來我也請了幾位教練指導我，但他們要我做的事情都大同小
異，例如超級組、循環訓練、代謝體能訓練等沒什麼效果的「新奇」
訓練法；還有各式各樣對於增肌減脂效果有限的「乾淨飲食」；以及
除了讓我的荷包變瘦、尿液顏色變亮，卻沒實際功用的草藥、維生素
以及胺基酸。我在教練身上花了很多金錢和時間，但外型和肌力都沒
有明顯改善，而且我也不知道如何讓我的身體達到夢寐以求的強壯與
精實。我非常喜歡訓練，簡直到了成癮的地步，但我對自己的體態不
滿意，也不知道自己哪裡做錯了。

不過我倒是知道哪些方法無效，而諷刺的是，正是因為如此，我
知道改變的時候到了。我後來就把教練、雜誌、網路論壇先拋開一邊，
開始努力學習關於增肌減脂背後的科學原理。

我研讀了頂尖肌力訓練與健美教練的文章、和許多資深自然健美
選手討論、也檢視許多科學文獻。幾個月後，我開始漸漸明白，原來
要達到理想的效果，遠比許多健身專家宣稱的容易許多，而且也和電
視、社群媒體、YouTube、書、部落格、雜誌上的內容很不一樣。這
些資訊管道中有很多錯誤與迷思，不僅讓我們更難達到理想的目標，
更會破壞我們的自信與自尊，讓我們的社交關係變得更緊張，甚至會
讓我們失去繼續努力的動力。

拋棄這些錯誤資訊，並完全改變我的飲食與運動方式之後，我的
身體產生讓我難以置信的轉變。我的肌力大幅提升、肌肉重新開始生

長、精力也比以前旺盛許多。更重要的是，我做重量訓練和有氧運動的時間反而還變少，而且飲食比以前更加自由。

　　同時我的親朋好友注意到我體型的轉變，紛紛問我是怎麼做到的。於是我就成為身邊許多人的教練，並幫助他們甩掉脂肪、提升肌力與肌肉量，並重拾失去已久的自信心，讓他們感到相當不可思議。

　　一兩年後，他們開始要求我寫書。一開始我不以為意，但後來漸漸改變心意。因為我突然想到：「要是我一開始就有一本好書可以參考，該有多好？」如果是這樣，我當初就可以省下很多金錢與時間，並少遭遇到很多挫折，也能更快達到目標。所以我後來就寫了《美國第一健身強人科學化鍛鍊全書》（*Bigger Leaner Stronger*），並在 2012年 1 月自行出版。

　　書出版後的第一個月大概只賣了 20 本，但在後來幾個月的時間，不僅銷售數字持續成長，我幾乎每天都收到讀者的鼓勵郵件與正面評論。根據讀者的回饋，我馬上開始思考可以如何改善書本的內容，同時也得到撰寫其他書籍的靈感，包括《美國第一健身強人，給女生的科學化鍛鍊全書》（*Thinner Leaner Stronger*）以及一本叫做《健身狂料理全書》（*The Shredded Chef*）的烹飪相關書籍。

　　幾年下來，我已經撰寫並出版多本健身相關書籍，總共銷售超過150 萬本。我現在每天也都花上好幾個小時的時間，回覆讀者與粉絲的問題、鼓勵，以及批評。後來我發現自己還需要再寫一本書：也就是本書。本書的內容一樣有科學根據、也能為讀者帶來許多好處，但執行方法更加容易。本書特別針對 30 歲以上朋友的需求，因為他們會有一些年輕朋友沒有的身心狀況。而如果他們從未接觸我的作品，

本書更是為他們所寫。

　　我的其他書籍可能比較適合那些「極度認真」的訓練者，他們會隨時將身心狀態準備好，一輩子的飲食和訓練都和健美選手一樣認真；但本書的適合對象，則是希望方法簡單、效果真實且持久的一般大眾。

　　不管你是想執行健身名人都在用的飲食與訓練方法，或只是想在不花太多時間精力的情況下保持最佳的身心狀況，只要做到本書提供的建議，保證可以達到你要的效果。而在你依照本書的建議達到前所未有的健康水準以後，你更可以自己決定下一步要怎麼走。無論如何，你一定會得到許多好處。

　　各位朋友，準備好要開始了嗎？

4

如何使用本書

就算只採著石頭，也要時時刻刻想著教堂。

——採石者守則

有句話是這麼說的：「告訴我，我會忘記；給我看，我會記得；讓我做，我會理解。」

這句話就是本書的宗旨。本書的價值不在於讓你閱讀或思考，而是在於實際行動；我所寫的每個字、設計的編排方式與呈現方式，最重要的目的都是希望你能採取行動。因此接下來我要和你分享，要怎樣才能從本書獲得最大的好處。

本書包含五個部分：

1. 現在這裡屬於第一部分，我已經向你提供了〈終生強壯〉計畫與生活型態的概述；而我們接下來要探討健身與健康的「內心比賽」，讓你更清楚自己的目標、提升信心，並強化動機。我希望在你閱讀完第一部分之後，可以做出以下這個決定：「我願意認真嘗試本書提供的計畫。」

2. 在第二部分，你將學習非常完整的飲食知識，能夠用單純且直觀的方法，為自己設計最彈性且最持久的飲食計畫。因此，

你不再需要因為飲食控制而煩惱。

3. 在第三部分，我們將探討〈終生強壯〉的運動方法，而我會跟你分享最單純的科學化訓練系統，讓你用最嚴謹的方式提升肌力並增肌減脂。

4. 在第四部分，我們將討論補充品這個最具爭議，卻也最不重要的面向，我也會跟你分享少數可以考慮食用的補充品。

5. 在第五部分，我會跟你分享更多想法和策略，讓你更快達到目標，同時也會提供一些現成的飲食計畫與訓練模板。

你可以用這兩種方法來閱讀本書：

1. 整本讀完再開始執行計畫。

2. 邊讀邊執行計畫。

我比較建議第二種方法，因為這幾年與數萬名客戶合作下來，我發現越快開始行動，就越可能持續行動。而只要我們開始行動，就不會受到內心疑惑和絕望的干擾；只要開始行動，我們就不會想太多。因此在本書中，我安插了許多希望讀者開始行動的呼籲，請你先停止閱讀、開始行動。而這些呼籲並非隨機安排，而是經過精心設計，只要你立即執行，就會提高長期成功的機率。如果你找我當你的教練，我也會用一樣的方法來指導你。

你很快就會發現，本書的計畫中有些步驟會需要你寫東西。雖然書中有地方讓你寫字，但還是建議你使用筆記本，以方便設計飲食計畫、做訓練紀錄、追蹤結果。把所有內容寫在同一個地方，可以讓你

更容易回顧過程並修改計畫。這本筆記本將成為你改變的備忘錄，而你也將和我的很多讀者、粉絲一樣，把這本記載健身旅途的筆記本，當作終生難忘的紀念品。

如果你想加快進度，可以跳到本書中說明執行方法的部分，直接開始執行計畫，之後再回頭閱讀背後的理論機制。你可以從第 8 章開始閱讀，直接學習如何創造有效的飲食計畫來增肌減脂。制定好飲食計畫並開始執行以後，就可以開始執行第 11 章與第 12 章的運動訓練計畫，並繼續在下一個章節學習如何追蹤進步，同時學到另一個有用的快速入門指南。最後可以閱讀第 15 章關於補充品的討論，而你要知道的是，補充品雖然並非必要，但如果你有預算且覺得自己需要，也可以考慮使用。一切步上軌道以後，可以回到本書較前面的章節，來瞭解計畫背後的理論機制。

所以你可以慢慢閱讀並吸收相關知識，然後再開始執行計畫；也可以直接跳到後面的部分直接開始執行計畫。無論如何，只要是適合自己的方法就好。

最後要提醒的是，本書的資訊量很大，包含許多技術細節與數字，但請你不要害怕。本書不是教科書，沒有那些健身狂熱分子才看得懂的術語；本書是一本實際且易讀的手冊，讓所有的新手一步一步成為高手，所以大部分的章節最後都有「重點整理」，提醒你該章最重要的概念，因為它們都是成功的關鍵。執行計畫的過程中可以反覆回顧各章的重點，你會更瞭解本書的概念，並達到更理想的效果。

不管你怎麼開始，只要你能夠堅持下去，就一定會達到目標。你將不再感到疑惑，也會隨時準備好克服一切挑戰，以達到更完美的身

型。並請你記得，萬一你感到迷失方向、不知所措，只需要寄一封信給我（mike@muscleforlife.com），我隨時都很樂意幫忙。

5

如何掌控健身的
「內心比賽」

任何笨蛋都能面對危機，讓你精疲力盡的是日常生活。

——安東・契科夫（Anton Chekhov）

　　提姆・高威（Tim Gallwey）在他的經典暢銷書《比賽，從心開始》（The Inner Game of Tennis）中，提出每場比賽都有兩個層面：外在比賽與內心比賽。外在比賽指的是對抗外在敵人、克服外在挑戰並達到外在目標；而內心比賽的戰場則在心裡，對抗的敵人包括專注力下降、緊張、自我懷疑、自我譴責，以及其他可能抑制表現的感受。

　　這個理論也非常適用於健身。很多書籍、雜誌、教練、意見領袖都把焦點放在增肌減脂的外在比賽，卻往往忽略更重要的內心比賽。光是知道要做什麼還不夠，我們必須實際開始行動，而且要持續行動，每天、每週、每月、每年都要持續行動。

　　內心比賽的最大障礙，不外乎優先順序、紀律、動機。每週都有很多人帶著決心展開全新的健身計畫，但他們的熱情通常很快就消退，也很難將飲食與訓練計畫塞進繁忙的生活，而且身體面臨的挑戰會也比想像中大很多。過了一些時間，他們的身體通常都沒有什麼明

顯變化。也就是說，他們經歷了很多痛苦，得到的回報卻非常少，所以很多人在健身計畫開始後的幾個月內就放棄，一點都不意外。

這種情況我見多了。很多人因為生病而放棄健身計畫，或是放了一週的假以後就把計畫忘了，甚至根本不想努力了。我自己就經歷過類似狀況，也許你也是。健身真的不容易，不管你多有決心，如果沒有持續看到明顯的效果，放棄真的是遲早的事。

我不希望這些狀況發生在你身上，我想盡可能讓你成功執行〈終生強壯〉的計畫。老實說，我希望這個計畫能讓你真正感受到差異，甚至超越你的預期。因此本章的目的就是協助你打造成功的心態，讓你順利克服心理的障礙、抵抗誘惑，在健身的旅途中一路過關斬將。

要順利達成目標，就必須對抗以下這三個內心比賽的大魔王：

1. 目標幽靈
2. 時間巨人
3. 毅力怪物

讓我們來分析一下怎麼打敗他們。

戰勝目標幽靈

很多人的健身目標模糊、不切實際、沒有意義，甚至漫無目的，這些人一定很快就會放棄。他們偶爾會出現在健身房，但沒留幾滴汗就離開。只要能找到藉口（例如公司聚餐），他們就會想盡辦法缺席訓練。另外，他們滿腦子都在尋找最快且最神奇的方法。如果你想要

達到多數人無法達成的目標，就必須杜絕以上這些態度和行為，而你會需要稍微探索自己的內心。

執行飲食和訓練計畫的理由因人而異。有人喜歡把身體推向極限的感覺、有人想要取悅潛在的性伴侶、有人想要提升自信與自尊，而多數人則想要提升整體的身心健康。

想要變好看、感覺變好、體力變好、更不容易生病、更長壽，這些都是非常合理的健身目標，而你的任務就是清楚明白自己健身的目標。我現在就來幫你釐清目標，讓我們先從多數人最想達到的目標下手：視覺效果。

你理想的身材長怎樣？

你之所以會閱讀本書，一個很大的原因可能是想要改變自己的身材。這個想法並沒有問題，畢竟對我身邊所有健身有成的人（包括我自己）而言，理想的身形是一個很重要的目標。世界上確實有很多活在自己世界的健身瘋子，但如果我們在身材進步的同時也能對自己的感覺更好（確實會這樣），稍微追求虛榮心也不會有什麼問題，而且這種外表上的轉變，可以讓我們更享受工作、愛情、休閒。我們變得越好看，就會對自己感覺越好；對自己感覺越好，生活品質就會越好。就這麼簡單。

那你呢？你理想的身材長怎樣呢？先讓我們拋開陳腔濫調的文字與意味不明的白日夢，先找幾張你心目中理想身材的照片，再把這些照片存在雲端硬碟或 Dropbox 等容易存取的地方，甚至也可以印幾

張出來貼在你的健身日誌裡。為什麼要這樣做呢？因為我要你在執行
〈終生強壯〉計畫的路上，隨時清楚自己正在追求的，是一個真實存
在的身材，而非想像出來的虛幻身材。

如果你不確定自己能達到怎樣的身材，因而不確定要選哪些照
片，我給你一個思考方向：你覺得自己的身材練成怎樣，才能穿著泳
裝在海邊盡情展現自己，同時完全不需要在意他人的眼光呢？你可以
先找找有沒有符合條件的照片，我保證會很有幫助。

你理想的身體會給你什麼感覺？

擁有好看且健康的身體，絕對比不好看就不健康的身體更令人愉
悅。你的身體健康狀況越好，就越能享受以下優勢：體力較佳、心情
更好、更為機警、思緒更清晰、疼痛較少，以及更好的睡眠品質等等。
此外，還有一些更深層的好處，例如尊嚴與自我實現等等。

我要你想像自己心目中的理想身體會給你什麼感覺，並用自我肯
定的方式把這些感覺一一列出，且必須用正面的句子來形容你想要的
感覺，例如：「我整天都活力滿滿」、「我的思緒變得更快更清晰，
而且很容易專注」等等。

看起來可能有點假，但有研究指出，寫下和讀到肯定的文
字，可以為我們帶來很多好處。賓夕法尼亞大學（University of
Pennsylvania）的一項研究指出，平常會練習肯定自己的人，運動的
頻率比不常肯定自己的人更高；另一份由薩賽克斯大學（University
of Sussex）的研究也指出，自我肯定會提升工作記憶與認知功能。

我喜歡把健康與健身的自我肯定方法，分成以下四大類：

- 身體
- 心靈
- 情緒
- 精神

身體的肯定包括身體功能和精力旺盛程度，例如「我每天起床時都覺得有充分休息」、「我的關節都不會疼痛」、「我不太會生病」等等。心理的肯定包括專注、記憶及運算能力，例如「我做事情的時候可以全神貫注」、「我的記憶力很好」、「我的頭腦很清楚」等等。情緒肯定包括你對正面或負面經驗的感受，例如「我不管去哪都覺得很快樂」、「面對壞消息我很快可以調適」、「我可以公開對他人表現關愛，也可以公開接受他人關愛」等等。精神肯定則是你對特定目的和動機的感覺，例如「我正在展現自己最好的一面」、「我知道自己會成功」等等。

想要讓自我肯定的話語更有效嗎？可以參考以下幾個建議：

- 讓句子盡可能簡短，以方便理解與記憶。只要用字正確，就算只有四、五個字，也可能非常有效。
- 用「我」或「我的」來開頭，畢竟這些肯定的對象都是自己。
- 請以現在式來寫這些句子，不要用未來式。舉例來說，「我現在都很快入睡，而且起床後精神都很好」就優於「我以後會很快入睡，而且起床後精神會很好」，也優於「三個月內，我就會很快入睡，而且起床後精神會很好」。

- 不要用「我想要」或「我一定要」當作句子的開頭，因為值得肯定的是你當下的狀態或正在做的事情，而不是「想要」或「一定要」。

- 記得使用正面的句子。要肯定自己確實需要屏除負面行為與想法，但不要在文字裡表現出來。要想著「我很冷靜、有自信、全力以赴」，而不是「我不再感到焦慮或不安」；要想著「我每天都很期待訓練」，而不是「我不再害怕訓練了」。

- 可以加入一些情緒來強化你的想法，例如「我對於…感到很（情緒）」、「我感覺很（情緒）」、或是「我對於執行自己的飲食計畫感到很興奮」。這樣會加深你對自我肯定的印象（因此記得更清楚，也更有說服力），甚至也會反過來影響你做這些行為時的感覺（例如執行飲食計畫時會真的感到興奮）。

- 要相信自己能達成這些自我肯定的內容。如果你自己都覺得做不到，自我肯定的效果就會大打折扣，所以請確保自己也相信這些內容。如果你想達到的目標遙不可及，可以使用類似以下的句子：「我對於…採取開放的態度」、「我願意相信我可以…」。

你準備好寫下自己的自我肯定了嗎？現在請在每一個類別（身體、心理、情緒、精神）都寫下一句自我肯定的話。慢慢來，想清楚再寫，請確保自己寫出真正的心裡話，寫出會讓自己真正快樂且覺得有意義的內容。

....

....

....

....

....

....

....

....

....

....

....

....

....

....

　　寫完這幾句初步的自我肯定後，該怎麼辦呢？其實有很多方法，但我最喜歡的一個方法，就是在每天起床的時候，以及我感到沮喪的時候，對自己朗讀這幾句話。這樣一來，我就可以一直把目標放在心上，並在我開始搖擺的時候拉自己一把。另外，只要有靈感，我們也隨時可以寫下新的自我肯定。

你健身的理由是什麼？

以上的自我肯定說明了你想達到「什麼」目標，而接下來我們要討論「為什麼」你想達到這些目標。

關於健身，我最喜歡被自己驚豔到的時刻，這時候我會停下來思考：「哇，我的身體竟然變得這麼棒！」在這種時刻，我們會不經意露出微笑，甚至連走起路來都感到異常輕盈，讓我們感到快樂無比。這些時刻不一定要是「在咖啡廳引起他人的注意」，也可以是「吃甜點的時候不會感到罪惡」、「和小朋友玩的時候都不會累」、「越來越喜歡去買衣服」等等。你可以理解吧？雖然可能是小事，但這些實質的改變會讓你確信自己正在往對的方向努力。

多年來我曾經協助過上千人達到目標，而以下是他們曾和我分享過的健身成果：

- 在健身房成為他人詢問健身方法的對象
- 自信和能力都變好
- 裸體時比以前更性感
- 工作效率提高
- 更能享受美食
- 看診時給醫師帶來驚喜
- 輕鬆駕馭最好看的衣服
- 為孩子樹立良好典範
- 再次愛上戶外活動
- 身心更加強壯

- 身體不再疼痛
- 學習新的運動

　　太讚了，這些都是把身體練好的好理由，都非常單純、具體、誠懇。那你呢？你為什麼想做到寫在自我肯定的那些內容呢？請好好想想，並在下面寫下自己想要健身的理由，直到你準備好採取行動為止。請確認自己做好準備，因為只要你開始執行〈終生強壯〉的訓練計畫，你所寫的內容都會成真。

....

....

....

....

....

....

....

....

....

....

....

打敗時間巨人

我認識的人都無法「找出」時間來運動。從來沒有人跟我說過：「麥可，我的時間真的太多了，我覺得我可以每天都在健身房練好幾個小時。我要怎麼練？」真實情況往往不是這樣。我們每天都很忙，都有一堆責任和急事要處理，所以常常覺得沒時間嘗試新的事物，更不用提上健身房這種「自私」的行為了。然而，雖然多數人都覺得自己太忙，根本找不出時間運動，但只要分析自己如何運用每天的每一分鐘，我們往往會有新的發現（特別是健身所需的時間其實非常少）。

成功透過健身改造身體的人跟你我一樣，每天也只有 24 小時，而且也有很多事情要忙。他們一樣要工作、陪伴家人、交際應酬，當然也要花時間去角質、保濕，還有吃喝玩樂。他們跟其他人唯一不一樣的地方，在於他們覺得運動很重要，將運動放在待辦事項裡面。

要做到這點，有些人可能需要少看點電視或完全不看電視，有人可能需要早點睡覺早點起床，有些人可能需要麻煩另一半早上幫忙帶小孩等等。我要說的是，如果你真的有心，我保證你每週一定都能擠出幾個小時來訓練。

我並沒有說找到意願和時間來健身很容易。相反地，我們可能會遇到各種挑戰，而最好的解決方法可能很難找或很難執行（至少一開始是這樣）。但是，難道這代表我們就該妥協嗎？不管情況再困難，總是有我們可以著力的地方。只要我們開始認為自己的健康值得投資時間精力，一切都有可能會發生，至於是否採取行動，就取決於我們自己。不過我們也要面對現實，只要有人說：「我很想做 X，但我因

為ㄚ而無法採取行動」，這種話幾乎都是藉口，而這個所謂的ㄚ其實根本是「我其實沒那麼想要」。幾乎沒有什麼事情是我們做不到的，重點在於我們到底多想做。自我欺騙或找藉口的時候，其實代表當下的我們覺得藉口比成就更吸引人、理由比卓越更誘人，以及舒適圈比挑戰更令人嚮往。

作家史蒂芬‧帕斯菲爾德（Steven Pressfield）為這個心理狀況發明了一個詞：抗拒（resistance）。他在自己寫的暢銷書《藝術之戰》（*The War of Art*）中解釋這個概念：

「抗拒會想盡辦法不讓你做事，它的手段包括哄騙、偽造、竄改、誘惑、霸凌等等。抗拒的形式千變萬化，但反正總是有辦法達到它的目的。它可能會像一名律師跟你辯論，也可能像一名槍手拿著九厘米手槍抵著你的頭。抗拒根本就沒有良心，它會不擇手段達成目的，並在緊要關頭出賣你。如果你被抗拒牽著鼻子走，失敗就只是剛好而已。抗拒真是一個滿口謊言的王八蛋。」

我們究竟該如何擊敗抗拒，並把「我不要」變成「我一定會」呢？以後遇到抗拒的時候，請不要屈服、不要想著走捷徑、不要為自己的軟弱找理由。這就是非凡之人具備的能力，也是他們與普通人的差異。這就是成功的祕訣。

此外，「我沒時間」其實根本就是藉口。假設醫生跟你說你得了絕症，而唯一的治療方法就是每天在原地轉圈圈兩個小時。你接受了自己罹患人類歷史上最奇怪的疾病以後，會採取什麼行動？你會自我放逐，把健康交給命運？還是會想辦法挪出時間來轉圈圈？

你很清楚自己無論多忙，都會找出時間來轉圈圈。不管是少工作

一點、刪掉串流應用程式，還是不再使用社群媒體，反正你會找出時間。現在請你想想，你已經承認了自己每天都會有幾個小時的空檔，可以分給改變身體等任何你想達到的目標。你是不是發現了什麼？

很多人都知道「我沒時間運動」的意思其實就是「運動對我來說沒那麼重要」，但他們在面對工作、婚姻、小孩、生活等挑戰接踵而來時，就是無法把運動的重要性提高。在明明還有時間的情況下，有些人還是不會把時間分給運動，而是選擇加班或是陪伴身邊的人。此外，許多女性不只有全職工作，還有很多的家務事要做，例如購物、照顧小孩、煮飯、打掃等等。

如果你跟這些人說，他們不是缺乏訓練的時間，而是缺乏意願，他們就會生氣。其實這也不難理解，畢竟他們每天真正屬於自己的時間大概只有睡前的三十分鐘，這是一天之中唯一沒有重要事情要做的時候。這個情況看似無解，但請相信我，每個問題都有解決辦法。

只要發揮一些創意，往往就能解決這些人的問題。我曾經幫助這類人建置簡單卻好用的家庭健身房，而且比外面健身房一年的費用便宜；我曾經幫助這類人設計三十分鐘的徒手與彈力帶訓練課表，讓他們可以在午休空檔時在辦公室執行，甚至分散在一天中好幾次十分鐘的休息來執行。我也曾建議這些人找一個也必須顧小孩的健身夥伴，這樣就能互相幫忙顧小孩，也有時間在週末一早出門運動。

不過，這一切的前提，就是要先改變這些人健康與健身的觀念。有人會覺得注重飲食和規律運動很浪費時間，甚至是一種自我放縱的行為。然而現實很殘酷，只給了我們兩條路走：要嘛現在就重視身心健康，要嘛在未來不得不非常重視身心健康，沒有第三條路了。

　　除非我們積極採取行動，否則在 35 歲以後，身體就會開始退化。我們通常不會注意到身體在退化，因為一開始的退化幅度非常小；但就像季節交替時的溫度變化一樣，我們的健康和活力退化的速度會越來越快。另外，如果我們沒有好好重視營養、運動、睡眠、肌肉量、肌力的話，更會加劇退化速度。如果再加上飲酒和吸菸，我們的身體根本就會以自由落體的速度在退化。巴布‧狄倫（Bob Dylan）有一句歌詞唱得好：如果我們不再積極活著，就是在積極找死（if we're not busy being born, we're busy dying）。

　　這時候一定會有人心想：「等一下，我朋友的表哥的醫生的媽媽現在 93 歲了，她每天都肆無忌憚亂吃，而且吸菸飲酒樣樣來，現在還是很健康。我應該也可以跟她一樣吧？」這種想法真的蠢到不行。雖然所有規則都有例外，而且每個群體都有極端值，但也不代表原則或模式不存在。百年來有許多醫學文獻都指出，如果我們在老化的過程中忽略健康生活的原則，會大幅增加身體退化和生病的風險；換句話說，如果我們遲遲不採取行動，以後能維持健康的機率將非常渺茫。但如果我們養成一些健康的好習慣，例如適當的飲食、運動、睡眠及補充品，我們就能活出最健康版本的自己。

　　另一個重點是我們到底要注重品質還是數量。畢竟我們的目標不僅要活得久，更要活得好，而且心臟還在跳，也不代表你是一個有活力的人。所以，我們當然可以不再追求年輕時巔峰的身心健康狀態，並維持一個無病無痛且沒有死亡風險的生活，但在我們身心狀況大不如前的情況下，後半輩子還能維持多好的生活品質呢？既然我們可以依照本書的指示，在老化的過程中依然享有理想的外表、力量、體力

及活動力，我們為什麼還要選擇讓自己的身心健康退化呢？

　　各位自認為「我沒時間認真執行飲食和運動計畫」的朋友，請聽我一句話：你只有兩個選擇，要嘛就是現在開始努力過著健康人生，否則就是漠視一切讓健康每況愈下。

征服毅力怪物

　　你知道「優秀」的敵人是誰嗎？這時候你的腦中可能閃過很多社群媒體貼文、勵志演講及自我成長書籍，它們都會說「好」就是這個問題的答案。很多人認為如果只想把事情做好，你就無法讓願景或夢想成真；你要清楚知道，好永遠不夠好。要達到真正的優秀，就不能只想著好而已。你必須經過努力與磨練，才能不斷超越自己；要嘛就優秀到無懈可擊，要嘛就不要做。

　　這種觀念受到很多人推崇，因為確實有點道理，畢竟如果你只擁有平凡的創意、只付出平凡的努力，就永遠無法達到非凡的成就。問題是，我們不可能「永遠」都很優秀，我們常常都只能做到「夠好」而已。弔詭的是，包括健身等人生中的任何事情，其實只要常常做到「夠好」，我們就能變得優秀；而常常做到夠好，甚至也是在不迷失自我的情況下達到優秀的唯一辦法。

　　請想一想，你上次把一件事情做到「優秀」是什麼時候？你上次真正火力全開是什麼時候？再請你想想，當時你投入了多少努力，還有事後你是否感到筋疲力盡？你覺得有可能每次都把事情做得那麼好嗎？當然不可能。凡事都火力全開，會讓你很快喪失動力、身心疲乏，

優秀固然很吸引人，但其實可遇不可求。優秀就像靈感一樣，你無法命令它、哄騙它或聯絡它，只有在它想來的時候，你才能得到它。

　　所以如果你有辦法短暫達到優秀，確實應該感到自豪，但請不要過於堅持。你真正要做到的是「毅力」。毅力看起來可能沒有很屬害，甚至感覺有點簡單，但可以讓你一直把事情做好。要達到真正的卓越，重點在於有優秀的毅力，而非一直很優秀；換句話說，我們必須一直把事情做到夠好。在執行健身計畫時，所謂的夠好，就是在大部分的時間遵守飲食計畫、訓練課表及營養補充。這樣一來你就可以長時間穩定進步，同時壓力和焦慮都會減輕很多，因此受傷和疲勞的風險也會降低很多。

　　同理，每天問自己「我是否有做到該做的事？」比起「我優秀嗎？」和「我完美嗎？」有用多了。我並不是說標準不重要，或是我們可以得過且過。所謂的「夠好」就是要坦然接受自己當下的狀態，並承認真正的成果並非一蹴可幾；而不是一直對自己還沒達到的目標耿耿於懷。不過，無論你採取什麼辦法，要一直做到「夠好」也需要些時間。

　　以飲食為例，很多人都想知道什麼是「最有效」的減重飲食法，而很多人都把焦點放在碳水化合物的攝取。但你知道嗎？史丹佛大學（Stanford University）的研究指出，碳水化合物的攝取量和體重變化幾乎沒有關係。飲食計畫成功的關鍵，在於是否能持續遵守適當的飲食計畫，例如一定的熱量與蛋白質攝取。也就是說，要成功減去最多的體重，關鍵在於執行飲食計畫的毅力，而非一味避免碳水化合物或任何種類的食物。

訓練也是一樣。就算你執行的是科學證實最有效的訓練計畫，但如果無法堅持下去，效果會遠遠不如單純的訓練計畫搭配堅定的毅力。因此，如果每週都執行數次訓練，就算強度較低，效果也會比每月執行數次的高品質訓練更好。同理，在健身房瘋狂訓練並不值得鼓勵，因為結果通常是失望與疲勞。

所以，訓練過程中不要想著完美、也不要操之過急，請維持毅力與耐心，在你做到夠多次的「夠好」以後，就能晉身優秀的行列。

另外，你在過程中也一定會犯錯，例如有時候會吃太多、偶爾缺席訓練、或是忘記攝取補充品等等。犯錯的時候請不要自責，因為這些錯誤帶來的「傷害」會比想像中少，真正讓事情變糟的反而都是自我批評。

舉例來說，許多人只要一餐吃太多，就會擔心自己「搞砸」了飲食計畫，完全沒想到一餐中能攝取的脂肪量其實不多（幾盎司而已）。而且就算你整天都在亂吃，頂多也只會增加 0.5 至 1 磅的脂肪而已。

我們都會犯錯，這時候請拿出該有的同理心來原諒自己。研究顯示，遇到挫折和失敗時如果有辦法原諒自己，能提升意志力和自制力，因為這種心態會幫助我們坦然接受自己行為的後果，並在不受干擾的情況下繼續勇往直前。

為了幫助你調整心態，我鼓勵你學習在需要的時候適度原諒自己，因為我曾經強調過，如果要達到最好的健身效果，只需要在大部分時候把最重要的東西做到夠好就好。

這種心態在我們年邁的過程中特別重要。人體固然非常強韌，但隨著歲數增長，我們的身心耐受能力還是會退化。因此在稍微有點

年紀以後，就不能像二十幾歲時那樣瘋狂訓練，還期待得到一樣的成果。有年紀以後當然還是可以努力訓練、顯著提升肌肉量和肌力，並減去許多脂肪，但速度很可能會比大學時期緩慢許多。所以在執行〈終生強壯〉計畫時，不要想著跟過去的自己比較，因為你根本沒有勝算。請認清自己當下的狀況與能力，腳踏實地往前走。

也不要跟社群媒體上那些修圖的網紅比，他們的狀況也不一定會比你好。就算你覺得自己在「自我放逐」，其實也沒什麼關係，甚至也不代表你不努力，或許你只是不知道自己在老化的過程中，該如何維持健康而已（而且你也很可能一直受到垃圾訊息的誤導），或許你已經把能做的都做到最好了。

好消息是，就算你有以上提到的狀況也沒關係。你正在閱讀這本書就代表我們有緣，而我會和你攜手合作，讓你用最有效率的方法達到你的健身目標。我想你應該知道，建立好習慣的能力將會是成功的關鍵，所以我要告訴你兩個具備科學根據的有效策略，讓你養成我即將和你分享的健身習慣。

解構你的習慣

第一個技巧簡單得不可思議：句子填空。不過當然不是任何句子都可以，而是可以讓你下意識降低對動機、意志力與自制力需求的句子。這類句子適用於運動、飲食、健康等任何目標。一個心理學研究團隊花了十年的時間設計出這種句子，包括了「內容」、「時間」、「地點」三個要素。

英國巴斯大學（University of Bath）的研究顯示，這種句子的效果非常驚人。該研究中有些受試者被要求擬出具體的運動計畫，例如「在未來一週，我會在『某日』的『幾點』在『某處』至少做 20 分鐘的訓練」，其中 91% 真的至少一週運動一次；有些受試者只在運動前閱讀一般小說，其中只有 38% 會真的會運動；而有些受試者則在運動前閱讀健康手冊，內容提到運動對心臟有益、並能減少罹患心臟病的機率，其中更只有 35% 的人真的開始運動。

你沒看錯，只要寫下運動的時間地點，完成率就會高這麼多！神奇的是，就提升運動動機的效果而言，閱讀運動的益處，反而不如純粹閱讀小說有效！

類似的結果也出現在其他運動研究中，甚至在其他正向行為的相關研究中也看得到，例如乳房自我檢查、飲食計畫依從、保險套使用等等。上百份研究都有發現這個現象，所以我們可以得到一個明顯的結論：只要你明確指出自己要做什麼、什麼時候做、在哪裡做，你實際執行的機率就會提高很多。以下提供幾個範例：

- 「每週一、三、五我都要早上 7 點起床、喝一杯濃縮咖啡，然後上健身房」的效果將遠大於「我每週都要運動幾次」。
- 請說「每天吃完晚飯後，我都要先在陽台讀 25 頁的書再去看電視」，而不要說「我每天都要讀書」。
- 「我每個上班日的午餐都只吃沙拉和蘋果」比「我要吃得更健康」還要好。
- 比起「我今年投資的錢要比去年更多」，「每次發薪水的時候，我都會把其中的 10% 轉到我的投資帳戶」更能幫助你迅速累

積財富。

- 「我每天上班都會喝水，喝完了以後都會立刻去裝水」的效果一定比「我要多喝水」更好。

一句話裡面如果能包含明確的內容、時間、地點，對我們行為的影響肯定大於隨機的靈感或意志力。這些詳細的資訊能夠刺激大腦，創造出快速的觸發反應機制，因此我們不需要刻意監控或分析就能採取行動。

除了以上這個技巧以外，我還會把重要的事情記在行事曆，好隨時提醒自己。我每天早上都會檢查行事曆，每次回頭檢視自己對自己的承諾，都會加深未來繼續實現承諾的機率。你也可以使用手機的應用程式來提醒自己每天該做什麼，這樣才不會臨時忘記。舉例來說，如果你每天都要吃到很營養的早餐，就可以利用手機提醒自己前一天晚上要把食物準備好，這樣隔天一早出門前就能吃到。不要覺得這些步驟很瑣碎，我們能不能完成自己的目標，往往取決於這些小步驟。例如週六早上起床後第一件事情就是穿上訓練服裝，可能可以確保你不會錯過中午的訓練。

這類準備行動的額外好處，就是可以用比較少的「啟動能量」達到我們的目標。在化學上，啟動能量是特定化學反應所需的最低能量，大致可以解釋為事務開始或改變所需的最低努力程度。一件事情所需的身心能量越多，代表我們越容易受到意志力和動機強弱的影響，讓情況變得比較難以控制。例如決心很高的時候，遵循計畫就會像喝水一樣容易；但決心很低的時候，什麼事情做起來都窒礙難行。

只要一點舉手之勞（就是我跟你分享過的那些技巧），我們就能減少自己對這些不確定性的依賴，大幅提升毅力、強化動機，並確認事情的優先順序。

如果想進一步降低執行飲食與運動計畫的啟動能量，可以使用另一種擁有科學證據支持的方法來提升自制力：「如果…我就…」法。這種方法有效的原因和「內容、時間、地點」的造句方法一樣（都有特定的刺激與反應），並讓你更有辦法應付突發狀況，在事情發展不盡如人意的時候，不需要花費太多精力就能振作起來。

讓我們回到稍早提過的情境：你已經決定每週一、三、五都要早上 7 點起床，喝一杯咖啡後就上健身房。現在讓我們用「如果…我就…」法來想想哪些情況可能會阻礙你的意圖，也看看你會做何反應。例如：

- 「如果我睡得不太夠，我就還是會 7 點起床去訓練。」
- 「如果我早上沒去訓練，我就下班後再去。」
- 「如果我下班後不能去健身房，我就在週六或週日早上 9 點去。」

我們也可以把「如果…我就…」法套入「內容、時間、地點」的句子（每個上班日的午餐我都會吃沙拉和蘋果）：

- 「如果我沒時間準備午餐，我就去我公司附近的沙拉店。」
- 「如果我因為必須外食而無法遵循飲食計畫，我就只吃一塊麵包並不吃甜點。」
- 「如果同事在午餐時請我吃甜點，我會有禮貌地拒絕。」

我們可以用這種方法來強化每一個「內容、時間、地點」的句子，尤其是你已經開始採取行動，並且已經預測到一些使你必須調整狀況的情境。這個過程其實就是在心裡模擬一遍情境，來為你想達到的結果做壓力測試。心理學將這個過程稱為心智對比（mental contrasting），而研究也證實，心智對比可以有效提升動機、克服阻礙，並協助你達成目標。

＊＊＊＊＊＊

只要你覺得需要一點鼓勵，請你想起（也可以複習）本章的內容，相信絕對可以幫助你找到持續下去的動力。你在最愛的餐廳點餐時、在便利商店看著甜點時，以及心不甘情不願準備起床運動時，請想起本章的內容，並定期去看看你儲存下來的照片、讀讀你自己寫下的自我肯定，並想想自己努力的動機。遇到挫折時難免會躊躇，但只要把本章的內容謹記在心，相信你可以穩定腳步、化阻力為助力，並繼續朝著目標勇往直前。

但你也必須明白，這一切會需要一點時間。現在太多人都追求速效，例如「一週只要練 4 小時」、「6 分鐘讓你練出腹肌」、「30 秒備餐」等標語比比皆是。這些人根本不在乎過程和方法，滿腦子只想著投機取巧；他們完全沒有苦幹實幹的精實，只想不勞而獲。

我實在不想講不中聽的話，但你根本不可能在 20 天內減掉 20 磅的脂肪，也不可能幾週內就把腰臀練到你理想中的樣子。改造身體很令人嚮往，但也要付出足夠的時間和努力才做得到。而你在這個過程

中也將學到寶貴的一課：真正的健康只能靠努力得到，沒辦法購買、偷竊或仿造。說謊、抱怨或失敗都不會讓你達成目標，而無論你的地位、意見或感受為何，每個人在追求健康的過程中都是平等的。簡單來說，追求健康是一個種瓜得瓜、種豆得豆的過程。

從這個角度來看，健身房遠遠不只可以讓我們運動、吼叫、流汗而已，更能讓我們和自己的內心交流，讓我們看到自己的信念、恐懼、習慣及焦慮。在健身房中，我們可以正面迎擊這些對手，並證明我們能夠打敗他們。此外，健身房也能讓我們驗證自己是否說話算話、看到我們自己如何面對困難與挑戰（包括痛苦、不安、壓力與弱點）、甚至讓我們認識真正的自己。換句話說，健身房可說是身體、心靈與靈魂的試煉場。

健身房同時也是很棒的學習場所，因為我們會一直在健身房嘗試新的事物。在健身房裡追求自我成長的過程中，我們問的問題和最後的答案同等重要，而且也會讓我們養成所謂的「成長心態」，因為健身房教會我們透過努力付出來培養能力，而這個過程將有助於我們達成未來的人生成就。健身房裡面沒有空談，而是一個實際的地方，我們可以在健身房中實驗各種方法，而最後會得到非常明確的答案：不是有效就是沒效。

簡單來說，健身房遠不只是一個讓我們訓練的地方，而是我們面臨混亂時的避難所，也是一個我們完成理想與夢想的國度。所以如果你對於開始健身這件事情還是充滿焦慮與恐懼，請你做好準備，因為你很快就會變得比身邊大部分人更懂健身，到時候如果很多人紛紛開始向你詢問健身的相關建議，你也不要覺得意外。

我們將在下個章節仔細探討大家最不想面對的主題：飲食。

重點整理

- 健身目標模糊、不切實際、了無新意，甚至沒有目標的人，通常都會最先放棄。
- 執行飲食和訓練計畫的理由因人而異，但你必須要清楚明白自己的理由。
- 請找一兩張（也可以是三四張）你理想身型的照片，並存在容易看到的地方，例如雲端硬碟或是 Dropbox 之類的地方。
- 請想像如果自己達成理想中的身型，會有什麼感覺；並以自我肯定的方式把這些感想記下來。所謂的自我肯定就是針對自己狀況的描述，例如「我每天都充滿活力」、「我的思緒很敏捷、清楚，而且專注」等等。
- 如果要讓這些自我肯定的語句發揮最大作用，可以在每天起床後或任何感到意志消沉的時候閱讀這些句子。
- 建議使用「內容、時間、地點」的句子來減少對動機、意志力及自制力的依賴。在你寫出的句子裡，請明確指出自己要做什麼、什麼時候做、在哪裡做，例如「每週一、三、五我都會在早上 7 點起床，喝杯咖啡後就去健身房。」
- 建議使用「如果…我就…」的句子來減少飲食與訓練計畫所需的啟動能量，例如「如果我有點睡眠不足，我就還是會 7 點起床訓練。」

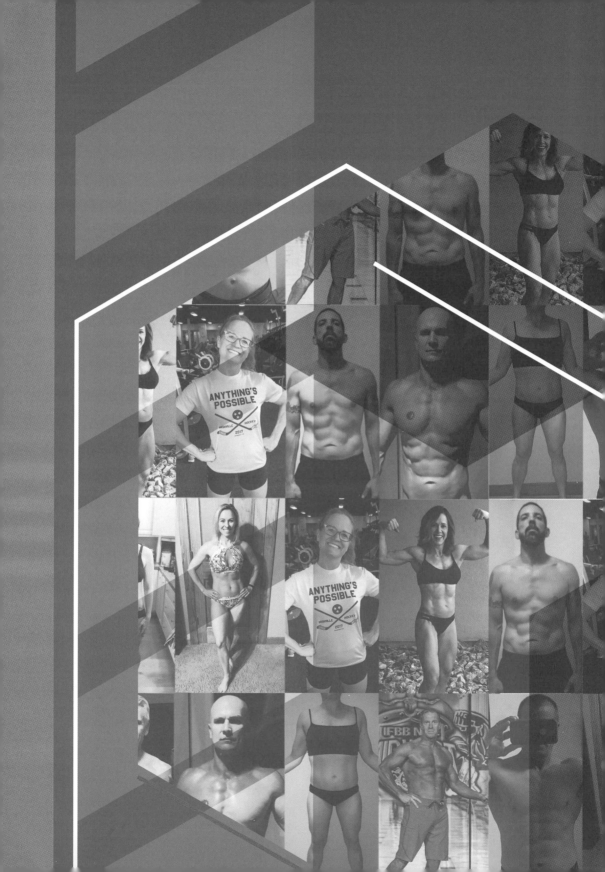

PART 2

最全面的
飲食建議

6

身體組成最重要：
增肌減脂的四個步驟

在這個人人追求速效的時代，我們必須明白的是，
最困難的方法往往是最簡單的方法。

——亨利・米勒（Henry Miller）

幾千年來，精壯且線條明顯的運動員身材，一直是標準身材的代名詞，這種體態始於古代英雄與神明的形象，至今仍是眾人追求的目標。但是在現在這個肥胖率超過 35%（而且持續上升）的美國，要達到這種體態似乎已成為年輕人或天選之人的專利，或至少具備多數人都難以達到的知識與紀律，更要付出令人難以置信的犧牲。

但情況其實並非如此。要知道如何達到最佳的體態其實很簡單，因為本書將提供你所需要知道的一切，而且你也不需要太有上進心，也完全不需要自我否定，就能達到你的目標。

但在你開始之前，必須先拋棄各種增肌減脂的迷思，才能真正學習如何達到並維持終生健康。解決掉這些迷思其實比想像中重要，因為你只需要學習廣大健身相關知識的一小部分，就能達到幾乎所有

想達到的目標。只要你用正確的方式理解並應用本書提到的原則與方法，就算你對健身知識一無所知，也能一輩子維持理想的體態；但如果你選擇與正確的方法背道而馳，則再怎麼努力都很難達到目標。

首先要破除的迷思，就是認為要有非常複雜的方法才能練出好身材。舉例來說，華爾街日報（*Wall Street Journal*）在 2020 年 1 月 30 日刊出一篇文章，標題是「減重比火箭科學更複雜」（Weight Loss Is Harder Than Rocket Science）。這篇文章的重點，就是身體質量指數（BMI）應用在減重上的時候，情況會比數學運用在火箭科學上還複雜。很多人看了文章之後，就真的認為要成功減重非常困難。

他們這樣認為其實也很合理，畢竟他們自己和身邊許多人都嘗試過很多種方法，但都達不到理想的結果。但是，我要帶來一個好消息：人體代謝確實很複雜，減重也確實不簡單，但背後的科學卻非常容易理解，只是許多醫師和教練不一定真正明白而已。

許多專家太重視 BMI 上，就顯示他們搞錯重點了。BMI 的概念是這樣的：如果要知道一個人過重或過輕，就必須把身高納入考量，因為高的人自然會比矮的人更重。BMI 的計算方式是用體重（公斤）除以身高（公尺的平方），顯示了一個人體重與身高的關聯。

許多醫師都會用 BMI 來判斷病人的體重是否會影響健康，並用以下簡單的類別來區分 BMI 數值所代表的意義：

- 過輕：BMI 低於 18.5
- 正常：BMI 介於 18.5 至 24.9
- 過重：BMI 介於 25 至 29.9
- 肥胖：BMI 在 30 以上

如果你的 BMI 數值太高，醫生就會叫你要減重；而如果 BMI 數值太低，就必須增重。問題是，BMI 的目的其實是顯示一個群體的趨勢，從來不是判斷個人健康。也就是說，一群人的 BMI 很高或很低，可能代表這群人過重或過輕；但一個人的 BMI 很高或很低，不代表這個人過重或過輕。

舉例來說，我的體重是 197 磅，而且我有六塊肌；但我的 BMI 是 25.29，代表我的體重過重，應該要減重才對；但很多 BMI 數值正常的人則有和肥胖者相同的問題（高膽固醇、高血糖等等）。為什麼會這樣？

原因很簡單，BMI 沒有把身體組成（你身上有多少肌肉和脂肪）考量進去。這點很重要，因為會影響健康的並不是多出來的「體重」，而是多出來的「脂肪」。就算體重過重，但如果這些多出來的體重都是肌肉，反而還會對健康有益。

因此，我最希望讀者能夠做出的第一個改變，就是不要再那麼在意體重，而是要多花點心思在身體組成。只要你的肌肉量和體脂肪在合理的範圍內，我們其實不太在乎你的體重。換句話說，我們很多人都說要「減重」，但其實我們真正要的是減脂，而且不要減到肌肉；而很多人所謂的「增重」，其實意思是要增肌，而且不要讓脂肪變多。

這個概念對剛開始接觸肌力訓練的人尤其重要，因為他們在開始訓練的 6 至 12 個月之間，可能會增加大量的肌肉，而他們雖然同時也可能減去大量脂肪，但體重很可能不會有太大的變化。

因此，控制身體組成的首要關鍵，就是瞭解要如何透過飲食來增肌減脂。要做到這點，我們必須先瞭解「能量平衡」這個科學原理，

也就是能量攝取（吸收的熱量）和能量輸出（燃燒的熱量）。

　　很多主流的飲食建議都會刻意醜化某一種食物，宣稱只要你不吃這種食物，就可以減重或找回身體的青春活力，甚至連熱量和食物分量都不用在意。這類話術通常聽起來都很令人嚮往，而且幾乎都會包含以下三種論述：

1. 過重或不健康不是你的錯，而是因為你聽到了不好的飲食建議，或是吃到了不健康的食物。
2. 最新的研究顯示，這個可惡的習慣（或是食物、營養素，甚至是分子）就是導致你過重或不健康的元兇。
3. 只要不要再接觸它，你的身體健康就會馬上產生變化。

　　幾十年前，商人在向我們推銷低脂飲食的時候，用的就是這種操弄情緒的手法；而今天很多人在推廣所謂的低碳和低糖飲食，使用的伎倆如出一轍。很多所謂的專家都說，只要戒除那些萬惡的碳水化合物和糖，你的體重就會自動大幅下降，達到前所未有的健康與活力。這一切聽起來都很合理，除非你看到各種打臉這種說法的例子：41 歲的馬克・哈伯（Mark Haub）是堪薩斯州立大學（Kansas State University）的教授，他在 10 週內減去 27 磅的體重，而他這段時間幾乎每天都吃杯子蛋糕、多力多滋、OREO 餅乾及乳清蛋白；55 歲的約翰・西斯納（John Cisna）是一位自然科老師，他在 6 週內減去 56 磅的體重，而他每餐都吃麥當勞；34 歲的凱・賽奇維克（Kai Sedgwick）熱愛健身，他在一個月的時間內執行了嚴格的訓練計畫，而且每天都吃速食，身體健康程度竟然來到人生巔峰，更不要說很多

研究也都指出，碳水化合物和糖攝取量的高低，其實對體重和脂肪沒有明顯的影響。

我不是要你學習他們的飲食方法，畢竟營養價值還是對身體組成、壽命及疾病預防有幫助。我要說的是，飲食中含有碳水化合物與糖，不代表你就與健康和好身材絕緣。換句話說，禁慾和腹肌並沒有那麼水火不容。只要在自制與放縱之間取得平衡，還是可以在不打亂生活計畫的情況下享受健身成果。

飲食的首要原則就是：只要你攝取的熱量一直低於消耗的熱量，無論碳水化合物、糖，或其他任何營養素攝取多少，你都一定能夠減脂；而只要你攝取的熱量一直高於消耗的熱量，就算你吃的都是世界上「最健康」的食物，脂肪就一定會增加。換句話說，你會變瘦或變胖，都不是因為吃了某種特定食物，而是因為吃太少或吃太多。

其實相關的證據在日常生活中到處都是。你應該也認識不少人雖然很努力想要「吃得乾淨」，但體重還是過重吧？你是不是也一樣呢？另外，是不是也有很多人就算吃了很多「禁忌」食物，但還是非常苗條呢？以前你可能覺得這些狀況很奇怪，但現在你應該不會覺得意外了。

許多飲食業者卻直接忽視熱量平衡這個原則，宣稱只要吃對食物，你就可以「釋放並激發」體內的荷爾蒙與新陳代謝，身體就會自我調節，達到理想的健康與身材。對於那些滿腦子只想著要有好身材，卻對熱量平衡完全沒概念，只在乎吃什麼才會瘦的人來說，這種說法正中下懷。

不過這種說法根本就是胡扯，是非常可惡的謊言，因為飲食內容

和總量都不容忽視。如果你的主要考量是體重，吃多少就比吃什麼容易得多；而如果主要考量是健康，只要在不到肥胖的情況下，吃什麼就比吃多少還重要。

你可以把吃多少和吃什麼之間的關係，比喻為中國古代陰和陽的概念，也就是雖然表面上看起來互相衝突，實則互補。如果只在乎吃多少，確實可以達到你想要的體重，但健康狀況可能會變差；但如果只在乎吃什麼，健康也許可以維持穩定，但體重的波動就會比較難以預測。而我們的目標，就是平衡這兩個飲食要素，達到最佳的體重（其實更重要的是身體組成）與健康狀態。現在讓我們再回到先前提過的能量平衡，這是科學化飲食的最基礎概念。

所謂「一大卡」的熱量就是讓一公斤的水上升攝氏一度所需的能量，而不同食物的熱量含量也有所不同。舉例來說，堅果的熱量密度相當高，平均每公克就有 6.5 大卡的熱量；而芹菜的熱量就很低，平均每公克只有 0.15 大卡。如果你把一段時間（一天、一週、一個月都可以）所攝取的熱量加總起來，並比較同一時段內所消耗的熱量，一定會出現以下三種情況的其中一種：

1. 你攝取的熱量比消耗的熱量多（這時候就會增重）。
2. 你攝取的熱量比消耗的熱量少（這時候就會減重）。
3. 你攝取的熱量與消耗的熱量差不多（這時候就會維持體重）。

因此，過去百年來每一份與減重相關的研究，都指出如果體重要明顯降低，能量消耗一定要超過能量攝取；而包括「現代健美之父」歐金・桑多（Eugen Sandow）、《魔幻史詩》（*sword-and-sandals*）

裡的巨星史蒂夫・里夫斯（Steve Reeves），以及世界聞名的阿諾・史瓦辛格（Arnold Schwarzenegger）等健美選手在需要調控體脂率的時候，利用的都不過是這個簡單的概念。

不過，你在減重時也不一定要時時刻刻計算熱量，只需要瞭解攝取和燃燒的熱量會對體重有什麼影響，並根據目標來調整飲食就好。

因此，刻意不吃某種食物的飲食計畫的方法，不一定適合所有人。只要限制一些高熱量的好吃食物（很容易吃太多的食物），並強迫自己多攝取一些較不好吃、熱量較低的食物，你也能夠降低熱量攝取，達到體重下降的效果，而你我身邊減重成功的故事，都是這樣來的；就算你吃的都是「優質」的食物，如果攝取量過大，消耗的熱量還是可能少於攝取的熱量，因此無法達到減重的效果，而你我身邊減重失敗的故事，也都是這樣來的。不過我們也要清楚區分相關性與因果關係。很多人之所以成功減重，並不是因為他們不吃糖、麩質或碳水化合物，而是因為他們不吃這些食物之後，攝取的熱量自然下降，因此達到減重的效果。

無數的研究也都得到類似的結果：吃最少的人減去最多體重，而吃最多的人減去最少體重（甚至還增重）。不管這些人的飲食型態是地中海式飲食、素食、全素、舊石器時代飲食、體重觀察者飲食（Weight Watchers）、瘦身世界飲食（Slimming World）、南灘飲食（South Beach）、最佳人生飲食（Best Life）、阿特金斯飲食（Atkins）、得舒飲食（DASH）等等，結果都一樣。

不管採用怎樣的飲食方法，熱量攝取低於熱量消耗時才有可能減重。換句話說，減重失敗的原因絕對不是飲食方法不夠嚴格，也不是

身體有什麼特別狀況，而是單純攝取太多熱量。

減重時常出現的錯誤

我知道，你可能還是有點懷疑。也許你聽說過能量平衡這個理論本身有矛盾，或早已被最新的科學研究推翻；也許你聽說過有些人的狀況似乎違背能量平衡的原則。不是有很多人即使攝取很低的熱量，還是無法減重嗎？例如：「吉姆每天都只吃九百大卡，每週運動好幾小時，但他的體重還是在增加！能量平衡理論如何解釋這種狀況呢？」聽起來確實很詭異，但這些人增重的真正原因永遠都不是代謝狀況，而是人為錯誤。除了不瞭解能量平衡的理論以外，還有三個減重時常出現的錯誤：

1. 低估熱量攝取。多數人都很不會計算自己到底吃了多少熱量，因此很容易吃太多。研究顯示，很多自以為每天只吃 800 大卡（常常餓肚子）的人，其實真正的攝取量都是 1200 大卡，甚至是 1500 大卡以上。這點其實並不令人意外，畢竟很多人喜歡吃的食物，都含有非常高的熱量。舉例來說，一片披薩大概就有 300 至 400 大卡，大概要跑步 30 分鐘或做阻力訓練 60 分鐘才能消耗。

2. 高估熱量消耗。運動和活動所燃燒的熱量，往往比很多人想像中少。約克大學（York University）的一項研究指出，沒有想要減重的過重受試者，在進行劇烈運動時，會大幅高估能量消耗，平均幅度高達 72%。

3. 極端過度飲食。「作弊飲食」吃太多，甚至「作弊日」太多，對減重效果的影響遠比多數人想像還大。假設你整個星期都嚴格遵守飲食計畫，每天的熱量赤字都達到大約 300 大卡，到了週五時已經累積了 1500 大卡的熱量赤字。太好了！恭喜你幾乎減去半磅的脂肪！可是到了週末，你的活動量變少、飲食也開始比較隨興。週六是你的作弊日，當天你攝取的熱量比燃燒的熱量多了 1000 大卡；週日的時候你稍微節制了一點，但熱量盈餘還是高達數百大卡。結果會如何？稍微計算一下，你就會發現整週飲食控制的成果，大概在週末這兩天就化為烏有。

　　這三個原因是多數人減重計畫失敗的原因，也造成許多人因為太重視飲食規則、忽略實際熱量數字，而達不到自己想要的結果。

　　還有一種反對熱量平衡的說法，就是人體不是機器，因此任何飲食計畫的結果常常無法預測。相信這種說法的人認為，我們的身體比任何冷氣或汽車裡的引擎都複雜很多，因此身體對外在刺激的反應不可能像這些機器一樣單純。這種說法大錯特錯。人體確實比任何一臺引擎都複雜，但百年來的代謝相關研究都指出，不管一個人的胖瘦、健康、年齡狀況如何，能量平衡在所有人身上都適用。

　　但是能量平衡並非萬能。就像體重只能告訴你數字，無法告訴你身體組成一樣，計算熱量攝取只能告訴你數字，卻無法得知這些熱量的來源。許多專家都指出，面對不同來源的熱量，身體會以不同的方法來處理。某些種類的熱量來源對身體組成和健康比較有益，因此除

了熱量以外，你也必須注意你攝取的巨量營養素。

所謂的巨量營養素，就是我們攝取的營養素中相對大量的那幾種營養素。嚴格來說，巨量營養素也應該包含礦物質，但我們只會討論與身體組成最有關的三種營養素：蛋白質、碳水化合物、脂肪。

我們曾經提過，任何食物都不具備專門讓人「變胖」或「變瘦」的特質。但是，不同食物的熱量含量確實有很大的差異，而且巨量營養素的比例也都不一樣，對增肌減脂效果的差異很大。因此如果你的目標是達到最佳的身體組成或健康狀態，就不能完全只看熱量。換句話說，如果你吃的都是垃圾食物，就算有控制熱量也不行。你必須遵守我提出的方法，也就是科學家所謂的「彈性飲食法」（flexible dieting）。

終極飲食建議

很多人都是因為衝動或一時興起才開始執行飲食計畫，而沒有深思熟慮的計畫，所以飲食習慣都很糟糕，健康與體能狀況當然也都不會太好。如果你就是這種人，相信你很快就會脫胎換骨！瞭解〈終生強壯〉的飲食方法以後，你就會有辦法在享受美食的同時還能顧及健康與體態。

「彈性飲食法」是一種有證據支持的健身飲食方法，包括以下四個步驟：

1. 根據身體組成目標來調控熱量攝取。
2. 攝取大量蛋白質。

3. 大部分的熱量攝取來自整全食物（Whole food）、營養價值
高的食物，以及相對未加工的食物。

4. 用最適合自己的方法來調配碳水化合物與脂肪的攝取量。

如果你可以做到以上四個步驟，就可以永遠擺脫飲食相關的煩
惱，在享受食物的同時也能擁有健康的身體。讓我們逐步分析這四個
步驟：

1. 根據身體組成目標來調控熱量攝取

設計飲食計畫前，必須先搞清楚自己的目標。你想要減脂嗎？想
要達到最大幅度的肌肉生長嗎？想要維持身體組成嗎？要達成不同的
目標，需要採用不同的飲食策略，一切都要從熱量攝取開始著手。彈
性飲食提供了三種飲食策略，你可以根據自己的目標來選擇。

如果想要減脂，就必須長時間讓熱量攝取低於熱量消耗，以讓身
體達到「熱量赤字」，而熱量赤字是減脂的先決條件。如果沒有達到
熱量赤字，不管你再怎樣努力控制飲食或運動，都不可能成功減脂。

如果想要達到最大幅度的肌肉生長，就必須長時間讓熱量攝取高
於熱量消耗。熱量赤字時脂肪固然會變少，但肌肉生長的空間也會受
限。因此，如果你的目標是盡可能快速增肌，就必須避免熱量赤字；
而避免熱量赤字最簡單的方法，就是讓熱量攝取高於熱量消耗。

你可能會想：「這樣不是會讓脂肪變多嗎？」確實會，但如果你
的方法正確（例如使用你即將在本書學習到的方法），就可以在增肌

的過程中盡量減少脂肪累積。

如果你想維持脂肪量，同時讓肌肉量與力量緩慢穩定增加，就要讓熱量攝取等於熱量消耗。你當然不可能讓熱量攝取和熱量消耗完全一樣，畢竟每天的能量消耗都不一樣，但你也不需要百分之百精準。只要熱量攝取和熱量消耗不要差太多，然後密切關注身體反應並即時視情況調整，就能順利達到目標。

2. 攝取大量蛋白質

彈性飲食的第二個步驟就是攝取大量蛋白質，不僅可以讓你達到最佳的健康與身體組成，也是利用飲食來提升體能的最好辦法。

蛋白質這種化合物是由一個或多個長鏈的胺基酸所組成，功能包括創造肌肉、毛髮、皮膚等組織，並產生身體所需的化學物質。蛋白質對身體組成的影響比碳水化合物和脂肪大得多，而且研究也顯示，攝取大量蛋白質的人通常會：

- ·減脂的速度變快
- ·肌肉量會變多
- ·燃燒更多的熱量
- ·比較不容易飢餓
- ·骨骼比較強健
- ·心情比較好

對於有規律運動習慣的人來說，蛋白質攝取特別重要，因為身

體對胺基酸的需求會增加。另外，減脂者在限制熱量攝取時，大量攝取蛋白質也非常重要，因為可以在飲食控制的同時，留住身上的瘦體組織。

不過，你也許對於大量攝取蛋白質有些疑慮，因為有人說蛋白質吃太多會加速體內某些荷爾蒙和化學物質的產生，讓體內的組織更容易生長，同時帶來更多的氧化壓力與細胞傷害。這種說法也認為，限制蛋白質攝取量能夠減少這些副作用、降低身體的耗損，以及未來失能的風險。聽起來很有道理，但科學研究告訴我們這個說法可能有問題。

首先，指出低蛋白質飲食可以增加壽命的所有研究，實驗對象都是老鼠。人類和老鼠固然有許多相似的生理機制，但還是有很多重大差異。舉例來說，老鼠每磅體重消耗的熱量大約是人類的 7 倍，這點相當重要，因為代謝的速度越快，就表示在代謝活動中會累積越多的細胞傷害。因此，限制蛋白質攝取來降低代謝活動，對老鼠來說確實會有益處，但在人類身上的效果卻可能非常有限。

此外，關於限制蛋白質攝取對人類壽命的影響，目前還沒有長期的研究。不過德州農工大學（Texas A&M University）的數據模型則指出，如果你從 18 歲開始，將每日的蛋白質攝取限制在足夠維持身體代謝的最低要求（大約是每日總熱量攝取的 12%），而且一輩子都維持不變，你「或許」可以增加大約 3 年的壽命。

當然，「或許可以」的意思就是「或許不行」，因為該研究沒有考慮到一些因素，包括低蛋白質飲食可能會增加肌肉流失、骨折、虛弱等症狀的機率，而這些症狀對於長壽都是非常大的威脅。

因此我們可以得出一個結論：為了長壽而限制蛋白質攝取，根本是抓小放大的行為。而且目前的科學證據也指出，大量攝取蛋白質的實際好處，遠大於理論上可能出現的壞處。

3. 大部分的熱量攝取來自整全食物、營養價值高、未加工的食物

這是達到最佳健康狀態與身體組成，並一輩子充滿活力的第三個原則，是一個絕對經得起考驗的原則。

所謂「未加工」的意思是，並不是完全沒有經過任何機械性加工（例如清洗、分切、加熱、冷凍等等），而是幾乎沒有經過足以改變成分的加工方式（例如加糖、鹽、防腐劑、氫化油、調味料等等）。未加工的食物通常都是天然的整全食物（Whole food），而加工食品則多半是包裝食品或速食。

偶爾買得來速、訂披薩，或是吃些高糖分、高熱量的食物，並不會對身體造成長期傷害。但是，如果每天的熱量大部分都來自這些沒有營養的食物來源，就絕對會傷身。長期攝取營養價值較低的食物會導致營養不良，並對身心健康造成影響。此外，這種飲食方式也會降低身體的代謝率，並干擾身體訓練後的恢復能力，因此甚至可能影響增肌減脂的效果。

關於營養素的威力，我可以提供許多例子讓你參考，其中一個是礦物質鋅。許多食物都富含鋅，包括牛肉、種子類食物、莢果類食

物。鋅是甲狀腺正常運作的關鍵營養素之一，而甲狀腺分泌的荷爾蒙會影響代謝率，所以如果鋅的攝取量不足，相關荷爾蒙的濃度就會降低，因此代謝率和減重的速度都會下降。在麻州大學（University of Massachusetts）的一份個案研究，讓兩位鋅攝取量不足的大學女性每天攝取 26 毫克的鋅，時間長達四個月。研究最後發現，其中一位受試者每天消耗的熱量增加了 194 大卡，另一位更增加了 527 大卡，分別等於 30 分鐘與 60 分鐘的中強度有氧運動，而且她們每週也能夠分別多減去 0.5 磅與 1 磅的脂肪。而這種驚人的效果，只需要每天攝取足夠的鋅就能達到。

以上的個案研究當然不足以證明營養和代謝之間的關聯，但該研究的結果明確指出，食物能帶給我們的不只是能量或快樂，更重要的是營養素。

我們也可以這樣想：烘焙的時候如果忘記加發酵劑會怎樣？如果加了太多糖怎麼辦？如果加的油脂不夠怎麼辦？大概都不會太好吃，因為要做出令人垂涎的甜點，就必須加入對的食材，而且含量也要正確。同理，要達到真正的身體健康並提升運動表現，要顧及的絕對不只熱量平衡和巨量營養素。

整全食物的食物熱效應（TEF）較高，意思是吸收過程中的熱量需求較高。因此，飲食以整全食物為主，並盡量避免食用加工食品，對身體組成有很大的助益。舉例來說，全麥麵包加上加工程度較少的（切達）起司，TEF 大概在 20% 左右，也就是食物中 20% 左右的熱量會在消化時燃燒掉；而白吐司加上加工程度較高的（美式）起司，TEF 則大概只有 11%。

　　整全食物和加工食品的差異，在一餐之中可能不太顯著，但如果長久下來大部分的熱量都來自高度加工且 TEF 較低的食品，差異就會很明顯。如果攝取的食物多半加工程度較低，每天就可以多燃燒好幾百大卡的熱量。所以你想在早餐吃穀物麥片，不如吃燕麥片加上少許的蜂蜜；如果你想吃一整包洋芋片，不如吃清爽的馬鈴薯角；如果點心想吃燕麥棒，不如吃自己做的木斯里（Muesli）。不要小看這些小小的改變，因為長久下來累積的差異會非常驚人。

　　大量攝取加工程度較低的食品（尤其是植物），也會讓身體獲得充分的纖維素。纖維素是一種人體無法吸收的碳水化合物，而許多植物性食物都富含纖維素。攝取適量的纖維素，有助於降低多種疾病的風險，也能讓我們活得更久、更健康。因此，美國飲食協會（the Academy of Nutrition and Dietetics）建議每攝取 1000 大卡的熱量，就要攝取 14 公克的纖維素。

　　你應該也注意到了，我們的第三條規則是要讓大部分的熱量來源都來自營養價值高、且加工程度較低的整全食物，但並非所有的熱量都要來自這些食物。因為只要我們攝取足夠的高營養食物，偶爾吃一些較沒營養的食物就比較沒關係。有一個值得參考的指標，就是至少 80% 的熱量要來自自己洗、自己切、自己煮的食物，包括瘦肉、水果、蔬菜、全穀物、豆類、堅果、種子類食物，以及油脂等等。

　　那剩下的熱量要從哪裡攝取呢？為了獎勵你的努力，你可以盡情吃自己喜歡的食物。不覺得這樣的飲食方法相當彈性嗎？

4. 用最適合自己的方法，來調配碳水化合物與脂肪的攝取量

這是彈性飲食法的最後一個原則。許多主流飲食意見認為這個原則很重要，但其實對於改善身體組成的重要性最低。碳水化合物和脂肪的攝取量高低，對於增肌減脂的影響都不大。真正有影響的地方，在於飲食是否能帶給你滿足感，因為攝取較多碳水化合物可能會比較快樂。〈終生強壯〉的飲食計畫不只會讓你更健康、更精實、更強壯，你同時也可以攝取一大堆碳水化合物，而且也能吃你愛吃的碳水化合物。為了健康、飽足感及食物的口味，你當然也必須攝取適量的脂肪，但不需要像那些執行生酮飲食的人一樣吃那麼多的脂肪。

如果要更瞭解為什麼不必把碳水化合物當成敵人（如果你活動量夠大，碳水化合物甚至是你的好朋友），讓我們稍微探討一下碳水化合物到底是什麼，以及攝取碳水化合物時身體會發生什麼事。

不管是蔬果中含有的天然糖，或是糖果棒裡的加工糖，在吃進身體後都會轉化成葡萄糖，運送到血液中使用。各種碳水化合物之間的關鍵差異，在於轉化成葡萄糖的速率不同。糖果棒轉化成葡萄糖的速率很高，而豆類則需要花較多的時間，因為豆類糖分的燃燒速率較低。

有些人認為，某種碳水化合物是否「健康」的唯一指標，就是消化過程所需的時間。他們認為「快速」消化的是「不好的」碳水化合物，而「慢速」消化的則是「好的」碳水化合物。不過，這種說法並不正確。烤馬鈴薯屬於「快速」消化的碳水化合物，卻含有相當豐

富的重要營養素。西瓜和燕麥（很可能是對人類健康最有益的食物之一）的消化速度也很快，甚至比士力架巧克力更快。

我們無法用糖果來取代馬鈴薯、西瓜和燕麥等食物，主因並非食物的消化速度，而是因為我們的身體需要維生素、礦物質、纖維素等營養素，而垃圾食物通常沒有這些營養素。因此，糖分（讓食物變甜的蔗糖與果糖）攝取過量通常與代謝異常脫不了關係，也會造成營養不良與肥胖等健康問題。

糖分攝取過量確實對健康有害，因此建議限制糖分攝取。不過我們也不必完全不吃糖，也不必限制所有碳水化合物的攝取，畢竟有些碳水化合物對健康還是有不少益處，例如全穀物、蔬果、豆類等等。其實只要你的身體健康，並維持動態生活，多攝取一點富含營養的碳水化合物，可能會對你的身體更有益處（如果你有在做肌力訓練就更好了）。

我們的身體會把攝取的碳水化合物轉換成肝糖，儲存在肌肉和肝臟中，在激烈運動的時候提供身體作為能量使用。如果限制碳水化合物的攝取，身體的肝糖含量就會下降。研究指出，肝糖下降會抑制訓練表現，而且也會限制肌肉修復與生長。在規律運動的情況下，限制碳水化合物也會提高皮質醇濃度，並降低睪固酮濃度，讓身體在訓練後更不容易恢復。另外也有研究指出一個不令人意外的現象：碳水化合物攝取量較少的運動員，身體恢復、肌肉生長及肌力成長速度都比攝取量較大的運動員慢。

很多人曾經問我：「難道不用考量胰島素嗎？碳水化合物不是會刺激胰島素分泌，因此讓我們變胖嗎？」不盡然。碳水化合物確實會

增加胰島素分泌，而胰島素分泌確實也會促進脂肪累積，但真正讓你變胖的原因不是胰島素，而是吃太多。

在胰島素的作用下，肌肉、身體器官、脂肪會利用或儲存葡萄糖和胺基酸等營養素。攝取含有蛋白質或碳水化合物的食物時，胰島素濃度會上升，而身體就會利用食物的能量來支持我們維生所需的生理機制，並提升脂肪的儲存量，有人認為這時候身體就展開了「脂肪儲存模式」；而身體把攝取的食物消化、吸收、燃燒、儲存完畢以後，胰島素濃度就會下降，這時候就必須仰賴體內儲存的脂肪來提供能量，有人認為這時候身體就展開了「脂肪燃燒模式」。

我們每天都在這兩種模式之間切換，在餐後儲存少量的脂肪，並在食物能量耗盡後燃燒少量的脂肪，如下圖所示：

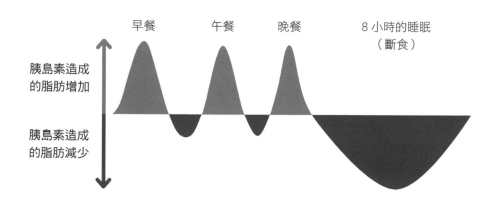

淺色表示進食，此時身體會得到能量並儲存成脂肪；深色表示體內缺乏食物能量，此時必須燃燒脂肪才能維持生理機能。

在身體的代謝過程中，胰島素就是扮演這樣的角色，因此常成為體重增加的代罪羔羊。但是如果沒有攝取額外的熱量，無論是胰島素或促進胰島素分泌的食物，都不會大量提升體內的脂肪。如果要有額外的脂肪，就一定需要攝取額外的化學能量；而如果你燃燒的能量大於等於攝取的能量，就沒有多餘的能量讓脂肪儲存在體內。

結論是，你根本不用害怕胰島素，而且你甚至可以吃很多愛吃的食物，同時達到最佳的健康與體能狀態。也許你還不太敢相信，畢竟很多專家都不這麼認為。不過沒關係，因為不久後你就會得到第一手的研究結果，充分瞭解增肌減脂的機制，同時明白如何讓身體更健康。

要維持健康，就必須攝取足夠的脂肪

現在讓我們來討論脂肪這個在飲食產業中受到大量炒作的營養素。要維持健康就必須攝取足夠的脂肪，但除非你真的很愛吃富含脂肪的食物，否則不必刻意大量攝取脂肪。而如果你真的很愛這類食物，就必須很注意飲食。要瞭解背後的機制，就必須先討論食物中含有的兩種脂肪：三酸甘油脂以及膽固醇。

三酸甘油脂

我們攝取的脂肪大部分都由三酸甘油脂組成，而許多食物也都含有三酸甘油脂，例如乳製品、堅果、種子、肉類等等。三酸甘油脂有

兩種，在室溫下呈現液態的不飽和脂肪酸，以及在室溫下呈現固態的飽和脂肪酸。這兩種脂肪酸對健康都有益處，例如吸收維生素、刺激荷爾蒙分泌、促進皮膚與毛髮生長等等。不過，兩種脂肪酸的建議攝取量很不一樣。

飽和脂肪酸

從 1950 年代以來一直有一種說法，就是飽和脂肪酸會增加心臟疾病的風險，不過近期許多研究卻挑戰了這個說法。飲食產業當然不會放過這個大好機會，趁機大肆宣傳低碳高脂的飲食，鼓吹消費者攝取大量（比之前的建議攝取高很多）的飽和脂肪酸。

問題是，許多提倡高脂飲食的研究，紛紛遭到營養學與心臟科學專家的批評，因為這類研究含有許多瑕疵，而且有些研究甚至也指出，大量攝取飽和脂肪酸與心臟疾病有著微弱卻顯著的相關。因此，許多科學家認為，在進一步的研究結果確定以前，我們還是應該遵循飽和脂肪酸攝取的一般建議（占每日熱量攝取的 10% 以下）。

我同意這種說法，畢竟沒人敢說盡情攝取飽和脂肪酸不會有負面的健康影響，因此我也認為應該限制飽和脂肪酸的攝取。

不飽和脂肪酸

不飽和脂肪酸有兩種形式：單元不飽和脂肪酸與多元不飽和脂肪酸。單元不飽和脂肪酸在室溫下呈現液態，冷卻後則會凝固。單元

不飽和脂肪酸常見於堅果、橄欖油、花生油及酪梨等食物，是最健康的脂肪型態。研究指出，攝取單元不飽和脂肪酸可以降低心臟疾病風險，而且所謂的地中海式飲食之所以對健康有益，似乎也和單元不飽和脂肪酸有關，因為這種飲食型態會攝取相當多的橄欖油。多元不飽和脂肪酸在室溫下呈現固態，冷卻後也一樣。多元不飽和脂肪酸常見於紅花、芝麻、葵花子、玉米，以及堅果和堅果油等等。

根據分子結構的不同，多元不飽和脂肪酸分成兩種主要型態，分別是 omega-3 脂肪酸和 omega-6 脂肪酸。這兩種脂肪酸對身體機能有很重要的影響，而且也是我們必須從飲食中攝取的脂肪酸，因此常稱為必需脂肪酸。

這些脂肪酸的化學成分很複雜，但我們只需要知道 omega-6 脂肪酸通常會造成體內的「不良」（但有時候很必要）反應，包括發炎指數提高；而 omega-3 脂肪酸則通常會造成「良性」（但不一定發生在對的時候）反應，包括發炎指數降低。

科學家指出，omega-3 脂肪酸的絕對攝取量，似乎比 omega-3 與 omega-6 的攝取比例還重要。而且因為很多人無法從日常飲食中攝取足夠的 omega-3，各界都投入許多努力，希望提升蛋類和肉類等食物裡含有的 omega-3。

因此，如果你的飲食和多數人一樣，你的 omega-6 攝取量應該相當足夠，因為主要來源包括植物油、堅果、種子及肉類；但你的 omega-3 攝取量很可能不足。若要解決這個問題，最簡單的方式就是攝取 omega-3 補充品，我們會在之後的章節討論。

膽固醇

膽固醇是食物中另一種形式的脂肪，是存在身體細胞中一種蠟質的物質，功能是幫助身體製造荷爾蒙、維生素 D，以及幫助消化食物的化學物質。

你也許聽過我們應該要控制膽固醇指數來降低心臟疾病的風險，而最好的方法之一就是減少膽固醇與飽和脂肪的攝取。這個說法沒什麼大問題，但並不完全正確。

膽固醇和心臟健康之間的關係很微妙，其中一個原因和膽固醇會在身體內遊走有關。膽固醇會由一個叫做脂蛋白的分子運送到各處細胞，而脂蛋白顧名思義是由脂肪和蛋白質組合而成，分為以下兩種：

1. 低密度脂蛋白（LDL）
2. 高密度脂蛋白（HDL）

所謂「壞」膽固醇指的就是 LDL，因為研究顯示，血液中的 LDL如果濃度較高，可能導致動脈裡面的脂肪累積，增加心臟疾病的風險。而有些食物會提高體內 LDL 的濃度，例如油炸和高度加工食品，因此一般認為這類食品對心臟有害。而 HDL 則是所謂的「好」膽固醇，因為可以避免體內的 LDL 產生氧化，同時也會把膽固醇帶到肝臟，隨後排出體外。

科學家還在研究脂蛋白的結構與功能，不過目前已有證據顯示，我們必須確保 LDL 濃度不能太高，以及 HDL 濃度不能太低。那我們該怎麼做呢？攝取膽固醇較低的食物以及避開飽和脂肪酸似乎作用不

大，而真正有效的方法是：

- 規律運動（尤其是肌力訓練等高強度運動）
- 維持健康的體脂率
- 充足睡眠
- 避免吸菸

在以上四個原則中，第一點（規律的高強度運動）最有助於維持健康的膽固醇濃度。你也許會很驚訝的是，研究指出，光是規律運動就有辦法抵銷掉不良生活習慣帶來的一些壞處，例如不健康的飲食型態。運動當然不是萬靈丹，但效果確實非常神奇。

我現在已經解決掉一些關於碳水化合物和脂肪的關鍵迷思，因此可以更放心讓這兩種營養素取得平衡。這種方法不僅有科學根據，會對我們的健康和身體組成帶來正面影響，我們同時更能享受飲食，相當有助於依從和持續，是長期飲食成功的關鍵。

瞭解彈性飲食法的原則（用能量平衡來控制熱量、大量攝取蛋白質與碳水化合物，還有以營養價值高的食物為主，同時保留吃點心的空間）以後，你的飲食型態會進到一個全新篇章。你不再需要任何速成和與宗教相關的飲食偏方，因為它們的效果通常只是曇花一現。只要遵守我跟你分享的原則，你就能創造出最健康也最舒服的飲食計畫，讓你隨心所欲增肌減脂、維持最佳體態。

不過在你開始執行之前，必須先知道三件事：

1. 你每天要攝取多少熱量。
2. 如何從熱量推算每天要攝取的蛋白質、碳水化合物及脂肪。

3. 如何將這些數字轉變成好吃又營養的食物。

你做到這些以後（你很快就可以了），體力會變得更好、飢餓感會降低、訓練後會恢復得更好、睡眠品質會提升、氣色也會變好。總而言之，你的生活品質會大幅提升，因此生病的風險會變小很多，同時又能打造強健的身體，享受最理想的人生。

重點整理

- 控制身體組成，就要先瞭解能量平衡的科學原則，也就是能量攝取（熱量攝取）和輸出（熱量消耗）之間的關係。
- 減重最常見的三個錯誤分別是：低估熱量攝取、高估熱量消耗，及「作弊餐」或「作弊日」吃太多。
- 如果目標是減重，就必須長時間讓攝取的熱量低於消耗的熱量，這樣才能創造熱量赤字，減少身體的脂肪儲存。
- 要達到最佳的肌肉生長效果，就必須長時間讓攝取的熱量高於消耗的熱量，這樣才能創造熱量盈餘，讓身體的「肌肉生長機制」順利運作。
- 如果想在維持體脂量的情況下讓肌肉和肌力微幅成長，就必須讓攝取的熱量與消耗的熱量大致相同。
- 蛋白質對身體組成的影響，比碳水化合物和脂肪大得多。研究也指出，高蛋白質飲食的好處比低蛋白質飲食多很多。

- 在每天攝取的總熱量中，至少要有 80% 來自高營養價值且加工程度相對較低的食物，例如瘦肉、蔬果、全穀物、豆類、堅果、種子、油脂等等，而且這些食物也必須是你自己準備的。至於剩下來的熱量，就可以盡情吃自己喜歡吃的東西。

- 就增肌減脂而言，碳水化合物和脂肪的攝取量高低其實沒什麼影響，只要找到最適合你的平衡就好。

- 許多研究顯示，攝取大量飽和脂肪酸與心臟疾病呈現微弱卻顯著的相關，因此我建議飽和脂肪酸的每日攝取量不要高於總熱量的 10%。

- 如果你的飲食和多數人一樣，你的 omega-6 攝取量應該相當足夠，因為主要來源包括植物油、堅果、種子及肉類；但你的 omega-3 攝取量很可能不足。若要解決這個問題，最簡單的方式就是攝取 omega-3 補充品。

7

歡迎來到全世界最簡單的
飲食計畫

每天一點一滴的努力，效果絕對會大於臨時抱佛腳。

——安東尼·特洛勒普（Anthony Trollope）

如果你很害怕「飲食計畫」，我完全可以理解，因為你可能會覺得在進步以前，都要做出非常多的犧牲。例如如果你想要增肌減脂，很多飲食計畫都會要你捨棄所有愛吃的東西，例如穀物、麩質、糖、精緻碳水化合物等等。你在考慮開始執行飲食計畫以前，可能都會懷疑這個計畫到底適不適合自己，而現在你可能又有類似的疑慮。

我現在要告訴你的是，這個計畫絕對適合你。只要善用前一章介紹的彈性飲食四大原則，你就可以大幅改造自己的身體，而且每天還能吃喜歡的食物，進而將健康的飲食型態融入生活。本章要教你的就是如何根據彈性飲食的原則，設計出具體的飲食內容。

過程中我們會需要使用到一點數學，但都只會是基礎算術而已，而且我會清楚說明每一個步驟。但如果你看到數字就頭暈，慢慢讀沒有關係。很多學員執行我的計畫後都得到很棒的效果，我相信你一定

也能做到（我還沒有在飲食計畫課當過人）。況且我們還有一道最後防線：本書的最後部分有增肌減脂的飲食計畫範例。你當然不可能永遠遵循我的現成範例，但至少可以在剛開始執行計畫時比較有方向。

為了讓你對〈終生強壯〉的彈性飲食更有概念，我們先來看看一天典型的飲食長什麼樣子。我們全程都不需要使用特別的工具，只要使用雙手就夠了。早上起床後，你把一匙蛋白粉加入杯中並用水或牛奶沖泡，並吃了一根香蕉。過了一會兒，你吃了一份跟拳頭一樣大的低脂希臘優格，也吃了幾顆跟拇指一樣大的堅果。午餐吃一份跟手掌一樣大的雞肉或魚肉，加上自製的沙拉，裡面加了番茄、紅蘿蔔，還有你最愛的醬料。幾個小時後，你吃了一份跟拳頭一樣大的低脂茅屋起司，還有一份塗奶油的英式馬芬當下午茶。晚餐你煮了一份跟手掌一樣大的雞肉或魚肉，也吃了一份跟拳頭一樣大的飯、加上一份跟拳頭一樣大的蔬菜總匯。為了幫今天畫下完美的句點，你吃了最愛的黑巧克力當點心。你真正的飲食內容當然可能不一樣，但以上這個範例告訴我們，飲食計畫可以非常彈性，而且完全沒有壓力。

現在讓我們開始處理彈性飲食的一個要素：熱量。

你每天應該攝取多少熱量？

如果有人跟你說，他們想要開車橫跨整個美國，但他們對油量完全沒有計畫，而是想開就開、想停就停，而且加油完全看心情，你會有什麼反應？應該會覺得他們瘋了吧？

如果他們堅持己見，而且反過來嗆你說：「我就是不想被油量制

約啊！我在加油前高興開多少就開多少！」你會有什麼反應？應該會直接不理他們吧？

我要說的是，那些想控制體重但不想計算熱量，或認為能量平衡跟體重無關的人，都一樣不切實際。如果想改善身體組成，你就必須計算每天攝取的熱量。幸運的是，你不需要很會使用 Excel，只要使用手機裡的計算機就可以了。

計算熱量的第一步，就是要先決定體態改變的方向。你大概會有以下幾個選擇：

- 減脂：只要你想要變得更精實，就必須進入「減脂期」，攝取的熱量必須低於消耗的熱量。
- 增肌：如果你已經相對精實，並想在脂肪不增加太多的情況下，讓肌肉與肌力得到最多的成長，就必須進入「精實增肌期」，攝取的熱量必須略高於消耗的熱量。
- 維持：如果你對現在的身體組成很滿意，並且想要在脂肪不增加的情況下，讓肌肉與肌力微幅成長，就必須進入「維持期」，攝取的熱量必須略等於消耗的熱量。

基本上，要擁有線條精實、如運動員般的身材，就必須重複執行精實增肌期和減脂期，也就是要一直增肌（脂肪也會微幅上升）然後減脂（同時維持肌肉量），直到你對鏡子裡的自己感到滿意，終於說出「我成功了」，並覺得所有的熱量和訓練都值回票價為止。這個過程跟種田很像，你會先種植、收成（精實增肌），然後把米和米糠分離（減脂），把米（肌肉）留下來，再把米糠（脂肪）丟掉，然後一

直重複整個過程。

利用這種循環方法來改善身體組成非常重要，但很少人明白這個道理。剛開始做肌力訓練時，你的身體對訓練的反應會非常大，所以可以在減脂飲食的情況下輕易增肌減脂，而這也是健美訓練神奇的地方。但是對多數人來說，這種甜蜜期大概只會持續 6 至 8 個月，到時候如果要讓肌肉量和肌力持續提升，就只能執行精實增肌（這時候要減脂就會需要進入減脂期）。

許多人不瞭解這點，反而花太多時間執行減脂飲食，或是直接進入維持期，並選擇吃少一些以防脂肪增加，結果就是不管多努力訓練，最後還是沒什麼進步。只要你遵循我即將跟你分享的策略與技巧，你就能避免這種停滯的狀況。

使用正確的方法，也能讓你的努力獲得更多回報，因為你變得越健康，就越能專心享受努力的結果，而不需要一直擔心自己努力不夠。打造最佳的身體狀況，所花費的心力遠比維持現況還多。因此，只要你成功達到「這輩子最佳的身體狀況」，日後的飲食和運動就更有彈性。也就是說，你可以不用那麼在意熱量和巨量營養素，而且能吃得更隨興（想吃什麼就吃什麼），並在訓練之外加入其他有興趣的運動，例如瑜伽、街頭健身、軍訓健身、交叉訓練、高強度間歇訓練等等。

在執行〈終生強壯〉計畫時，請記住以上這個概念，因為只要你能夠堅持下去，早晚一定會達到目標。

減脂期要攝取多少熱量？

我們已經知道減脂的前提是熱量赤字，但這個赤字到底要多少呢？百分之十？百分之二十？還是要更多呢？

有些專家提倡慢速減脂，也就是以微幅的熱量限制和適量的運動，用數月的時間來慢慢減脂。這種方法確實有不好少處，例如肌肉流失較少、運動訓練的樂趣較高、飢餓感也不會那麼強烈。慢速減脂感覺上固然比較容易，但對大多數人來說，效果往往不夠顯著，而且有一個很致命的缺點：持續時間太長。

對許多人來說，慢速減脂的速度太慢，因此即使每天可以吃比較多的食物，造成的問題反而更大。舉例來說，把熱量赤字從 20% 縮減至 10%，就表示每週減去的脂肪會少一半，而達到目標所需的時間會加倍。這點對多數人來說是個很大的問題，因為無論幅度的大小，只要維持在熱量赤字的時間越久，對日常生活和飲食的干擾就越大。

此外，只要你知道自己在做什麼，就能以夠大的熱量赤字快速減脂，同時也能夠避免肌肉流失，也不會覺得訓練很辛苦，代謝也不會出現問題。這樣一來，你就能夠更快達成目標，限制熱量攝取的時間變少，因此會有更多時間來執行更好玩的計畫（維持期和精實增肌期）。

因此，我建議熱量赤字的幅度要夠大，但也不要太誇張：20%至 25% 的幅度應該最適合（每日熱量攝取大約是熱量消耗的 75% 至 80%）。

為什麼是這個數字呢？研究顯示，如果能搭配阻力訓練與高蛋

白質飲食，這個數字相當有助於減脂和肌肉維持。芬蘭于韋斯屈萊大學（University of Jyväskylä）的學者曾做過一份研究，將體脂率較低（10% 以下）的運動員分成兩組：

1. 第一組維持 300 大卡的熱量赤字（每日攝取量大約是熱量消耗的 12%）。

2. 第二組維持 750 大卡的熱量赤字（每日攝取量大約是熱量消耗的 25%）。

過了四週以後，第一組受試者減脂和肌肉流失的幅度都很小；而第二組受試者肌肉流失的幅度也很小，但平均減去了 4 磅的脂肪。此外，兩組受試者都沒有出現顯著的副作用。這個結果的意義相當重大，對精實的運動員來說更是如此，因為體脂率越低，在減脂時通常越容易流失肌肉。其他限制熱量攝取的相關研究，以及我與數千名客戶合作的經驗，也顯示同樣的結果。只要能搭配高蛋白質飲食和合理的訓練，20% 至 25% 的熱量赤字可以讓我們以很快的速度減脂，而且不會有顯著的副作用。那你到底該攝取多少熱量呢？在這種時候，像我這種講求證據的健身專家，就會開始教你如何計算每天休息和活動時所消耗的能量。這種方法當然有好處，對有經驗的訓練者更是如此。但我們可以採取一個更簡單的方法：對多數人來說，每日每磅體重攝取 8 至 12 大卡的熱量，就能創造 20% 至 25% 的熱量赤字。也就是說，如果一位體重 160 磅（72.5 公斤）的女性想要快速減脂，每日熱量攝取就應介於 1300（160×8）至 1900（160×12）大卡之間；而如果一位體重 220 磅（100 公斤）的男性想要擁有明顯的腹肌，每

日熱量攝取就應介於 1800（220×8）至 2600（220×12）大卡之間。

　　要選擇範圍內較高或較低的數字，取決於你身體活動的程度。如果你的生活偏向靜態（幾乎或完全沒有激烈的身體活動），就選擇較低的數字（乘以 8）以有效維持熱量赤字。這樣可以確保飲食控制有效，但效果可能會不盡理想，因為你可以選擇的食物就不會太多（也就是健美運動員所謂的「貧窮熱量」）。在靜態生活的情況下，只要每天多吃一點東西，就會進入我們剛剛討論過的慢速減脂法，會有效果但很難持久。因此如果你想要減脂但沒有運動習慣，我會建議你開始規律運動，這樣會讓整個計畫更能持續進行，效果也會比較顯著。

　　執行〈終生強壯〉的減脂期時，我建議你每週都要運動數次，這樣每天每磅體重可以多攝取 9 至 10 大卡以上，大概每週做 1 至 3 小時的運動就可以。如果你的身體活動程度適量（每週大約運動 5 小時以上），計算熱量時就可以選擇較高的數字（乘以 12）。

　　這麼簡單的方法真的有效嗎？其實你消耗的熱量大部分都不是來自運動，而是生存所需的基礎代謝。舉例來說，一般成人在休息的時候，光是大腦就會消耗全身能量的 20% 左右；而肌肉以外的其他主要器官則消耗 60% 左右。因此，很久以前就有科學家發現，只要掌握正確的資訊，就可以設計出一個公式，估計運動頻率較低者每天消耗的熱量。

　　這是個很有趣的開始，但因為這些計算代謝的公式無法包含運動帶來的額外熱量消耗，就表示我們還沒辦法算出正確的熱量消耗。因此科學家想了各種辦法，試圖將這些額外的熱量消耗也算進去。他們能夠估計各種運動的能量消耗以後，所提出的計算模型就愈發準確且

實用。現在如果我們要概略預測多數人的每日熱量消耗，只需要知道他們的性別、體重，以及每週輕度、中度、劇烈活動的時數就可以了。

許多健美運動員紛紛開始使用這種方法，改善增肌減脂的飲食計畫。比較聰明的人就會根據自己的觀察，發展出更淺顯易懂的懶人計算法，就像我之前跟你分享的每磅體重 8 至 12 大卡。

因此，這個方法雖然很單純，但一點也不簡單。另外，你算出的每天熱量消耗與攝取，會是一個合理的參考數值，只要根據身體的反應做出必要的調整即可（我們會在後續的章節討論）。單純的方法可以帶來效果，就沒有理由用複雜的方法。

精實增肌期要攝取多少熱量？

熱量盈餘才會帶來肌肉生長，因此要達到最大的肌肉生長效果，只要讓每日攝取的熱量大於消耗的熱量即可。不過也要注意熱量盈餘不能太大，因為超過某個數字以後，吃更多也不會再有額外的肌肉生長效果，只會長更多脂肪而已。

研究指出，這裡所謂的某個數字，大概是每日熱量消耗的 110% 左右。每天的熱量攝取比熱量消耗多 10%，增肌的效果和多攝取 20% 以上差不多，而且不會長那麼多脂肪。因此針對精實增肌，我建議的**每日熱量攝取就是比熱量消耗多 10%**。對多數人來說，大概就是每磅體重攝取 16 至 18 大卡的熱量。

和減脂期一樣，要選擇範圍內較高或較低的數字，取決於你身體活動的程度。如果你的生活偏向靜態（幾乎或完全沒有激烈的身體活

動），其實根本就不該執行精實增肌，因為如果要有明顯的增肌效果，不能只靠額外的熱量攝取，而是每週至少要做兩次肌力訓練。如果你的活動程度較低（每週運動 1 至 3 小時），就選擇最低的數字，並盡可能多運動；如果你的活動程度適中（每週運動 5 小時以上），就選擇中間的數字。如果體重和肌力沒有穩定成長，再使用最高的數字。

維持期要攝取多少熱量？

完成數次減脂與精實增肌循環，已經幾乎達到目標的時候，才需要進行維持期，這時候身體組成不會有什麼改變，不會減去太多的脂肪，肌肉也不會有什麼成長。

對多數人來說，這時候每日每磅體重建議攝取 12 至 16 大卡。如果你的生活偏向靜態（幾乎或完全沒有激烈的身體活動），就選擇最低的數字；如果你的活動程度較低（每週運動 1 至 3 小時），就選擇中間的數字；而如果你的活動程度適中（每週運動 5 小時以上），就選擇最高的數字。

熱量的計算不過如此。很簡單吧？接下來你必須學會如何將目標熱量攝取，轉換成蛋白質、碳水化合物及脂肪（巨量營養素）的公克數。我們用熱量的大卡數來計算能量攝取，現在要用每日的公克數來計算巨量營養素的攝取。這個方法簡單又有效，因為你很快就會發現，只要巨量營養素的安排妥當，熱量數字通常也會自動到位。

你應該攝取多少蛋白質？

關於蛋白質攝取量，你大概聽過各式各樣的建議。有些人（特別是健美運動員）建議的攝取量很高，大概每日每磅體重要攝取 2 公克；有些人建議的攝取量低很多，認為每日每磅體重的攝取量根本不用超過 0.8 公克。

許多研究都曾針對有運動習慣的受試者，探討他們所需的蛋白質攝取量。我的朋友艾瑞克‧荷姆斯（Eric Helms）博士有一篇與其他學者合著的研究，為這個議題下了很棒的結論。這篇研究指出，如果不需要因為減脂而限制熱量攝取，每日每磅體重攝取 0.55 至 1 公克的蛋白質（每日熱量攝取的 25% 至 40%）就相當足夠；而如果需要因為減脂而限制熱量攝取，每日每磅體重大約攝取 1 公克的蛋白質，對多數人都能有很棒的效果。

執行減脂、精實增肌，以及維持期的時候，我都會建議採取範圍內最高的數字，因為蛋白質攝取不足的壞處很多，例如肌肉生長變少、飽足感較低、骨質密度較低等等。我們寧願多攝取一些蛋白質（降低碳水化合物與脂肪的攝取比例），也不要冒著攝取不足的風險。因此，在精實增肌期或維持期，我建議每日蛋白質攝取量要達到熱量攝取的 30%，而在減脂期更要達到 40%。對多數人來說，大約就是每日每磅體重 0.8 至 1.2 公克；而對於體重很重的人來說，則大概是 0.6 公克。

為了方便理解，讓我們來看看這些常見食物到底有多少蛋白質：
· 一份手掌大小的雞肉、豬肉、魚肉、牛肉：大約 20 公克。

- 一份拳頭大小的低脂希臘式或冰島式（我的最愛）優格：大約 15 公克。
- 一份拇指大小的帕馬森起司：大約 11 公克。
- 一顆雞蛋：6 公克。
- 一份拳頭大小的花豆、綠豆或蠶豆：大約 14 公克。
- 一份拳頭大小的青豆：8 公克。
- 一份拳頭大小的米飯或藜麥：大約 7 公克。
- 一湯匙分量的乳清蛋白粉：大約 20 公克。
- 一份蛋白棒：不同品牌的含量不同，大約介於 15 至 20 公克。

　　如你所見，高蛋白飲食其實很容易。對多數人來說，只要每天吃 1 至 2 份的肉，並在正餐之間加入些許乳製品、豆類、全穀物，以及 1 至 2 匙的蛋白粉即可。這樣看起來不多，但很可能比你平常的攝取量還多。而如果你肉類和乳製品（蛋白質含量最高的整全食物）的攝取量不多，蛋白粉和蛋白棒就特別有幫助，因為攝取這兩種食物非常方便。

　　現在我們要學習將「每日熱量攝取比例」轉換成「每日蛋白質攝取公克數」。假設妳是一位體重 160 磅（72.5 公斤）的女性，正準備開始執行減脂期，而妳已經確定每日熱量攝取目標是 1600 大卡。在妳減脂的過程中，每日熱量攝取中的 40% 應該要來自蛋白質，也就是 640 大卡。而每公克蛋白質大約含有 4 大卡的熱量，妳只要用 640 除以 4，就能算出每日蛋白質攝取需要 160 公克。

　　只要利用這個簡單的計算方法，你就能幫自己算出每日蛋白質的

攝取量。

你應該攝取多少碳水化合物？

　　高碳水化合物飲食非常適合活動量較多的人，但有些人則不想攝取那麼多碳水化合物，也完全沒問題。如果你不確定怎樣的攝取量最適合自己，我的建議是：不管你在減脂期、精實增肌期、維持期，每日熱量攝取的 30% 至 40% 要來自碳水化合物。對多數人來說，大約相當於每磅體重攝取 0.75 至 2 公克的碳水化合物。

　　1 公克的碳水化合物大約也有 4 大卡，所以如果要計算碳水化合物的攝取量，只要將每日熱量攝取乘以 0.3 至 0.4，然後再除以 4 就可以。同樣以上述正在減脂期的 160 磅女性為例：如果妳預計每天攝取 1600 大卡的熱量，乘以 0.3 以後得到 480，除以 4 之後就得到 120，也就是說妳每天要攝取 120 公克的碳水化合物。而如果妳想要讓碳水化合物達到每日熱量攝取的 40%，最後得到的數字就會是 160 公克（1600 乘以 0.4 再除以 4）。

　　如果你知道自己比較喜歡低碳水化合物的飲食，可以稍微下修這個數字。這幾年我也遇過許多客戶喜歡低碳水化合物飲食，每天來自碳水化合物的熱量大概只占總熱量攝取的 15% 至 20% 就夠了，因為這樣就足以達到健康的蔬果攝取量。

　　但是，如果你將碳水化合物的攝取量減到每日熱量攝取的 30% 以下，就會需要多攝取些蛋白質或脂肪，這樣才能達到每日熱量目標，確保自己不會吃太少。多數人可能覺得少掉的碳水化合物比較適

合用蛋白質來補，但如果你想用脂肪來補也可以，只要確保飽和脂肪酸不要攝取過量就好。總而言之，如果要採取低碳水化合物的飲食，只要善用你現在學到的方法，確保能用蛋白質或脂肪來補足這些「少掉」的熱量，達到每日熱量攝取目標即可。

另一方面，如果你比較喜歡高碳水化合物的飲食，尤其又正在執行精實增肌（這時候很多人都會攝取較多的碳水化合物）的話，可以將碳水化合物調高至每日熱量攝取的 50% 甚至 60%。但你同時也要確保自己攝取的大部分都是高營養價值的碳水化合物，並避免脂肪低於每日熱量攝取的 20%（否則會對健康產生負面影響）。

你應該攝取多少脂肪？

如果執行的不是低碳水化合物飲食，脂肪占每日熱量攝取的 20% 至 30% 對多數人來說都很適合，也就是每日每磅體重介於 0.2 至 0.4 公克。如果執行低碳水化合物飲食，最多可將脂肪提高至每日熱量攝取的 55%。

1 公克的脂肪大約包含 9 大卡的熱量。也就是說，在決定每日脂肪攝取公克數的時候，將每日總熱量攝取乘以 0.2 至 0.55，然後再除以 9 就可以。所以如果你的每日熱量攝取目標是 1600 大卡，而且希望脂肪占每日熱量攝取的 30% 的話：1600 乘以 0.3 等於 480，再除以 9 就得到 53，代表你每日脂肪攝取量是 53 公克。為了計算方便，你也可以攝取 50 或 55 公克。

對於一位每日熱量攝取目標是 1600 大卡的人，我們已經算出他

的巨量營養素攝取量了：

- 160 公克的蛋白質（約占每日熱量攝取的 40%）
- 120 公克的碳水化合物（約占每日熱量攝取的 30%）
- 50 公克的脂肪（約占每日熱量攝取的 30%）

　　保險起見，建議確認一下三種營養素加起來是否為 100%。而如果想要執行低碳水化合物飲食，並用脂肪來補足剩餘熱量的話，攝取量就應該是：

- 160 公克的蛋白質（約占每日熱量攝取的 40%）
- 60 公克的碳水化合物（約占每日熱量攝取的 15%）
- 80 公克的脂肪（約占每日熱量攝取的 45%）

　　為了讓你更明白如何採取實際行動，我會根據各種體重、目標、運動程度，跟你分享幾個熱量與巨量營養素目標的範例（也會有各種比例的碳水化合物與脂肪攝取）。而如果你仔細計算，會發現我都把數字取整數，例如 62 公克的脂肪會變成 60 公克、278 公克的碳水化合物會變成 280 公克等等。

重量	目標	運動程度	熱量	蛋白質	碳水化合物	脂肪
120 磅 (54.5 公斤)	減脂	每週 3 小時	1200	120公克	90 公克	40 公克
140 磅 (63.5 公斤)	減脂	每週 6 小時	1700	170公克	130公克	55 公克
160 磅 (72.5 公斤)	減脂	每週 2 小時	1600	160公克	105公克	60 公克
200 磅 (90.5 公斤)	減脂	每週 5 小時	2400	240公克	190公克	75 公克
220 磅 (100 公斤)	減脂	每週 8 小時	2600	260公克	280公克	50 公克
120 磅 (54.5 公斤)	精實 增肌	每週 5 小時	2000	150公克	170公克	80 公克
150 磅 (68 公斤)	精實 增肌	每週 3 小時	2400	180公克	180公克	110公克
180 磅 (82 公斤)	精實 增肌	每週 8 小時	3100	230公克	410公克	60 公克

　　飲食的計算先到這邊,現在來討論食物選擇。

你應該吃哪些食物？

如果每天只要吃幾種特別的食物，就能大幅改善身體組成、代謝狀況、運動表現的話，該有多好！但是沒有任何一種食物，可以單獨改變你的健康與體能狀況。你必須擁有健康的生活型態才可以，包括多吃營養價值高的食物、規律運動、維持良好睡眠習慣，以及平衡壓力與放鬆等等。

但是很多商人為了賺錢，不會讓我們知道這個真相，因此我們時不時就會看到有些食物變成所謂的「超級食物」，例如菠菜、藜麥、羽衣甘藍、莓果、茶等食物，都曾經紅極一時。

這種現象確實讓許多人開始更注重飲食，但也讓很多人感到疑惑，不知道該如何讓自己的身體變得更好看、更好用。如果要達到這個目標，我們應該攝取適當的營養素，包括維生素、礦物質以及纖維素等等，也必須每天攝取足夠分量的蔬果。正如同熱量平衡是維持體重的必要因素，高蛋白質飲食對於提升肌肉量與肌力不可或缺，攝取各種蔬果是維持健康的必備條件。我也建議多攝取各種顏色的蔬果，因為各種蔬果富含的營養素不一樣。以下列出幾種非常棒的蔬果：
蘋果、芝麻菜、蘆筍、酪梨、香蕉、黑莓、藍莓、小白菜、綠花椰菜、抱子甘藍、高麗菜、紅蘿蔔、白花芽菜、芹菜、櫻桃、蔓越莓、小黃瓜、茄子、大蒜、葡萄、葡萄柚、四季豆、藜麥、韭菜、檸檬、萵苣、芒果、菇類、洋蔥、柳丁、鳳梨、白蘿蔔、菠菜、草莓、瑞士甜菜、櫛瓜。

這些蔬果當然不是所謂的「超級」食物，但如果能適量攝取，對健康會非常有益。

至於蛋白質方面，如果你沒有要執行高脂肪飲食，主要可以從瘦肉、魚類、蛋、高蛋白乳製品、豆類、乳清蛋白、酪蛋白，或是植物性蛋白粉等來源攝取蛋白質；而碳水化合物和脂肪的熱量就從整全食物攝取，例如全穀物（糙米、玉米、燕麥、藜麥、大麥等等）、豆類、根莖類、油脂類、堅果、種子、酪梨等等。

你可能已經注意到了，我對於任何飲料隻字未提。飲料確實也有營養價值（例如果汁、牛奶、運動飲料等等），但通常都不是整全食物，而且帶來的飽足感也比較低，因此是比較不理想的熱量來源。如果你喝了一份 500 大卡的含糖飲料，很可能一小時後就餓了；但如果你吃了 500 大卡富含蛋白質與纖維素的食物，你一個小時後應該還是會很飽。因此，許多研究顯示，習慣透過飲料攝取熱量的人，更容易吃進太多的熱量。此外，無論是成人或兒童，攝取含糖飲料都和體重增加有明顯關聯。

不過，你倒也不需要完全不喝飲料。除了全脂牛奶以外（我們把它當成特例，因為它是很健康的脂肪來源），把飲料視為點心就好，而點心是〈終生強壯〉飲食計畫的最後一塊拼圖，我們稍後會討論。

哪種飲料是我們應該喝最多的呢？沒錯，就是水。喝足夠的水，是立即提升健康與運動表現最簡單的方法之一。研究顯示，脫水會影響認知功能、耐力、心情，也會導致便祕，甚至提升心臟疾病的風險。

因此，美國國家醫學院（National Academy of Medicine）建議，成年人每日的基本水分攝取量大約是 4 分之 3 加侖（大約 12 杯水或 3 公升），並額外多喝一些，來補充因為流汗而流失的水分。在做會流汗的活動時，每小時大約要喝 1 至 1.5 公升的水，就能確保體內水

分充足。

　　既然講到補充水分，我們也來討論一個常見的迷思，就是咖啡和茶等含有咖啡因的飲料會導致脫水。咖啡因確實有輕微的利尿效果，但是研究顯示，就算攝取大量的咖啡因（每日高達 500 毫克），也不會對體內的水分有太大的影響。所以，你大可以放心把這些飲料的攝取也當成水分。

點心要怎麼吃？

　　彈性飲食的特色之一，就是無論某些食物多麼「不健康」，都不代表你必須完全避免，畢竟單獨攝取任何一種食物都不會傷害健康，只有不佳的飲食型態才會。因此，在執行減脂、精實增肌，或是維持的時候，你都可以把每日熱量攝取的 20% 分配給自己喜歡吃的食物，而且可以任意分配巨量營養素的比例。舉例來說，我最愛吃的點心是黑巧克力、冰淇淋、鬆餅、蛋糕、義大利麵等等。

　　讓我們一樣用熱量目標 1600 大卡的減脂飲食計畫來說明：我們有 320 大卡的熱量可以分配給點心，其實有不少選擇：接近 1 品脫的低脂冰淇淋、半條巧克力棒、三顆瑞氏花生醬巧克力、一小包洋芋片、或是幾顆 OREO 餅乾。而如果你的熱量目標更高（例如正在執行精實增肌或維持），就表示有更多的熱量可以分配給好吃的點心。

　　你會選擇哪些點心呢？你現在可以開始想了，因為它們即將出現在你的飲食計畫中。

時不時會有一些報導，標題寫著：「飲食控制沒有用」之類的說法。抱持這種想法的專家認為，無論你用什麼方法，只要屬於「飲食控制」的範疇，就無法長期有效減重。或許你也有類似經驗，因而抱持相同想法。

　　其實並非「飲食控制」沒有用，而是多數的飲食控制方法都很糟糕。有些方法對熱量的限制太嚴格，讓你覺得自己很可憐；有些蛋白質的攝取量太少，讓飢餓感上升並造成肌肉流失；有些限制太多種食物，讓計畫變得不切實際且令人厭煩；有些甚至不給你回歸正常飲食的機會，大幅增加復胖甚至適得其反的機會。所以我們需要一種全新的飲食控制方法，一種讓你身心都非常舒服的方法。

　　這種方法就是彈性飲食法，是全世界最簡單、最有效、也最有趣的飲食方法，可以幫你達成任何目標。而你即將成為下一位見證者，因為你將在下一章學會如何將熱量、巨量營養素、食物組成等要素，轉換成可以立即執行的具體飲食計畫。

重點整理

- 只要你想要變得更精實，就必須進入減脂期，攝取的熱量必須低於消耗的熱量。
- 如果你已經相對精實，並想在脂肪不增加太多的情況下，讓肌肉與肌力得到最多的成長，就必須進入精實增肌期，攝取的熱量必須略高於消耗的熱量。

- 如果你對現在的身體組成很滿意，並且想要在脂肪不增加的情況下，讓肌肉與肌力微幅成長，就必須進入維持期，攝取的熱量必須略等於消耗的熱量。

- 要擁有線條精實、如運動員般的身材，就必須重複執行精實增肌期和減脂期，也就是要一直增肌（脂肪也會微幅上升）然後減脂（同時維持肌肉量），直到你對鏡子裡的自己感到滿意，終於說出「我成功了」，並覺得所有的熱量和訓練都值回票價為止。

- 執行減脂的時候，可以採取積極卻不瘋狂的熱量赤字，大約是 20% 至 25%（每日熱量攝取大約是熱量消耗的 75% 至 80%）。

- 對多數人來說，每日每磅體重攝取 8 至 12 大卡，就能創造 20% 至 25% 的熱量赤字。

- 執行精實增肌的時候，每日熱量攝取大約要比熱量消耗多 10%。對多數人來說，大約是每日每磅體重攝取 16 至 18 大卡。

- 執行維持期的時候，建議每日每磅體重攝取 12 至 16 大卡的熱量。

- 執行精實增肌期的時候，每日熱量攝取的 30% 要來自蛋白質；而執行減脂期的時候，則應該要有 40%。對一般人來說，大約就是每日每磅體重攝取 0.8 至 1.2 公克的蛋白質；而對體重很重的人來說，則大約是每日每磅體重 0.6 公克。

- 無論是減脂、精實增肌或是維持，每日熱量攝取的 30% 至 40% 要來自碳水化合物。對多數人來說，大約就是每日每磅體重攝取 0.75 至 2 公克的碳水化合物。

- 如果你執行的不是低碳水化合物飲食，建議每日脂肪攝取量占總熱量的 20% 至 30%，大概每日每磅體重攝取 0.2 至 0.4 公克的脂肪。

- 要攝取足夠的維生素、礦物質、纖維素等營養，建議每日攝取數份蔬果。

- 除非你執行的是高脂肪飲食，否則大多數的蛋白質，都應來自瘦肉、魚、蛋、高蛋白乳製品、豆類、乳清蛋白、酪蛋白，以及植物性蛋白粉等來源。

- 彈性飲食法的好處，就是無論在減脂、精實增肌，或是維持的時候，都可以將每日熱量攝取的 20% 分配給你喜歡的食物，而且可以自由決定巨量營養素的比例。

8

終生強壯的飲食計畫

人生絕對不是只有訓練，但訓練可以讓人生更精彩

——布魯克斯・庫比克（Brooks Kubik）

　　要達到健康或健身的目標，飲食到底扮演多重要的角色呢？有人說飲食就是一切，有人說運動和基因等其他因素比較重要，各種說法都有。我認為飲食的重要性是 100%！那正確的訓練又有多重要呢？也是 100%。擁有正確的態度也占 100%，當然充足的休息與睡眠又是另外的 100%（好啦我知道現在已經 400% 了）。

　　我們需要用不同的典範來看待身體健康，因為健康的基石不像是拼圖，反而更像是柱子。如果其中一根柱子太脆弱，整個建築物就會倒塌。舉例來說，如果不控制熱量和巨量營養素，身體組成就不會進步；如果沒有適當的營養，就無法從訓練中恢復；如果沒有正確的訓練，肌肉量和肌力的提升就會相當有限，如果沒有正確的態度，就沒辦法堅持下去；如果沒有充足的睡眠，訓練表現就不會進步。

　　因此，要達到健康與健身的目標，我要你全力以赴。唯有在本書計畫中的所有面向全力以赴，才可能得到最好的結果。至於別人如果在訓練上投入 60% 的努力、飲食投入 30%、心態只投入 20%，就隨

他們去吧。因為有他們的存在，你會顯得非常優秀。

話說回來，飲食到底對於健身會帶來多大的影響呢？飲食可載舟，亦可覆舟，可以讓你的訓練效果獲得加乘，也能抹煞你的訓練效果。如果增肌減脂是一條高速公路，飲食就像是路上一個一個的收費站。訓練會帶你向前走，但如果你不停下來付出，就哪都去不了。

不管你的訓練做得多好，如果你的飲食不對，結果就不會太令人滿意。所以很多人即使花了很多時間運動，但看起來好像根本連槓鈴或腳踏車都沒摸過。

我們也可以用以下這個角度來檢視飲食、訓練和身體組成之間的關係：飲食主要負責讓你減脂、維持理想的體脂率、促進肌肉生長；而訓練主要負責讓你提升或維持肌力、肌肉量、肌耐力。

不過許多人都搞不清楚。他們以為運動的目的是燃燒熱量和脂肪，因此會陷入一個令人沮喪的無限迴圈，為了消耗足夠的熱量而瘋狂運動。但是這種做法會讓他們身心俱疲，嚴重的話甚至會危及長期身心健康。還好，只要好好執行本書計畫，你永遠不需要走上這條冤枉路。

你已經在上一章學到如何根據目標來選擇三種不同的飲食策略，也理解了各種策略的原則：

1. 減脂：為了變得更精實
2. 精實增肌：為了盡可能提升肌肉量
3. 維持：在維持精實的情況下，維持或緩慢提升肌肉量

現在你要決定該從哪一個目標開始，並以正確的熱量與巨量營養

素,設計一份適當的飲食計畫。

你應該減脂、精實增肌、還是維持?

如果你對體脂率不滿意,想變得精實,你必須先減脂,因為這時候沒有理由只為了稍微加快增肌速度而變胖(執行精實增肌會讓我們變胖一些。只要有熱量盈餘,就會讓脂肪量上升),畢竟現在的重點不在肌肉量不足。同理,如果你的體重很重,應該也要先減脂,因為這樣對你的身體健康最理想,就算你的長期目標是要有大量的肌肉也一樣。

如果你很瘦、很精實,並想要提升肌肉量與肌力,就要執行精實增肌。如果有好好遵循我的建議,就可以在幾乎不增加脂肪的情況下達到目標,因為有研究指出,剛接觸肌力訓練幾個月的人,就算在熱量盈餘的情況下,也不會增加太多脂肪。

而如果你剛好介於兩者之間(體脂率正常,並且想讓線條更明顯),這時候要優先選擇減脂、精實增肌或是維持,就要看你的體脂率。如果男性的體脂率在 15% 以上,我會建議先減到 10% 左右;而如果女性的體脂率在 25% 以上,我會建議先減到 20% 左右。原因有兩個:

1. 你會更喜歡自己的外表。我們不需要隨時都擁有明顯的線條,但我們之所以努力控制飲食和執行訓練,至少有一半的理由是因為想變好看一點吧!如果男性的體脂率超過 15%,或是女性的體脂率超過 25%,你就會覺得自己有點過重,讓你很

難堅持下去。總有一天你會開始懷疑自己，已經那麼努力了，為什麼感覺還是不太好。而如果你能持續降體脂率控制在合理範圍內，執行飲食和訓練計畫時就會更有動力。

2. **減脂會變得更容易。** 處在熱量赤字的時間越久，就越容易受到飲食控制副作用的影響，例如越可能感到飢餓、越無法抵擋食物的誘惑等等。因此如果體脂率過高，你的減脂期就會變得更冗長、更困難。但如果你能將體脂率控制在合理範圍內，減脂期就會變得更短且更容易，對身心的影響也不會那麼大。

最後，如果男性的體脂率介於 10% 至 15% 之間、女性的體脂率介於 20% 至 25% 之間，你就可以根據自己的喜好，決定要減脂、精實增肌或維持。

如果想對自己目前的體脂率有概念，可以參考下頁幾張照片。

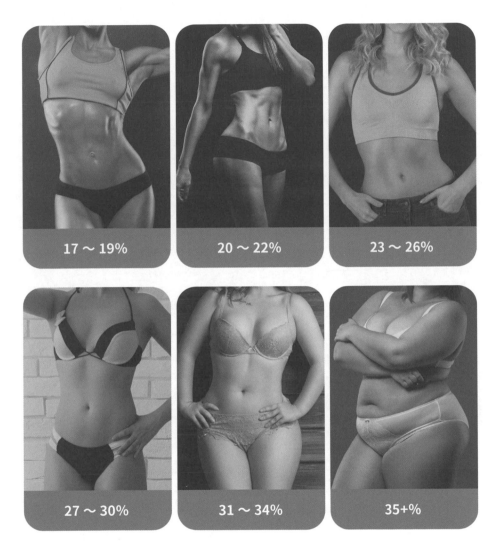

所有照片的版權皆屬於 Shutterstock 公司。

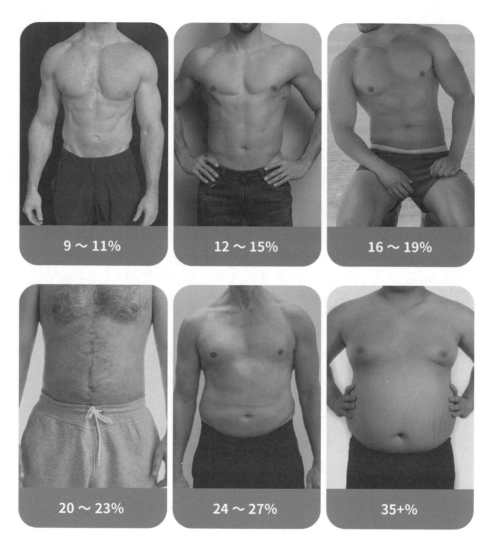

左上角的照片版權屬於麥可・馬修斯；其他照片的版權皆屬於 Shutterstock 公司。

我們可以從照片中發現，女性的體脂率大約 25%、男性的體脂率大約 15% 的時候，會開始看起來「有在運動」；而女性到了 20%、男性到了 10% 左右的時候，就會看起來「線條明顯」；而如果體脂率再低一些，看起來就會越來越像健身雜誌的模特兒。

如果你想用更精準的方式來估計身體組成，可以用體脂夾來測量皮膚的厚度，以及身體一些特定部位的脂肪。健美圈最流行的皮摺測試（skinfold testing）是所謂傑克森／波洛克的三位測量法（Jackson/Pollock 3-Site method）。這種方法會測量三個身體部位的皮膚皺褶，女性測試的部位是右手肱三頭肌、右腿股四頭肌、右髂骨上側；男性的測量部位則是右側胸大肌、腹肌、右腿股四頭肌。測量完畢以後，再用數學公式算出大致的體脂率。

這種方法的準確程度，顯然取決於皮摺測量的準確程度。現在讓我們來看看如何正確測量，以下是基本的測量原則：

- 維持站姿、全身肌肉放鬆，並只測量身體右側（肌肉用力會影響測量的準確）。
- 大拇指和食指距離大約兩英吋，用體脂夾穩穩夾住皮膚，再慢慢將夾住的皮摺拉出來。
- 測量皮摺的方式，是將體脂夾的兩端垂直放在皮摺的中間（大拇指和食指指尖的中間），並用手指壓體脂夾，直到發出喀一聲為止（就不要繼續壓了），再看看數字是多少。Accu-Measure 公司生產的體脂夾，會在最理想的壓力時發出喀的聲音（並不是每個品牌的體脂夾都會這樣）。
- 每個部位都要測量三次，並且要稍微調整測量的位置，並計

算每個部位的平均數值。舉例來說，女性建議依序測量右手肱三頭肌、右腿股四頭肌、右髂骨上側。將這個流程重複三次，再計算每個部位的平均數值。如果股四頭肌第一次測出20 公厘、第二次 24 公厘、第三次 22 公厘的話，就建議用 22公厘來計算你的體脂率。

以下是測量各部位的簡易指引：

- 測量肱三頭肌的時候，應採取站姿，右手臂擺在身體側邊、手指朝下。請夥伴在你手臂後側的正中間，也就是肩膀和手肘中間的位置，用垂直的方式來夾皮膚。
- 測量股四頭肌的時候，在你右大腿的正中間，也就是膝蓋與髖關節中間的位置，用垂直的方式來夾皮膚。
- 測量髂骨上側的時候，在你髂前上棘的正上方，也就是右側髖骨前側突出骨頭的正上方，用斜角的方式來夾皮膚。
- 測量胸大肌的時候，在右邊乳頭和右邊腋下前側的正中間，用斜角的方式來夾皮膚。
- 測量腹肌的時候，在肚臍右側一英吋的地方，用垂直的方式來夾皮膚。

計算出三個平均數值以後，就可以套用以下公式來計算體脂率。女性的計算方式如下：

身體密度＝ 1.0994921 －（0.0009929 × 皮摺總和）＋（0.0000023 × 皮摺總和的平方）－（0.0001392 x 年齡）

體脂率（％）＝（495 / 身體密度）－ 450

男性的計算方式如下：

身體密度＝ 1.10938 －（0.0008267 x 皮摺總和）＋
（0.0000016 × 皮摺總和的平方）－（0.0002574 x 年齡）

體脂率（％）＝（495 / 身體密度）－ 450

　　我猜你可能懶得算，所以我設計了一個簡易版的線上計算機，網址是：https://legionathletics.com/muscle-for-life-book

　　另外提醒，任何種類的皮摺測量，通常比較適合體脂率適中到偏高的人（男性 15% 以上、女性 25% 以上）。如果你的體脂率較低，皮摺測量就很可能低估你真正的體脂率。舉例來說，我的體脂率大約接近 9%，但用這個方法測量，結果竟然只有 5%。

減脂、精實增肌、維持期的時間要多長？

　　減脂的時間長短，取決於你要減掉多少脂肪，以及想要多快達成目標；精實增肌的時間長短則取決於你當下的精實程度，以及想要用多快的速度增加脂肪。以下提供幾個參考指引：

- 男性的體脂率到了大約 10% 至 12%、女性的體脂率到了大約 20% 至 22% 的時候，就應該停止減脂。先不用急著想再變得更精實，因為多數人都沒辦法維持減脂那麼久。因此，減脂的時間要根據目標體脂率來決定（當然也可以設定高一點的

體脂率）。對多數人來說，所需時間大約是 8 至 12 週，但如果你要達到很大的減脂幅度，則可能需要更久的時間。

- 男性的體脂率到了大約 15% 至 17%、女性的體脂率到了大約 25% 至 27% 的時候，就應該停止精實增肌。因為如果你的脂肪繼續上升，到時候要減脂的時候就會後悔。因此，精實增肌的時間要根據體脂率的天花板來決定（除非你因為任何理由想提早結束精實增肌）。對多數人來說，所需時間大約是 12 至 16 週。

減脂期結束以後，你有兩個選擇：如果你對當下的體態感到滿意，或純粹想在下一輪精實增肌期前秀一下自己的肌肉線條，就可以選擇進入維持期；而如果你想要增加更多肌肉，而且也準備好下一輪的飲食控制，就可以選擇進入精實增肌期。

你可以用以下這個簡單的公式來改善體態：先精實增肌，讓體脂率來到 17%（男性）或 27%（女性）左右；接著再減脂，讓體脂率來到 10%（男性）或 20%（女性）左右。然後看看對自己的體態是否滿意，再做調整。這個過程跟雕刻很像，你會一直重複以下兩個步驟：加入陶土（精實增肌）和雕塑型態與曲線（減脂），直到終於對成品滿意，準備好送入烤箱為止（維持）。

如果你的減脂時間會超過 8 週，我就不建議從頭到尾每天都維持熱量赤字。如果你想減去很多的脂肪，可能需要好幾個月的時間。你大可以硬著頭皮衝下去，但我比較建議把整個減脂期切成幾個小階段，分別安排不同的熱量攝取。這邊分享一個有效且有科學根據的方

法：熱量限制持續 6 至 8 週以後，就要將熱量提升至維持期的水準，持續 5 至 7 天。

這些緩衝的時間叫做「飲食休息」，因為可以讓身心暫時免於飲食控制的壓力。以下是飲食休息的執行方法：

1. 先計算維持期的每日所需熱量，方法是將體重乘上一個適當的數字（前一章討論過）。如果你正在執行本書訓練計畫，則差不多是每日每磅體重攝取 14 大卡。

2. 將維持期的熱量數字減去你現在的每日熱量攝取，算出每天應該多攝取多少熱量。

3. 在飲食計畫中加入更多食物以達到維持期的目標。另外，這些額外的熱量建議至少一半來自碳水化合物，這樣能讓飲食休息達到最好的效果。

4. 執行這個新的飲食計畫 5 至 7 天。

5. 再執行 6 至 8 週的減脂期。

讓我們用一位體重 200 磅、在減脂期每日攝取 2200 大卡的男性來舉例說明。減脂 6 週以後，他的能量狀況越來越差、飢餓感也越來越強（這些在飲食控制時都很常出現），因此決定開始飲食休息。他的維持期熱量攝取大約是每日 2800 大卡（200×14），所以他必須將每日熱量攝取提高 600 大卡（2800 － 2200）。具體的方法，是每日多攝取 150 公克的碳水化合物（600 / 4），並在早餐吃燕麥和水果、午餐吃皮塔餅、晚餐吃米飯。享受額外熱量攝取的 7 天以後，再回到原本的每日攝取 2200 大卡，重新開始減脂。6 至 8 週以後，再考慮

要不要再進行一次飲食休息。

　　學校制定飲食計畫前，還有一個問題要討論：維持期要持續多久呢？答案很簡單，你高興多久就多久。

　　維持期唯一的缺點，就是身體組成不會有太大的改變，也就是肌肉量和肌力的增加速度不如精實增肌期，脂肪量也不會有明顯的變化。因此，適合執行維持期的人，通常已經有不錯的肌肉量與線條，並打算在一定時間內（例如整個夏天）維持當下精實的體態。否則的話，一直交替減脂和精實增肌其實更有效。

　　現在你已經很確定自己要怎麼開始執行本書計畫了：

1. 男性體脂率達到 10% 至 12%、女性體脂率達到 20% 至 22% 之前，要先執行減脂，並視情況加入飲食休息。
2. 男性體脂率達到 15% 至 17%、女性體脂率達到 25% 至 27% 之前，要先執行精實增肌。
3. 直接執行維持期，直到你想要再次開始減脂或精實增肌。

　　現在讓我們開始制定飲食計畫。

＜終生強壯＞飲食計畫

　　首先我想要澄清「飲食計畫」的定義，因為這個詞的定義太雜亂。在本書的計畫中，所謂的飲食計畫指的是每天都能攝取符合標準的熱量和巨量營養素，而且攝取的大多都是營養價值高的食物。在這個前提下，你的食物種類可以很單一、也可以很多樣。換句話說，你可以

每天每餐都吃一樣的東西，直到想換換口味為止；也可以有很多種食物選擇，每餐都依照喜好來挑選。

　　根據我的經驗，很多初學者都以為飲食計畫要成功，就必須要有很多樣的食物。不過他們很快就會發現其實根本不用，因為如果能吃自己喜歡的食物，就不會介意飲食一成不變。習慣以後，他們甚至會很喜歡種類少的飲食計畫，因為很方便也很單純。

　　如果你的飲食型態會大幅改變，也可以設計兩種以上的飲食計畫。舉例來說，你也許想在週末吃少一點、或吃點不一樣的食物，你就可以分別為平日和週末設計不一樣的飲食計畫。其實很多人最後也都只有一兩種飲食計畫，頂多再多一兩種，而他們都能夠數週甚至數月不需要改變計畫。你很快就會知道怎樣的飲食計畫對自己最有效。

　　設計飲食計畫的方法很多，但最佳的飲食計畫會有以下五個特色：

- 控制熱量
- 控制巨量營養素
- 提供足夠的營養
- 讓你吃喜歡的食物
- 讓你在偏好的時間吃飯

　　一個飲食計畫越能具備以上特色，就越有可能成功；而如果所有特色都具備，成功就是早晚的事。本書的飲食方法就具備所有的特色，而且執行方法也單純。你只需要：

1. 計算熱量與巨量營養素
2. 決定自己要吃幾餐

3. 決定飲食的內容

4. 決定飲食的分量

　　你已經擁有最棒的飲食計畫，準備朝自己的目標前進。現在讓我們來看看如何一步步達到目標。

1. 計算熱量與巨量營養素

　　你在上一章已經學會如何根據體態目標和活動程度來算出熱量攝取目標，並把這個數字轉變成巨量營養素的分量。讓我們先來複習熱量的計算。

	減脂	精實增肌	維持
靜態生活（幾乎或完全沒有激烈的身體活動）	每日每磅體重 8 大卡	不建議精實增肌	每日每磅體重 12 大卡
活動程度較低（每週運動 1 至 3 小時）	每日每磅體重 10 大卡	每日每磅體重 16 大卡	每日每磅體重 14 大卡
活動程度適量（每週大約運動 5 小時以上）	每日每磅體重 12 大卡	每日每磅體重 17 大卡	每日每磅體重 16 大卡

　　值得注意的是，你的實際攝取量可能會跟以上指引有些差異，不過以上指引提供了很棒的方向，你只需要根據身體反應，視情況調整

即可。

　　請先暫停閱讀，想想你每週預計花多少時間來執行本書的訓練計畫（對多數人來說 3 至 6 小時最理想）。據此計算出每日熱量目標，並寫在下面：

....

....

....

....

....

....

....

....

....

....

....

....

現在讓我們複習一下如何將熱量轉換成巨量營養素比例。

	蛋白質	碳水化合物	脂肪
減脂	每日熱量攝取的40%	每日熱量攝取的15%至60%。對多數人來說，30%至40%最理想	每日熱量攝取的20%至55%。對多數人來說，30%最理想
精實增肌	每日熱量攝取的30%	每日熱量攝取的15%至60%。對多數人來說，30%至40%最理想	每日熱量攝取的20%至55%。對多數人來說，30%最理想
維持	每日熱量攝取的30%	每日熱量攝取的15%至60%。對多數人來說，30%至40%最理想	每日熱量攝取的20%至55%。對多數人來說，30%最理想

讓我們再暫停一下，將巨量營養素比例寫在下面。

2. 決定自己要吃幾餐

　　很多人可能都聽過這種說法：你應該要少量多餐（尤其是減脂的時候），才能促進代謝、加速燃脂並減少飢餓感。吃飯的時候身體會消化食物，代謝會提高。所以如果你每隔幾個小時就吃飯，代謝就會持續維持在高點。而且整天都在吃東西，應該也有助於控制食慾對吧？

　　這種理論看起來好像有點道理，但並沒有科學研究的支持。許多研究都發現，少量多餐和大量少餐對代謝造成的差異不大，因為少量多餐會帶來許多次較小較短的代謝提升，大量少餐則會帶來較大較長的代謝提升。至於飲食方式對食慾的影響也沒有一定，少量多餐可能不會影響食慾，可能降低食慾，也有可能增加食慾。

　　換句話說，最好的飲食計畫，就是你最喜歡且最符合你生活型態的飲食方式。我的客戶多半喜歡每日吃 4 至 6 餐（早餐、午餐、晚餐、再加上一兩餐的點心），但也有些人只喜歡吃 2 餐（午餐和晚餐）或 3 餐（早餐、午餐、晚餐）。不過我建議每日最少要吃 2 餐，因為研究顯示如果只吃 1 餐將會影響肌肉的生長與維持。

　　在決定要吃幾餐前，必須先考慮以下幾點：

- 你的食慾。你什麼時候最餓？是早上還是晚上？擬定飲食計畫的時候把飢餓的時間考量進去，會更容易遵循計畫並達成目標。所以你可以根據自己的習慣，決定早餐要吃很多或吃很少，或是如果不餓的話乾脆直接吃午餐（這就是間歇性斷食）。另外，雖然我不建議不吃晚餐（因為夜間感到飢餓可

能干擾睡眠），但也不代表晚餐一定要吃很多，有時候一份蛋白質和蔬菜就夠了。

- 你的飲食偏好。先不考量食慾，你平常早餐、午餐或晚餐哪一餐會吃最多？制定飲食計畫前也要考量這個問題。舉例來說，我最喜歡晚餐，因為我最喜歡吃肉、蔬菜以及全穀物，所以我會在每日的最後一餐攝取最多的熱量。

- 你的生活行程。你每天有幾餐可以坐下來好好吃飯？還是每天都早出晚歸，只有晚餐可以好好享用？如果你的行程比較偏向早出晚歸，大可以將斷食的時間拉長，當然也可以在整天的時間加入幾餐分量較小的點心。

你可以先想想以上三點，再制定出適合自己的飲食計畫，然後再寫下來。

....

....

....

....

....

....

....

3. 決定飲食的內容

現在你要決定每日攝取哪些食物，而我們要先根據巨量營養素來列出你最愛吃的食物。

- 蛋白質：幾乎全都是蛋白質的食物包括紅肉、白肉以及海鮮。富含蛋白質的乳製品有茅屋起司、冰島優格、希臘優格、高蛋白鮮奶等等。蛋白的蛋白質含量也很高。富含蛋白質的植物性食物包括豆腐、天貝、麵筋等。另外，高蛋白粉和蛋白棒也是很不錯的選擇。
- 營養價值高的碳水化合物：幾乎全都是碳水化合物且加工程度相對較低的食物，包括蔬果、豆類、根莖類植物、全穀物等。
- 健康的脂肪：幾乎都是脂肪且加工程度相對較低的食物，包括橄欖油、酪梨、堅果、堅果奶油、種子、整顆蛋，以及各種全脂的乳製品，例如優格、起司、牛油、牛奶等。
- 點心：各種高度加工的食物和飲料，通常營養價值都不高，而且會額外加糖，例如白麵包、義大利麵、果汁、汽水、早餐玉米片、糖果、甜點等。

如果你想吃的食物沒有出現在以上的名單，還是可以放進飲食計畫中，只要記得分類就好。舉例來說，我的飲食內容長這樣：

- 蛋白質：雞胸肉、豬里肌肉、牛絞肉、冰島優格（高蛋白優格）、紐約客牛排、低脂茅屋起司、蛋白、乳清蛋白與速食蛋白粉。

- 營養價值高的碳水化合物：洋蔥、大蒜、綠花椰菜、菇類、胡椒、胡蘿蔔、白花椰菜、豆角、豌豆、抱子甘藍、草莓、香蕉、藍莓、馬鈴薯、地瓜、米飯、藜麥、燕麥、黑豆。
- 健康的脂肪：橄欖油、酪梨、核桃、胡桃、全脂牛奶、整顆蛋、魚油（補充品）。
- 點心：黑巧克力、冰淇淋、義大利麵、烘焙食物、鬆餅。

另外，以下四件事物需要特別討論：

1. 食譜
2. 外食
3. 酒精
4. 其他飲料（咖啡、茶、汽水等等）

現在讓我們逐一討論。

食譜

你可以把食譜加進飲食計畫，但必須知道每份食物包含的蛋白質、碳水化合物以及脂肪（當然還有熱量）。因此，請選擇明確提供巨量營養素含量的食譜，或符合以上列出食物的簡易食譜，以方便自己計算巨量營養素（你待會就會學到）。

簡易是關鍵，請挑選能夠輕鬆測量熱量與巨量營養素的食材，而

且佐料和其他添加物不要太多。有些食譜的食材、分量、步驟比較複雜，很難計算巨量營養素。請盡量避免這種食譜，或是等你比較有經驗的時候再使用。

所以，你大可以不必只吃飯，而是可以加入一份牛油、些許檸檬汁、再切幾片香菜來提味。這樣你就只需要計算飯和牛油就好，因為檸檬汁和香菜基本上沒什麼熱量。

幸運的是，簡易、好吃且巨量營養素比例正確的食譜並不難找，我們可以利用這些食譜做出蛋白質、富含營養價值的碳水化合物、健康的脂肪以及甜點。本書的附錄（www.muscleforlifebook.com/bonus）就有二十種適合健身者的食譜，而我最愛的彈性飲食書《健身狂料理全書》（*The Shredded Chef*）也有很多我推薦的食譜。另外，吉娜・哈莫卡（Gina Homolka）的網站 www.skinnytaste.com 以及她的著作《纖食食譜》（*Skinnytaste cookbooks*）系列著作中，也都有很棒的資源。

接下來，提供幾個適合本書飲食計畫的食譜範例。

奶油藍莓香蕉果昔

份數：2 份

每份包含

- 228 大卡
- 10 ～ 35g 蛋白質
- 31g 碳水化合物
- 7g 脂肪

食材

- 1 根長度適中的熟香蕉（需冷凍），要削皮和切片
- 半杯冷凍藍莓
- 半杯低脂希臘式優格
- 1 杯低脂牛奶
- 1 茶匙蜂蜜
- 1 湯匙亞麻籽
- 1 匙乳清或其他種類的蛋白粉（視情況加入）

作法

1. 將香蕉、藍莓、牛奶、優格、蜂蜜、亞麻籽放進果汁機，大約攪打 1 分鐘後就可以倒成 2 杯享用！

地瓜脆片

份數：6 份

每份包含

- 61 大卡
- 1g 蛋白質
- 10g 碳水化合物
- 2g 脂肪

食材

- 2 顆中型的地瓜，每顆大約 5 盎司（約 142g），要剝皮和薄切
- 1 湯匙的特級初榨橄欖油
- 半茶匙的鹽

作法

1. 將一個烤箱架放在烤箱中間、另一個放在底部。把烤箱預熱至華氏 400 度（攝氏 200 度），並準備 2 個烤盤，都噴上防沾鍋噴霧油。

2. 把地瓜放進一個大碗，並淋上橄欖油，再用夾子或乾淨的手把地瓜平放在烤盤上。

3. 烘烤 22 至 25 分鐘，或是烤到地瓜中間變軟而且旁邊稍微變脆，並在烘烤一半時將地瓜翻面。烤完以後撒上鹽巴就可以食用。

高蛋白早餐砂鍋

份數：6 份

每份包含

- 329 大卡
- 34g 蛋白質
- 15g 碳水化合物
- 13g 脂肪

食材

- 2 大份地瓜或紅皮馬鈴薯，切成小塊
- 12 盎司的 93% 瘦火雞絞肉
- 1 湯匙大蒜（剁碎或整顆）
- 1 湯匙義大利調味料
- 海鹽和現磨黑胡椒，用來提味
- 5 大顆全蛋
- 10 大顆蛋白
- ⅓ 杯脫脂牛奶
- 1 顆大櫛瓜，要切
- 2 顆紅椒，要切
- 1 杯切好的蘑菇
- 1¼ 杯切碎的低脂切達起司

作法

1. 將烤箱架放在烤箱的第三層,並將烤箱預熱至華氏 420 度(攝氏 215 度)。

2. 放上烤盤並噴上防沾鍋噴霧油。

3. 把地瓜平均放在烤盤上,烘烤大約 15 分鐘。

4. 烘烤地瓜的時候,準備一個煎鍋稍微加熱。把火雞放進煎鍋,並加入大蒜、義大利調味料、些許的鹽和胡椒。把火雞肉煎熟,直到肉的顏色不再是粉紅色為止(6 至 8 分鐘),接著把火雞拿出來放旁邊。

5. 把準備好的整顆蛋、蛋白、牛奶都打進一個中型碗裡。

6. 將煎好的火雞、烤好的地瓜、櫛瓜、甜椒、蘑菇放在長寬都是 8 英吋的砂鍋或烤盤中。隨後將碗裡的蛋和牛奶加上去,最後撒上起司。

7. 最後再烘烤大約 25 分鐘,直到起司變金黃色,而且把刀插進砂鍋裡再拔出來的時候,刀子是乾淨不沾黏的。

覆盆子胡桃雞肉沙拉三明治

份數：6 份

每份包含

- 374 大卡
- 29g 蛋白質
- 33g 碳水化合物
- 14g 脂肪

食材

- 半杯純脫脂希臘式優格
- 1/4 杯美乃滋
- 2 湯匙覆盆子胡桃沙拉醬
- 1 磅（約 450g）雞胸肉，要煮過並切碎
- 1.5 茶匙切好的紫洋蔥
- 半杯胡桃，要切過
- 半杯新鮮的覆盆子
- 12 片全麥麵包

作法

1. 準備一個中碗，將優格、美乃滋、沙拉醬攪拌均勻。

2. 把雞肉加進碗裡攪拌均勻，再加入紫洋蔥和胡桃。

3. 加入覆盆子輕輕攪拌，然後把成品加在 6 片麵包上，再蓋上另外 6 片麵包後就可以食用。

阿多波沙朗

份數：4 份

每份包含

- 237 大卡
- 2g 碳水化合物
- 39g 蛋白質
- 7g 脂肪

食材

- 將 1 顆檸檬榨汁
- 1 湯匙切碎的大蒜
- 1 茶匙乾牛至
- 1 茶匙小茴香粉
- 2 湯匙切好的墨西哥辣椒，加上 2 湯匙的墨西哥辣椒醬
- 4 至 6 盎司沙朗牛排，去除油脂
- 鹽和現磨黑胡椒，提味用

作法

1. 將檸檬汁、大蒜、牛至、茴香粉、墨西哥辣椒、辣椒醬放進一個小碗，攪拌均勻。

2. 把鹽和胡椒加在牛排上，加入墨西哥辣椒醬後放入一個大夾鏈袋，密封夾鏈袋以後搖動攪拌均勻。冷藏 2 至 8 小時，期間可以再搖動攪拌幾次。

3. 將烤箱預熱至較高的溫度（大約 10 分鐘），並在烤盤上噴上少許防沾鍋噴霧油。烤箱熱起來以後，將牛排烤到理想的熟度，一面大概烤 4 至 5 分鐘。烤完將牛排靜置 5 分鐘後就可以食用。

奶油雞肉沙拉

份數：4 份

每份包含

- 407 大卡
- 46g 蛋白質
- 25g 碳水化合物
- 16g 脂肪

食材

- 1/4 杯新鮮平葉荷蘭芹
- 1/4 杯新鮮羅勒
- 半杯新鮮蒔蘿
- 2 份富含油脂的鯷魚，要先瀝乾
- 1 份小片蒜瓣
- 1/3 杯美乃滋
- 1/3 杯酸奶醬
- 2 湯匙鮮榨萊姆汁
- 現磨黑胡椒，提味用
- 1 磅（約 450g）雞胸肉，要煮過並切碎
- 2 份烤好的紅椒，要瀝乾並切過
- 3 份帶葉的芹菜莖，要切細一點
- 8 杯混合綠葉蔬菜
- 半磅（約 225g）番茄，要切過

作法

1. 將荷蘭芹、羅勒、蒔蘿、鯷魚和大蒜放進食物處理器，攪拌到大致均勻。接著加入美乃滋、酸奶醬、萊姆汁攪拌均勻，再加入胡椒提味。

2. 準備一個大碗，加入雞肉、紅椒、芹菜和步驟 1 攪拌均勻的奶油醬。隨後蓋上一層綠葉蔬菜和幾片番茄，就可以食用。

義大利千層麵加茅屋起司與胡桃南瓜 份數：6 份

每份包含

- 419 大卡
- 38g 蛋白質
- 48g 碳水化合物
- 8g 脂肪

食材

- 4 杯（32 盎司）低脂茅屋起司
- 3 瓣大蒜
- 1 大顆蛋
- 鹽，提味用
- 2 罐（15 盎司）胡桃南瓜泥
- 9 盎司（2/3 盒）全麥千層麵
- 1 又 1/4 杯（5 盎司）磨碎的莫扎瑞拉起司

作法

1. 將烤架放在烤箱中間,並將烤箱預熱至華氏 350 度(攝氏 175 度)。

2. 製作茅屋起司醬:將茅屋起司、2 瓣大蒜、蛋、鹽放入果汁機混合均勻。

3. 製作胡桃南瓜醬:將剩下的大蒜磨碎,與胡桃南瓜泥和一搓鹽加入一個中碗(5 夸脫)並攪拌均勻。

4. 製作千層麵:將一層未煮過的麵放在長 13 英吋、寬 9 英吋的烤盤底部,並加上一半的茅屋起司醬,再加上另一層麵,再加上另一半茅屋起司醬。重複這個過程,直到所有的麵和醬都用完為止,而最後一層也要是茅屋起司醬。最後再將莫札瑞拉起司撒在最上面。

5. 烘烤 1 小時,或烤到頂部略呈棕色為止。

高蛋白厚皮水果派

份數：6 份

每份包含

- 161 大卡
- 12g 蛋白質
- 28g 碳水化合物
- 1g 脂肪

食材

- 3 湯匙藍莓、覆盆子、草莓，或混合水果顆粒果醬
- 1 罐（15 盎司）水蜜桃或 100% 水蜜桃汁，要瀝乾
- 半杯 2% 茅屋起司
- 半杯水
- 2 匙香草蛋白粉
- 1/3 杯甜菊類代糖（Truvia）
- 1/4 杯中筋麵粉
- 半杯即食燕麥
- 1 匙蜂蜜

作法

1. 將烤箱預熱至華氏 350 度（攝氏 175 度）。準備一個長寬 8 吋的烤盤並噴上防沾鍋噴霧油。

2. 用抹刀將水果顆粒果醬平均塗上烤盤，上面加一層水蜜桃，加好後先放在旁邊。

3. 將茅屋起司、水、蛋白粉、代糖、麵粉加入中碗攪拌均勻，再倒在水蜜桃上面。

4. 將燕麥和蜂蜜加入小碗，加在水果派上面。

5. 將水果派烤到呈現金黃色，大約需要 30 分鐘。烤完後冷卻至少 20 分鐘後就可以食用。

兩分鐘地瓜布朗尼

份數：1 份

每份包含

- 207 大卡
- 37g 碳水化合物
- 7g 蛋白質
- 8g 脂肪

食材

- 2 匙未加糖可可粉，可過篩
- 1 匙椰子粉
- 1/4 匙發粉
- 3 匙未加糖杏仁奶
- 1/4 杯搗碎的地瓜
- 半匙杏仁醬（或選擇喜歡的堅果醬）
- 2 匙砂糖
- 半匙香草精

作法

1. 準備一個可微波的小碗或小杯子，將可可粉、椰子粉、發粉加入後攪拌均勻。

2. 加入杏仁奶和搗碎地瓜攪拌均勻，之後再加入杏仁醬、砂糖、香草精攪拌均勻。

3. 高溫微波 2 至 3 分鐘，或是牙籤插進布朗尼中間後拔出來，牙籤無沾黏即可。如果牙籤有沾黏代表沒熟，就繼續微波，以 30 秒為單位，直到熟透為止。

外食

　　無論身體組成目標為何，飲食計畫要能持久就必須有變化。所以就算現在的目標是減脂，彈性飲食計畫必須將外食納入選項。

　　外食的缺點就是很難控制熱量和巨量營養素。舉例來說，一份手掌大小的肉，包含的熱量通常比你預期的高至少 120 至 150 大卡，因為烹飪過程會使用較多的油脂。一杯未調味的義大利麵或馬鈴薯的熱量介於 180 至 200 大卡之間，但如果再加上醬料或額外的脂肪來源，熱量很可能就會加倍。另外，大部分的熱量大約是每湯匙 25 至 50 大卡；甚至蔬菜料理的熱量都可能比想像中更高，因為會加入牛油、油脂或起司等添加物。

　　不過，我並沒有說你不能吃外食，只是需要聰明選擇。現在讓我們來看看一些簡單的外食守則：

1. 減脂的時候，一週盡量不要外食超過一次

　　外食的時候很難準確計算熱量和巨量營養素，所以如果一週只外食一次，就能把過量飲食的風險降到最低。

　　不過如果你真的能夠精準計算外食的巨量營養素（通常是因為食材或加工方式比較單純），就可以放心增加外食頻率。

　　舉例來說，我曾經每天都去我家附近的餐廳，點一份沙拉加飯當午餐，而這些都是我平常會幫自己準備的食物（也就是沒有額外的熱量），所以這陣子的外食完全沒問題。有些比較健康的連鎖店可以

讓你逐步選擇食材（先選飯、再選豆類、蛋白質、蔬菜等等），這樣也相當理想，因為你可以上網確認每種食材的巨量營養素（www.cronometer.com 是一個很棒的資訊來源），而且分量也相對容易控制。

有些餐廳和線上飲食資料庫也很棒，都有提供食物的熱量和巨量營養素，雖然數字不一定精確。保險起見，外食所標示的熱量數值，都應該要加 20% 來計算比較保險。

2. 精實增肌或維持的時候，一週盡量不要外食超過兩次

比起精實增肌或維持期，多數人在減脂期的時候更注重熱量攝取，因為比起盡量不增加脂肪或維持身體組成穩定，減重似乎比較要緊。

這個狀況很可以理解，但不太建議這樣做，因為如果精實增肌時攝取太多熱量，就必須更快開始減脂（很可能在肌力和肌肉量還沒成長多少就必須開始）。而如果在維持期太常攝取太多熱量，就不能算是維持期了，反而更像精實增肌期。

因此如果想得到最理想的結果，不管在減脂、精實增肌或維持的時候，都需要注意熱量和巨量營養素。盡量減少外食頻率會非常有幫助（除非你能完全確定熱量和巨量營養素）。

3. 盡量選擇能夠計算分量的餐點

外食的時候，選擇越單純的餐點越好，因為很多複雜料理的熱

量與巨量營養素很難計算,例如千層麵、義大利麵、匈牙利湯等醬料為主的食物、糖醋雞、有加醬料的沙拉等等。因此,請盡量選擇由整全食物組成的餐點,例如牛排搭配綠花椰菜與地瓜薯條、撒上麵包丁且醬料放在旁邊的雞肉凱薩沙拉,或是搭配米飯和烤櫛瓜的牛排或魚排。

許多人甚至更進一步,從他們常去的餐廳中,整理出一些合格的餐點。這樣一來,他們就不用每次都花很多心思在餐桌上計算熱量和巨量營養素,更不需要因為飲食控制而拒絕外食。

但是,有些餐廳的餐點都很難計算。舉例來說,橄欖園(Olive Garden)的主菜菜單中,幾乎每一道都是千層麵或義大利麵搭配肉類,再加上起司、牛油,還有各種醬料。如果可以的話,執行減脂的時候請盡量避開這類餐點;如果無法避免,就盡量不要攝取太多熱量(盡量不要吃太多麵包、奶油義大利麵、甜點等等)。

酒精

有些人說,就算偶爾喝酒,也會對控制體重造成很大的影響。這種說法很奇怪,因為研究顯示,適量攝取酒精其實會讓體重降低,而且也有助於執行飲食計畫時減去更多體重。

此外也有研究指出,酒精本身的熱量對於體脂率的影響,和其他來源的熱量不一樣。巴西聖保羅大學(University of São Paulo)的科學家分析了 2000 名 18 至 74 歲受試者的飲食,得到了一個驚人的發現:從酒精攝取額外的熱量,並不會像攝取其他來源的熱量一樣,造

成體重的增加。有飲酒習慣的人每日攝取的熱量會多出 50 至 130 大卡，而在運動程度相似的情況下，他們不會比不喝酒的人胖，似乎來自酒精的熱量根本「不算」。

這個現象有幾個可能的原因：首先，酒精會抑制食慾，對於減重和維持都很有幫助；酒精也會提升胰島素敏感度，對減脂相當有益。更重要的是，身體無法直接將酒精轉變成體脂肪。換句話說，乙醇（酒精）提供的熱量不會和其他來源的熱量一樣讓脂肪增加，因為身體處理這兩種熱量的方式不一樣。

我們不需要太深入探討化學，但可以從這個方向來思考：每公克的木頭大概有 4 大卡的熱量，但因為人體沒有消化和吸收木頭所需的化學物質，所以木頭不會讓我們變胖（但吃木頭會生病，所以拜託不要做傻事）。也就是說，並非所有熱量都能為人體吸收，會讓我們變胖的只有人體能處理並使用的熱量，而人體處理酒精熱量的方式與其他熱量不同。

話雖如此，酒精還是會間接導致脂肪增加，因為會抑制與燃脂相關的生理機制，並讓碳水化合物更容易轉變成體脂肪。也就是說，酒精雖然不會造成體脂肪上升（因為人體無法利用酒精的熱量），卻會抑制身體的燃脂機制，並加速脂肪的形成。因此，如果想在不干擾健康與健身成果的情況下喝酒，請遵守以下三個原則：

1. 精實增肌的時候，每日酒精攝取不要超過一份；減脂或維持的時候，每日酒精攝取不要超過兩份。
2. 請盡量選擇熱量較低的紅白酒、啤酒或烈酒，盡量避免高熱量的選項，例如重口味的啤酒、西打，以及水果調酒等等。

3. 把酒精當作點心（最多占每日熱量攝取的 20%），並把熱量
   算進飲食計畫。

其他飲料

不幸的是，來自酒精以外所有我們愛喝飲料的熱量，無論是拿
鐵、汽水、果菜汁、加糖茶等等，都和來自食物的熱量一樣。而我們
喜歡加進飲料的東西，例如牛奶、奶精、糖、楓糖等等的熱量也一樣。

而且飲料熱量的飽足感不如營養價值高的食物，代表你每日透過
飲料攝取的熱量越少，飲食計畫的效果就會越好。不過，我不想禁止
你享受自己喜歡的事物。所以我們來商量一下：飲料的熱量請不要高
於每日熱量攝取的 10%，這樣應該就足以讓你維持早上喝一杯咖啡的
習慣，甚至還能再多喝個一兩杯飲料。

太好了，你已經具備創造飲食計畫所需的一切資訊，現在讓我們
開始擬定每天要吃哪些食物吧！請在以下的營養素分類中，寫下你最
愛的幾樣食物。

我最喜歡的蛋白質

　　禽類、豬肉、牛肉、海鮮、高蛋白乳製品（希臘優格、冰島優格、茅屋起司等等）、蛋白、高蛋白植物性食物（麵筋、豆腐、天貝等等），以及蛋白粉和蛋白棒。

....

....

....

我最喜歡的高營養碳水化合物

　　蔬菜、水果、全穀物、豆類、根莖類。

....

....

....

我最喜歡的健康脂肪

　　橄欖油、酪梨、堅果、堅果醬、種子、全脂乳製品（一般優格、起司、牛奶、牛油），以及整顆蛋。

....

....

....

我最喜歡的點心

　　白吐司、白義大利麵、含糖點心、甜點、酒精等等。

我最喜歡的食譜

我最喜歡的外食餐點

決定飲食的分量

這是神奇的一刻，因為我們要根據熱量和巨量營養素的需求，把你最喜歡的食物，轉變成美味又營養的餐點。

開始討論方法之前，請確認你已經下載本書附贈的額外資訊（www.muscle forlifebook.com/bonus），因為裡面包含數位的飲食計畫模板，也有增肌與精實增肌的現成飲食計畫。

我設計飲食計畫的時候，喜歡分層執行。先處理蛋白質，接著是碳水化合物，並從 3 至 5 份蔬菜開始，再來處理脂肪，最後再處理點心。就算每餐都包含以上所有面向，這種方法還是很有效，因為每一層處理完以後，就可以從我的目標熱量和巨量營養素減去一個數字，來看看我還能吃多少食物，接著再調整分量大小（甚至是食物選擇），直到我差不多達到每日熱量與巨量營養素目標為止。

熱量和巨量營養素的數字也不一定要非常精確，只要夠接近就好。具體來說，實際熱量攝取只要在目標的正負 5% 以內、實際蛋白質攝取則在目標的正負 10% 以內就好（你可以視情況調整碳水化合物和脂肪，來制定理想的飲食計畫）。

有兩種方法可以幫助我們精準制定飲食計畫。你可以使用線上熱量與巨量營養素資料庫，例如我最喜歡的 www.cronometer.com，並搭配食物秤和相關工具，來準確測量未包裝食物和飲料的分量（例如 100 公克的燕麥加入 50 公克的藍莓，再加上 4 盎司的全脂牛奶）；也可以用最土法煉鋼的視覺測量法，不使用任何軟硬體。

兩種方法都有效，也都有各自的優缺點。第一種方法比較準確，

也較適合用來制定個人化的計畫，但需要投入較多的時間精力，因此
不一定適合所有人。有些人會覺得這種方法很累人、很麻煩，特別是
剛開始接觸彈性飲食的人。

　　如果你不確定哪種方法比較適合你，可以先從我即將跟你分享的
方法開始，你只需要動動手就好。之後在你越來越接近目標的時候，
再考慮要不要嘗試更精準的辦法。

　　為了讓你更瞭解〈終生強壯〉飲食計畫的每一個步驟，我一樣
會假設我在為一名客戶制定計畫。她的名字是 Mary，體重是 160 磅
（72.5 公斤），目標是減脂。根據前一章計算出來的數字，Mary 的
每日熱量與巨量營養素目標是：

- 1600 大卡
- 160g 的蛋白質
- 120g 的碳水化合物
- 55g 的脂肪

　　讓我們先從第一步開始，也就是擬定你的（以及 Mary 的）蛋白
質來源。

1. 加入蛋白質

　　目標是大部分（80% 左右）的蛋白質都來自你喜歡的食物。現在
不需要算到 100% 的蛋白質目標，因為蔬菜和其他碳水化合物也都含
有蛋白質（到時候加起來就會接近 100%）。

現在你需要做的，就是在飲食計畫中加入幾份蛋白質。每餐建議攝取 3 份蛋白質，因為如果一天當中每餐都可以攝取 3 份蛋白質，會比只攝取 1 至 2 份更容易控制食慾，肌肉生長的效率也會比較好。計算蛋白質的方法很多，而〈終生強壯〉的方法相當單純：

- 瘦肉和海鮮：每份脂肪含量低於 5 公克的肉類或海鮮，就是所謂的瘦肉。1 份的手掌大小的熟食（厚度大約 1 英吋）大約含有 130 大卡、25 公克的蛋白質、0 公克的碳水化合物、3 公克的脂肪。

- 肥肉與海鮮：每份脂肪含量在 5 公克以上的肉類或海鮮，就是所謂的肥肉。1 份手掌大小的熟食（厚度大約 1 英吋）大約含有 200 大卡、20 公克的蛋白質、0 公克的碳水化合物、12 公克的脂肪。

- 高蛋白乳製品：每份蛋白質含量在 15 公克以上的乳製品，就是所謂的高蛋白乳製品（否則就屬於「健康脂肪」）。如果是脫脂或低脂高蛋白乳製品（脂肪含量通常在 2% 以下），一份拳頭大小大約含有 150 大卡、20 公克的蛋白質、10 公克的碳水化合物、3 公克的脂肪；如果是全脂高蛋白乳製品（脂肪含量通常超過 2%），一份拳頭大小大約含有 220 大卡、20 公克的蛋白質、10 公克的碳水化合物、10 公克的脂肪。

- 蛋白：一份（煮熟）拳頭大小大約含有 130 大卡、27 公克的蛋白質、2 公克的碳水化合物、0 公克的脂肪。

- 高蛋白植物性食物：包括麵筋、豆腐、天貝。一份手掌大小的熟食（厚度大約 1 英吋）大約含有 150 大卡、10 公克的蛋

白質、15 公克的碳水化合物、5 公克的脂肪。

- 蛋白質補充品：包含蛋白粉與蛋白棒。一匙高品質蛋白粉通常大約含有 100 大卡、20 公克的蛋白質、2 公克的碳水化合物、2 公克的脂肪。一條普通尺寸的蛋白棒（大約 2 隻手指寬、5 英吋長）通常大約含有 250 大卡、20 公克的蛋白質、30 公克的碳水化合物、10 公克的脂肪。不過蛋白質補充品的熱量與巨量營養素比例，可能會因為食材和分量而有很大的差異，因此建議參考產品上標示的數字會比較準確。

這些數字當然都是估計值，但已經足夠準確，因為差異非常小，在實務上也不會造成影響。所以如果你每日的蛋白質攝取目標是 120 公克，你可以在早餐吃一份拳頭大小的希臘優格、午餐吃兩份手掌大小的雞肉（加進沙拉），點心吃一份拳頭大小的茅屋起司、晚餐吃兩份手掌大小的魚。

為了協助你制定最適合自己的飲食計畫，以下將列出各種類型的蛋白質選項：

- 瘦肉和海鮮：牛絞肉（90/10 或更瘦）、牛絞肉（烘烤並脫脂）、沙朗牛（脫脂）、鯰魚、去皮無骨雞胸肉、蛤蜊、鱈魚、比目魚、大比目魚、龍蝦、鬼頭刀、淡菜、大西洋胸棘鯛、牡蠣（生食或熟食都可以）、鱸魚、青鱈、豬肉（切過並脫脂）、豬里肌肉（脫脂）、野生鮭魚、扇貝、蝦子、鰈魚、旗魚、吳郭魚、鱒魚、罐頭鮪魚、去皮火雞胸肉、脫脂鹿肉。
- 肥肉與海鮮：鰻魚、牛絞肉（85/15 或更肥）、紐約客牛排（脫

脂）、丁骨牛排（脫脂）、肋眼牛排（脫脂）、去皮雞小腿、去皮雞大腿、鯡魚（醃漬或煮熟）、羊絞肉、羊腿（脫脂）、罐頭鯖魚、豬肋排（脫脂）、養殖鮭魚、去皮火雞小腿、去皮火雞大腿。

- 高蛋白乳製品與蛋白：茅屋起司、蛋白、希臘優格、低脂優格、冰島優格。
- 高蛋白植物性食物：麵筋、豆腐、天貝。
- 蛋白質補充品：酪蛋白（酸鈣、膠束）、豌豆蛋白、蛋白棒、米蛋白、豆類蛋白、乳清蛋白（濃縮、分離、水解）

決定好要選擇哪些蛋白質來源以後，再用目標熱量與巨量營養素減掉這個數字。此時你會發現，蛋白質的攝取量應該差不多了（再加入高營養價值的碳水化合物應該就能達到攝取目標），剩下很多空間可以來選擇脂肪和碳水化合物。

讓我們回到 Mary 的例子。她的體重是 160 磅，目標是減脂，每日熱量與巨量營養素的目標是：

- 1600 大卡
- 160 公克的蛋白質
- 120 公克的碳水化合物
- 55 公克的脂肪

她的初步飲食計畫可以是：

	食物	分量	熱量	蛋白質	碳水化合物	脂肪
早餐（9：00）	原味希臘優格（脂肪含量2%）	2	300	40g	20 g	6 g
午餐（12：00）	去皮無骨烤雞胸肉	1	130	25g	0g	3g
點心（15：00）	原味茅屋起司（脂肪含量2%）	1	150	20g	10g	3g
晚餐（18：00）	熟吳郭魚	2	260	50g	0g	6g
總計			840	135g	30g	18g
剩餘			760	25g	90g	37g

我們可以看到，Mary 的飲食中包含六份蛋白質（三份來自高蛋白乳製品、三份來自瘦肉與海鮮），目前總共攝取 840 大卡的熱量、135 公克的蛋白質、30 公克的碳水化合物、18 公克的脂肪。

現在讓我們進行下一步，看看要在飲食中加入哪些碳水化合物。

2. 加入高營養碳水化合物

我們會執行兩個步驟：

1. 在飲食計畫中加入蔬菜，蔬菜對身心健康非常重要。
2. 再加入其他的高營養碳水化合物（水果、全穀物、豆類、根莖類），讓我們能夠獲取足夠的營養。

以下提供常見的碳水化合物選項：

- 蔬菜：菜薊、芝麻菜、蘆筍、甜菜葉、紅椒、小白菜、綠花椰菜、抱子甘藍、高麗菜、胡蘿蔔、白花椰菜、芹菜、蝦夷蔥、綠葉甘藍、小黃瓜、茄子、苦苣、茴香、大蒜、豆角、涼薯、羽衣甘藍、泡菜、球莖甘藍、韭菜、萵苣、菇類、芥菜、秋葵、洋蔥、酸黃瓜、南瓜、白蘿蔔、大黃、德式酸菜、海藻、紅蔥、菠菜、胡桃南瓜、金線瓜、夏南瓜、瑞士甜菜、黏果酸漿、番茄、荸薺、西洋菜、櫛瓜。

- 水果：蘋果、杏桃、香蕉、黑莓、藍莓、哈密瓜、櫻桃、蔓越莓、椰棗、無花果、葡萄、葡萄柚、白蘭瓜、奇異果、橘子（克里邁丁紅橘、蜜柑、柑橘）、芒果、油桃、柳丁、木瓜、桃子、梨子、鳳梨、李子、覆盆子、草莓、西瓜。

- 全穀物、根莖類、以及豆類：莧菜籽、大麥、甜菜、黑豆、黑眼豆（菜豆）、紫米、糙米、蕎麥、布格麥、白腰豆、木薯（或稱尤卡、葛粉）、鷹嘴豆、玉米、蔓越莓豆、一粒小麥、法老小麥、蠶豆、白芸豆、日式紅薯、腰豆、小扁豆、皇帝豆、小米、綠豆、燕麥、歐防風、豌豆、斑豆、爆米花、藜麥、紅豆、紅薯、斯佩爾特小麥、地瓜、芋頭、苔麩、紫色馬鈴薯、白肉馬鈴薯、全麥麵包、全麥義大利麵、野米。

第一步（加入蔬菜）的目標，是至少要在飲食計畫中加入三份蔬菜。一份蔬菜大約是拳頭大小的生食，大約包含 30 大卡、6 公克的碳水化合物、2 公克的蛋白質、0 公克的脂肪。

但還是有例外：菠菜、萵苣、羽衣甘藍、綠葉甘藍等深色蔬菜的熱量與巨量營養素含量很低，根本就不能列入計算（熱量和巨量營養素都是 0）。因此只要你喜歡，可以隨時把這些食物加進飲食中。多數人喜歡在午餐和晚餐加入這些蔬菜（例如當成沙拉或配菜），但你可以依照自己的喜好來做（例如蔬菜歐姆蛋就是很棒的早餐選擇）。

此外，你也可以在一餐裡面加入多份蔬菜，甚至把整天的攝取量放在一餐也可以。蔬菜的攝取分散在整天或集中在一餐，都沒有明顯的優缺點。

下一步是將其他愛吃的高營養碳水化合物加入飲食，但不要超過每日碳水化合物攝取目標的 80%（為點心留點空間）。以 Mary 的例子來說，大約就是 100 公克的碳水化合物（120 x 0.8）。

至於分量大小：

- 水果：一份大約和拳頭一樣大，大約含有 60 大卡、15 公克的碳水化合物、1 公克的蛋白質、0 公克的脂肪。（不過香蕉的計算方式不一樣：一份香蕉大概是半根長香蕉）。
- 全穀物、根莖類、以及豆類：一份大約是與拳頭一樣大的熟食，或是一片三明治麵包，大約含有 120 大卡、25 公克的碳水化合物、3 公克的蛋白質、1 公克的脂肪。

把所有高營養碳水化合物加入飲食計畫以後，再用剩下的目標熱量與巨量營養素減掉這個數字。此時你會發現，蛋白質已經差不多達到目標了，而碳水化合物和脂肪則還有一點空間。

讓我們把碳水化合物加進 Mary 的初步飲食計畫（新加入的食物會以斜體字標示）：

	食物	分量	熱量	蛋白質	碳水化合物	脂肪
早餐 （9：00）	原味希臘優格（脂肪含量 2%）	2	300	40g	20g	6g
	香蕉	2	120	2g	30g	0g
午餐 （12：00）	去皮無骨烤雞胸肉	1	130	25g	0 公克	3g
	菠菜	3	0	0g	0g	0g
	番茄	1	30	2g	6g	0g
	胡蘿蔔	1	30	2g	6g	0g
點心 （15：00）	原味茅屋起司（脂肪含量 2%）	1	150	20g	10g	3g
晚餐 （18：00）	熟吳郭魚	2	260	50g	0g	6g
	糙米	1	120	3g	25g	1g
	綠花椰菜	1	30	2g	6g	0g
總計			1170	146g	103g	19g
剩餘			430	14g	17g	36g

我們可以看到，Mary 目前已經加入 6 份蛋白質，並加入 6 份蔬菜與 3 份高營養碳水化合物（2 份香蕉和 1 份糙米）。

接著讓我們把健康脂肪加入飲食計畫中。

3. 加入健康脂肪

現在讓我們在飲食計畫中加入營養價值高的脂肪，主要會以不飽和脂肪酸為主。在加入富含脂肪的健康食物時，要注意分量的多寡，不要超過每日脂肪攝取目標的 80%（一樣要為點心留點空間）。對 Mary 來說，大約就是 45 公克的脂肪（55 x 0.8）。

富含脂肪食物的熱量和巨量營養素內容差異很大，因此分量大小與營養素比例就取決於食物種類。

- 油脂類：1 份大約是拇指大小的一半（大約是指節到指尖的距離），大約含有 120 大卡、14 公克的脂肪、0 公克的蛋白質、0 公克的碳水化合物。
- 堅果醬：1 份大約是拇指大小的一半，大約含有 100 大卡、8 公克的脂肪、4 公克的蛋白質、3 公克的碳水化合物。
- 沙拉醬：1 份大約是拇指大小，大約含有 100 大卡、10 公克的脂肪、0 公克的蛋白質、2 公克的碳水化合物。
- 堅果與種子：1 份大約是拇指大小，大約含有 80 大卡、7 公克的脂肪、3 公克的蛋白質、3 公克的碳水化合物。
- 起司：1 份大約是拇指大小，大約含有 120 公克的蛋白質、

10 公克的脂肪、6 公克的蛋白質、1 公克的碳水化合物。

- **全脂牛奶**：1 份大約是拳頭大小（大約 1 杯），大約含有 150 大卡、8 公克的脂肪、8 公克的蛋白質、12 公克的碳水化合物。

- **2% 牛奶**：1 份大約是拳頭大小，大約含有 100 大卡、2 公克的脂肪、8 公克的蛋白質、12 公克的碳水化合物。

- **全蛋**：1 份大約是拳頭大小的一半，大約含有 70 大卡、6 公克的蛋白質、0 公克的碳水化合物、5 公克的脂肪。

- **酪梨**：1 分大約是拳頭大小的一半，大約含有 120 大卡、10 公克的脂肪、1 公克的蛋白質、6 公克的碳水化合物。

和之前一樣，把健康脂肪加入飲食計畫以後，再用剩下的目標熱量與巨量營養素減掉這個數字，得到的數字就可以為最後階段準備。

現在來看看 Mary 可以如何實行這個計畫（新加入的食物會以斜體字標示）：

	食物	分量	熱量	蛋白質	碳水化合物	脂肪
早餐 （9：00）	原味希臘優格（脂肪含量2%）	2	300	40g	20g	6g
	香蕉	2	120	2g	30g	0g
	杏仁	2	160	6g	6g	14g
午餐 （12：00）	去皮無骨烤雞胸肉	1	130	25g	0g	3g
	菠菜	3	0	0g	0g	0g
	番茄	1	30	2g	6g	0g
	胡蘿蔔	1	30	2g	6g	0g
	沙拉醬	1	100	0g	2g	10g
點心 （15：00）	原味茅屋起司（脂肪含量2%）	1	150	20g	10g	3g
晚餐 （18：00）	熟吳郭魚	2	260	50g	0g	6g
	糙米	1	120	3g	25g	1g
	綠花椰菜	1	30	2g	6g	0g
總計			1430	152g	111g	43g
剩餘			170	8g	9g	12g

在這個飲食計畫中，Mary 會攝取 6 份蛋白質、6 份蔬菜、3 份高營養碳水化合物、以及 3 份健康脂肪。

4. 加入點心

我們在第七章討論過，可以將每日熱量攝取的 20%，分配給自己喜歡的食物或飲料，就算比較不營養也沒關係，例如酒精、甜點、以及白麵包、貝果、義大利麵、白醬義大利麵等精緻碳水化合物。以下是將這些食物加入飲食計畫的方法：

1. 決定每天要攝取多少低品質的熱量。
2. 算出還有多少熱量可以分配。
3. 決定要攝取那些點心。
4. 將點心加入計畫中，並視情況調整其他食物，最後再次確認總熱量和巨量營養素分配（如有必要）。

讓我們一個一個步驟檢視。

1. 決定每天要攝取多少低品質的熱量

要知道每日熱量攝取的 20% 是多少，就把總熱量目標乘以 0.2 就好。你不必勉強自己每天攝取那麼多「垃圾」，但如果真的喜歡吃，也不必害怕。

對 Mary 來說，每日熱量攝取的 20% 就是 320 大卡（1600 x 0.2）。

2. 算出還有多少熱量可以分配

如果你到目前為止都有持續計算熱量，應該就會知道還有多少熱

量可以分配給點心。如果你只計算巨量營養素（也沒什麼不對），還是可以用以下三個簡單方法算出可分配的熱量：

1. 算出剩餘蛋白質和碳水化合物的公克數，然後乘以 4 之後就是大卡數（因為每公克的碳水化合物和蛋白質大約都包含 4 大卡的熱量）。
2. 算出剩餘脂肪的公克數，然後乘以 9 之後就是大卡數。
3. 把這兩個數字加起來。

如果算出來的數字是每日熱量攝取目標的 10% 至 20%，就表示有足夠的熱量可以分配給點心。如果這個數字不到 10%，就表示大概沒辦法在飲食計畫中加入點心（畢竟只吃一兩塊巧克力或幾匙冰淇淋，感覺好像沒那麼過癮）。

回到 Mary 的例子：我們知道她還有 170 大卡可以分配給點心，但如果我們只計算巨量營養素，計算過程就會是：

- 剩下 8 公克的蛋白質以及 9 公克的碳水化合物，總共是 68 大卡
- 剩下 12 公克的脂肪，總共是 108 大卡
- 68 + 108 = 176，表示有 176 大卡可以分配給點心（和原本的結果不太一樣，但沒有關係）

如果想再放縱一點，只要減少上述步驟中的碳水化合物和脂肪就好（但不要減少蛋白質，除非已經超越目標攝取量）。不過要注意，小小的調整就會帶來明顯的改變（因為每公克碳水化合物和脂肪都含

有不少熱量），所以記得不要調整太多。舉例來說，如果你原本只剩下 100 公克可以分配給點心，就可以考慮早上吐司上塗的牛油從 2 份變成 1 份，這樣就能挪出 100 大卡；另外晚餐的白飯從 2 份變成 1 份，又會多出 100 大卡。這樣一來，你就有 300 大卡可以利用。

3. 決定要攝取那些點心

有足夠的熱量可以分配給點心之後，就可以從先前列出的清單中選出最喜歡的三樣食物，並上網研究每份包含多少熱量，再視情況調整。你會想把剩下的熱量都分配給其中一種食物呢？還是會分配給兩種或三種食物呢？

而如果你發現自己前三名的食物熱量太高，就再找找其他可行的選項。

舉例來說，假設 Mary 想要在這一步用完剩下的 170 大卡。她很喜歡吃雙層 OREO 餅乾、加肉桂和糖的吉拿棒、蘋果派。但她也知道，OREO 每份的熱量是 70 大卡、吉拿棒的熱量是 220 大卡、蘋果派熱量是 500 大卡。這時候 Mary 當然可以選擇其中一種當作點心，但如就算她挪出 300 大卡左右的熱量山來（每日熱量攝取目標的 20%），還是相當緊繃。點心只能攝取 300 大卡，根本無法滿足她的渴望，甚至可能會讓她想吃更多。這時候 Mary 只好重新看看有那些選擇，並找出熱量比較低的食物，例如口味較清淡的冰淇淋，每杯的熱量是 200 大卡。

4. 將點心加入計畫中，並視情況調整其他食物

請盡量嘗試，直到你滿意點心的內容，而且也不會超過總熱量攝取的 20% 為止。如果最後還有熱量可以分配，就可以視情況將其他幾餐的熱量往上調。舉例來說，如果你已經找到滿意的點心，但還剩下 100 大卡可以分配，就可以在飲食計畫中多攝取 25 公克的蛋白質或碳水化合物（25 公克 x 每公克 4 大卡），或是多攝取 10 公克的脂肪（10 公克 x 每公克 9 大卡），或是各種營養素之間交替都可以。

讓我們回到 Mary 的案例，並把口味清淡的冰淇淋加入她的飲食計畫。

	食物	分量	熱量	蛋白質	碳水化合物	脂肪
早餐 （9:00）	原味希臘優格（脂肪含量 2%）	2	300	40g	20g	6g
	香蕉	2	120	2g	30g	0g
	杏仁	2	160	6g	6g	14g
午餐 （12:00）	去皮無骨烤雞胸肉	1	130	25g	0g	3g
	菠菜	3	0	0g	0g	0g
	番茄	1	30	2g	6g	0g
	胡蘿蔔	1	30	2g	6g	0g
	沙拉醬	1	100	0g	2g	10g
點心 （15:00）	原味茅屋起司（脂肪含量 2%）	1	150	20g	10g	3g
晚餐 （18:00）	熟吳郭魚	2	260	50g	0g	6g
	糙米	1	120	3g	25g	1g
	綠花椰菜	1	30	2g	6g	0g
	口味清淡的冰淇淋	1 杯	200	6g	34g	6g
總計			1630	158	145	49
剩餘			-30	2	-15	6

她的初步飲食計畫可以是：

	目標	實際
熱量	1600 卡	1630 卡
蛋白質	160g	158g
碳水化合物	120g	135g
脂肪	55g	49g

最後 Mary 攝取的 1630 大卡（很棒），幾乎完成 100% 的蛋白質需求（完美）、碳水化合物稍微多了一些、脂肪稍微少了一些（沒什麼問題）。畢竟只要實際熱量與目標熱量的差距在 5% 以內，蛋白質的差距在 10% 以內，就可以依照自己的喜好調整碳水化合物和脂肪的攝取量。也就是說，Mary 遵循了以上介紹的飲食計畫，制定出一個相當完美的飲食計畫。現在輪到你了！

為了讓你瞭解什麼是有效且設計精良的飲食計畫，我在本書的最後附上幾個例子，包括各種體型與飲食目標的男性與女性。你可以參考這些例子，打造出適合自己的計畫；也可以直接挑一份適合自己的並直接執行，這樣完全沒問題，而且也不用為了擬定計畫而花很多功夫計算和思考。

如果你想要直接使用本書最後的現成飲食計畫，請先瞭解以下幾件事情：

1. 減脂或精實增肌的時候，在最接近你當下體重的計畫之中，

請選擇體重比較輕的（例如你的體重是 227 磅，請選擇 200 磅的計畫，不要選擇 240 磅的）。

2. 減脂的時候，只要你的體重和僅次於你體重的計畫差距在 5 磅以內，就直接換成體重較低的計畫，這樣有助於你繼續減脂（如果你已經減到 145 磅，就換成 140 磅的計畫）。

3. 精實增肌的時候，在最接近你當下體重的計畫當中，請選擇體重比較輕的（例如你的體重是 180 磅，請選擇 170 磅的計畫）。

4. 精實增肌的時候，只要你的體重和僅次於你體重的計畫差距在 5 磅以內，就直接換成體重較高的計畫，這樣有助於你繼續增重（如果你已經增到 115 磅，就換成 120 磅的計畫）。

「作弊餐」要怎麼安排？

順從渴望的感覺真的很棒，這時候我們可以任性放縱，不再那麼斤斤計較。偶爾「享受生活」也不錯。從飲食的角度來看，所謂的放縱或享受生活代表的就是忽略飲食計畫，執行「作弊餐」，不計算熱量、不考慮巨量營養素，也不用在乎營養。

許多人對作弊餐（也有人稱之為「自由」或「正常」飲食）有不同的意見。有人認為只要稍微偏離飲食計畫，就會讓你無法達成目標；有人認為只要禁忌食物不要吃太多，可以偶爾放縱；也有人說每週放縱一次不會影響達成目標（甚至還會有幫助）。

每一種說法都各有優缺點。你當然可以在不影響結果的情況下偶

爾偏離飲食計畫，你確實也不一定只能吃某幾種「該吃」的食物，但如果你的飲食內容常常很隨興，就必須付出一些代價。

有一個很單純且對多數人有效的策略，就是先花一段時間「完美」（其實夠好就好）遵守你的飲食計畫，持續大約一週左右；然後就算沒有非常渴望，也要給自己一次享受的機會（例如吃一頓「作弊餐」）。

我們可以把這種方法想像成控制策略燒除，也就是森林學家會燒掉枯萎的草、樹、掉落的樹枝、灌木叢等等，來預防未來可能發生的大火。同理，如果我們可以定期放縱，就可以在破壞飲食計畫的魔鬼還小的時候，先把他們消滅掉，這樣以後就不必面對他們長大後成群結隊的反撲。

多數健身專家都很推薦這個方法，而且效果也有科學研究的支持。舉例來說，許多「飲食休息」的相關研究都指出，一段時間嚴格遵循飲食計畫，並在另一段時間稍微放鬆一些這樣交替執行的人，能夠減去較多的脂肪。

所以如果還有人認為作弊餐沒有好處，我也只能笑笑，因為他們大概只看到表面。如果你想知道如何在維持飲食計畫效果的前提下「作弊」，可以參考以下四點：

1. 每週只能進行 1 至 2 次。
2. 盡量不要超過每日熱量消耗。
3. 盡量將當日脂肪攝取量控制在 100 公克以內。
4. 聰明飲酒。

逐一介紹以前，先讓我們釐清「作弊」的定義，因為作弊餐可不只是攝取糖分或乳製品，也不只是某些人眼中所謂的「不乾淨」食物而已。

首先，作弊這個詞其實就有問題，因為不管是表面的意思或實際的涵義都太負面也太沉重。我們應該把討論的框架圍繞在大餐，這樣才能更瞭解非典型飲食的真面目。

攝取的熱量大於目標熱量時，不管你吃了什麼食物，都算是大餐；而如果熱量來源從營養價值高的食物變成營養價值低的食物，也算是大餐。換句話說，所謂的大餐其實就是比平常攝取更多熱量，或是少吃很多整全食物。

大餐的壞處顯而易見。如果太常攝取過多的熱量，就無法達到減重的目標（甚至會很快增重）；而如果長期不注意營養，可能會面臨許多健康問題，例如骨質流失、焦慮、腦霧、疲勞、肌肉虛弱，以及心血管疾病等等。

但是，這也不代表你必須永遠嚴格遵守飲食計畫。偶爾放縱一下是要的，但你也要知道怎樣做會比較有效果。以下讓我們逐步討論：

1. 每週只能進行 1 至 2 次

吃大餐不一定會造成熱量盈餘，但機率相當高。而如果你太常因為大餐而攝取太多熱量，可能就會抵消先前累積的熱量赤字，嚴重影響減脂效果。如果此時你正在精實增肌，很可能會讓脂肪增加太快。

但如果每週只吃 1 至 2 次大餐，無論是只吃 1 餐或分散在整天，

就能夠在不擔心過量的情況下好好享受美食。

2. 盡量不要超過每日熱量消耗

　　許多人不知道自己愛吃的食物中含有多少熱量，尤其是外食的時候，因為店家都會把食物弄得很好吃（但不一定會在乎熱量）。怎樣烹調會讓食物更好吃呢？不外乎就是加入很多牛油、油脂，還有糖。

　　塔夫茨大學（Tufts University）的科學家曾經做過一份研究，在2011 年和 2014 年之間，找了舊金山、波士頓，以及小石城的 123 家非連鎖餐廳，分析了這些餐廳的 360 道晚餐料理。結果發現，這些料理的平均熱量是 1200 大卡，而美式、義式、中式餐廳的料理平均更高達 1500 大卡。

　　美國公共利益科學中心（Center for Science in the Public Interest）的科學家也有一份研究，比上述研究更為驚人。該研究指出，芝樂坊餐館（The Cheesecake Factory）的培根法式吐司，含有2780 大卡的熱量、93 公克的飽和脂肪酸，以及 24 匙的糖。這間餐廳也有另一道菜，是牛奶蝴蝶麵加雞肉與烤大蒜，竟然也含有 2410 大卡、63 公克的飽和脂肪酸。

　　更可怕的是，這些都只是主餐的數字，還不包括其他配菜。如果再加入麵包、開胃菜、甜點，熱量就會嚴重爆表。這樣一來，我們對於伊利諾大學厄巴納香檳分校（University of Illinois at Urbana-Champaign）的研究結果就不會感到意外。該研究指出，就熱量攝取而言，一般餐廳其實跟速食沒什麼兩樣。

結論是，吃大餐的時候如果不注意熱量攝取，可能就會影響飲食計畫的效果；而如果你整天都在吃大餐，就會造成更嚴重的後果。

以下提供幾種常見大餐的熱量估計值：

- 芝加哥式披薩：每片 480 大卡
- 冰淇淋：半杯 270 大卡
- 培根起司漢堡：每顆 595 大卡
- 傳統起司蛋糕：每片 400 大卡
- 薯條：每大份 498 大卡
- 巧克力餅乾：每片 220 大卡
- 奶油義大利麵：每杯 593 大卡
- 墨西哥玉米片加醬料：每盤 1590 大卡
- 胡桃派：每片 541 大卡

你看，這些食物只需要隨便攝取幾份，就足以讓你熱量爆表。

因此，我建議吃大餐一定要小心計算，才不會超過每日熱量消耗（對多數來說大約是每磅體重 14 至 15 大卡），這樣才會有空間把熱量分配給平常不會吃的食物，尤其是在一兩餐就要塞進這些熱量的時候。

另外一個方法，是從飲食計畫中的其他地方「借用」熱量來控制總熱量攝取，方法是在大餐的前後都只攝取蛋白質。假設你打算在你最喜歡的餐廳吃飯，而你要吃的餐點含有 1000 大卡的熱量，大約是你平常晚餐的兩倍。為了挪出多餘的熱量空間，你可以減少（甚至移除）其他餐的碳水化合物和脂肪，但必須保留蛋白質。舉例來說，如

果你早餐通常都吃炒蛋白、燕麥、杏仁，就可以跳過早餐，並在中午多吃一些蛋白質；也可以將燕麥和杏仁的分量減半（如果早上不太會餓，可以減少更多）。午餐的時候可以只吃沙拉裡面的雞肉，並把麵包丁、鷹嘴豆、醬料和配菜的米飯省掉。下午的點心還是可以吃高蛋白優格，但香蕉和穀麥就可以省掉。這樣一來，你就可以挪出很多熱量空間來吃大餐，讓你的熱量攝取更不容易超越熱量消耗。

但是，這個策略請偶爾為之，不要太常做。我希望你可以養成健康且永續的飲食習慣，不要為了操弄熱量而走火入魔。所以借用熱量的這個策略，建議只用在吃大餐的日子就好（每週 1 至 2 次）。

3. 盡量將當日脂肪攝取量控制在 100 公克以內

這樣不僅能夠控制熱量（畢竟每公克的脂肪含有 9 大卡），也能限制脂肪的累積。所以如果真的要吃大餐，與其吃下太多脂肪，不如選擇碳水化合物，這樣能夠減少立即的脂肪累積，也會對減脂有額外的好處。

熱量限制的一個壞處，就是會限制瘦體素的分泌，而瘦體素的來源是體脂肪。簡單來說，瘦體素會告訴大腦現在體內有很多能量，此時身體可以自由使用能量、攝取正常分量的食物、並進行正常的身體機能。

但是在限制熱量減脂的時候，瘦體素會下降，這時候身體會以為能量不足，必須少消耗點熱量、並攝取多一點熱量。這個現象的機制包括基礎代謝率下降、整體活動量減少，以及食慾增加。

如果能提升瘦體素分泌，就能逆轉這些影響，因此你在停止熱量限制並回到正常飲食的時候，通常感覺會舒服很多。如果要在減脂的時候避免瘦體素分泌不足的負面影響，其實不需要停止飲食控制，只需要在一兩天的時間內大幅增加熱量攝取，就可以暫時提高瘦體素的分泌，讓代謝率回歸正常。研究顯示，大量攝取碳水化合物（每日每磅體重 2 公克以上）的效果特別好。

4. 聰明飲酒

　　我們在本章曾經討論過，聰明飲酒的方式包含：

1. 每週飲酒不要超過 1 次。
2. 當日要減少碳水化合物和脂肪的攝取（並增加蛋白質的攝取）。
3. 飲酒的時候盡量不要吃東西，並避免碳水化合物爆表的飲料，例如啤酒和水果調酒（盡量喝紅白酒和烈酒）。

　　你現在已經知道如何利用飲食來增肌、減脂、促進身心健康。也就是說，你已經可以學以致用，打造出自己的〈終生強壯〉飲食計畫（別忘了，你也可以在本書的附錄找到免費的電子飲食計畫模板）。

　　不如就馬上開始吧？只要設計出令人滿意的計畫，就馬上開始執行吧！讓我們馬上一起踏上更健康、更精實、更強壯的旅途。

　　在後續的章節，我們將討論如何將有效的肌力訓練與有氧訓練計畫，融入你嶄新的生活型態。

重點整理 ....

- 如果你對體脂率不滿意而想要減脂，就必須先執行減脂期；而如果你的體重很重，也必須先減脂。

- 如果你很瘦或很精實，想要專注提升肌肉量與肌力，就必須先執行精實增肌期。

- 如果男性的體脂率在 15% 以上、女性在 25% 以上，建議分別先減到 10%（男性）和 20%（女性）左右。

- 如果男性的體脂率介於 10% 至 15% 之間、女性介於 20% 至 25% 之間，可以根據喜好，選擇要減脂、精實增肌、或是維持。

- 男性體脂率到了 10% 至 12% 之間、女性到了 20% 至 22% 之間的時候，就必須暫停減脂期，除非你有必須變更瘦的理由。減脂期通常會持續 8 至 12 週，但如果你的體脂率很高，則可能會需要數月的時間。

- 男性體脂率到了 15% 至 17% 之間、女性到了 25% 至 27% 之間，就必須停止精實增肌期。精實增肌期通常會持續 12 至 16 週。

- 根據食慾、喜好、生活行程來決定一天要吃幾餐。

- 減脂的時候，每週外食盡量不要超過 1 次；精實增肌或維持的時候，每週盡量不要超過 2 次。

- 如果你可以準確估計外食的巨量營養素（通常是比較單純的料理才有辦法），就可以放心更常外食。

- 飲料的熱量不應超過每日熱量攝取目標的 10%。

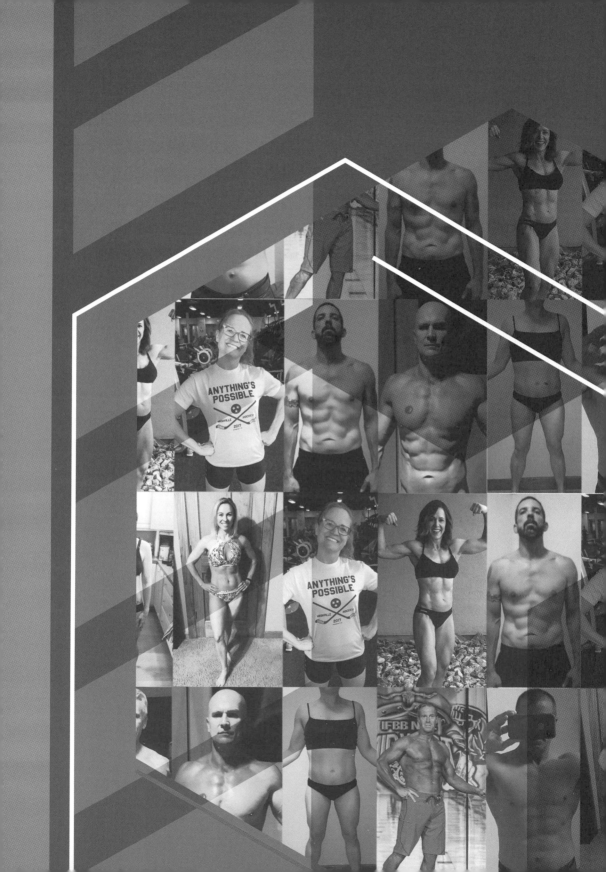

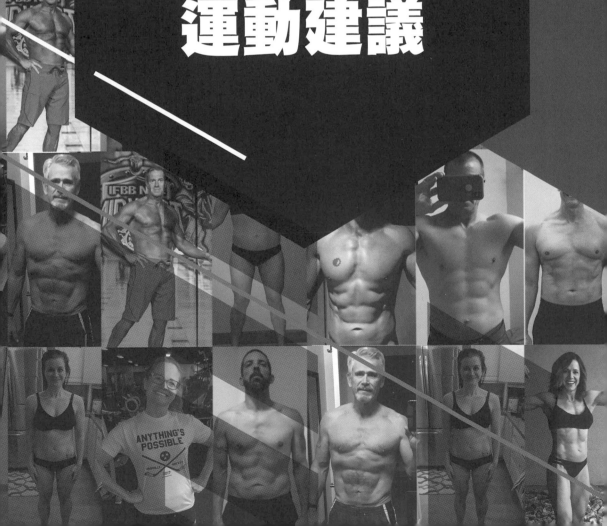

PART 3

最全面的
運動建議

9

任何年齡都適用！
打造精實肌肉的關鍵

世界上任何值得做的事情，都需要付出努力，

都令人感到痛苦，也都相當困難

——狄奧多・羅斯福（Theodore Roosevelt）

幾萬年以前，義大利南部的小鎮克羅頓（Croton）相當知名，因為許多偉大的運動員都來自這個小鎮，其中最有名的一位叫做米洛（Milo），他在自己的運動項目無人能及，六度贏得奧運金牌、七度稱霸皮提亞競技會（the Pythian Games）、十度在地峽運動會（Isthmian Games）稱雄，並九度在尼米亞運動會（Nemean Games）拔得頭籌。

米洛成為傳奇運動員的原因，當然不只有天分和技巧，他也具有相當驚人的力量，並締造各種奇蹟，例如將自己的銅像搬到奧運會場、在房屋倒塌的時候抱住柱子來拯救居民，並在一天之內揹著一隻成年的牛走路，並把這隻牛殺來吃。

米洛正是用揹著牛走路的這個方法，來打造他驚人的體態與力

量。幾年前有一隻小牛出生在米洛家附近，隨後他靈機一動，把這隻牛扛在肩膀上在城鎮閒晃。米洛毫不在意其他人的眼光，每天都扛著牛走來走去，持續 4 年的時間。

這隻牛越長越大、越長越重，米洛的體型也越來越大、力量越來越強。最後他的力量大到足以扛著一隻成年的牛到處走動，因此他在角力場上遇到的對手都只有被虐的份兒。擁有這麼驚人的力量，米洛在運動場上的成功也就毫不意外。

以上這個故事說明了肌力訓練和提升肌肉的重要原則，也就是以漸進的方式提升肌肉承受的機械性張力，慢慢做到從前覺得不可能的事。

研究顯示，肌肉生長有三個主要的「因素」或「路徑」：

1. 機械性張力
2. 肌肉損傷
3. 細胞疲勞

機械性張力指的是肌纖維伸展與收縮時產生的力量，簡單來說就是肌肉的力量。肌肉損傷指的是高張力對肌纖維造成的細微損傷，雖然還不確定肌肉生長的機制是否包含肌肉損傷，或只是機械性張力的附帶效果，但目前看來，肌肉損傷還是應該占有一席之地。至於細胞疲勞指的是肌纖維反覆收縮時，細胞內部與外部所產生的一系列化學反應。執行阻力訓練接近力竭的時候（肌肉無法再收縮時），就會造成大量的細胞疲勞。

研究顯示，肌肉生長的三個要素中，最重要的就是機械性張力。

也就是說，機械性張力對肌肉生長的刺激，大於肌肉損傷和細胞疲勞。

這三個因素也和科學家所謂的「肌力耐力光譜」概念互相呼應。這個理論指出：

- 移動大重量時會產生很大的機械性張力與肌肉損傷，但細胞疲勞程度較少，這時候主要提升的是肌力。
- 移動小重量時會產生較低的機械性張力與肌肉損傷，但細胞疲勞程度較高，這時候主要提升的是耐力。

根據你剛剛讀到的內容，你覺得哪一種方法能更有效率提升肌肉？沒錯，是第一種，因為移動大重量會產生較高的機械性張力，而機械性張力刺激肌肉生長的效果，大於肌肉損傷或細胞疲勞。

很多教練和健身愛好者可能會說，要變得健康和強壯就必須讓肌肉得到各種不同的刺激（例如運動），但其實不是這樣。要變得強壯，就必須讓肌肉產生更大的力量（張力）。所以米洛的訓練方法雖然相當土法煉鋼，卻非常有效，因為他每天都強迫自己移動更大的重量。

本書的肌力訓練計畫也會帶給你一樣的效果，不會介紹你一些無效的運動方法和理論，例如「代謝型訓練」、「肌肉混淆」或「功能性訓練」。我們強調的是漸進式超負荷。舉例來說，初學者會在每週第一次下肢訓練時做兩種深蹲動作，包括徒手深蹲與徒手分腿蹲。越來越強壯以後，你的體重就不足以為肌肉帶來挑戰，因此中階訓練者必須使用啞鈴來增加負荷，以再次達到漸進式超負荷，而中階者要做的動作包括啞鈴酒杯式深蹲，以及啞鈴分腿蹲。

如果你是男性，很可能已經理解肌力訓練和肌肉生長的重要性。你想變得更大隻、更精實、更強壯，而你現在應該很開心，因為你知道大重量訓練就是達到目標的關鍵。但如果妳是女性，可能會感到有點不安，因為妳想要變得好看、有線條，而不想「長肌肉」或「練太壯」，而這就是所有迷思中，對女性健身與健康帶來最大負面影響的一個。

這個迷思表面上看起來好像有點道理，畢竟那些想變壯的男生不正是透過大重量來達成目標嗎？如果女性的目標是線條和精瘦，怎麼可能會用一樣的方法訓練呢？事實上，女性要練出巨大的身形或大塊的肌肉，比多數人想像的困難許多。道理很簡單，因為就算男性天生比女性容易長肌肉，還是要非常努力訓練才會有效果，不可能突然就練出健壯的身材。所以女性其實不應害怕肌力訓練，而是要把肌力訓練當成巧克力蛋糕般欣然接受。

此外，男性或女性都沒辦法「拉長」或「繃緊」肌肉、改變體型、局部減脂。我們只能讓全身擁有更多肌肉，並讓整體脂肪變少。因此，如果有人告訴你說某些運動可以帶來舞者般「修長又精實的肌肉」，而其他運動則會讓你長出健美選手般「太壯又很醜的肌肉」，根本就是無稽之談，就像局部「修飾」、「雕塑」、「塑形」的運動一樣都是胡說八道。不管你做的是皮拉提斯、瑜伽、還是肌力訓練，你的體型都會是一樣的，唯一的差別只在於肌肉生長速度不同而已。

不過細節也很重要，因為如果女性在沒有控制體脂率的情況下恣意增肌，確實有可能練成臃腫的身材；但如果方法正確，例如使用本書的訓練方法，就能練出理想的肌肉線條以及曲線。

確實還是有不少女性用正確的方式做肌力訓練，最後的體態還是不盡理想，可能會讓妳有點猶豫。但妳必須瞭解的是，這種狀況大部分都不是因為肌肉量太大，而是因為體脂率太高。

　　脂肪會累積在肌肉組織的裡面和外面，所以體脂率越高，我們的身體就會看起來越大隻、越臃腫。但如果我們讓體脂率降低，就會有很明顯的改變，這時候我們不再臃腫，我們擁有的是運動員般的精實身材。因此不管是男性或女性，如果想變強壯、線條變明顯，但不想變得很大隻，都必須讓肌肉量高於平均、並讓體脂率低於平均。如果想更瞭解肌肉量和體脂率對身材的影響，可以回頭參考第 123 和 124 頁的照片。

　　就我的經驗來看，多數女性健身者的理想身材，大約是 20% 的體脂率，再加上 15 磅的肌肉長在對的地方。至於男性的理想則是增加 20 至 35 磅的肌肉，並將體脂率控制在 10% 至 15% 之間。如果你覺得這個目標很遙遠，先別想那麼多，而是要先專注於本書計畫在初期帶來的效果。日後你越來越進步的時候回頭一看，會訝異自己竟然已經變得那麼強。最後當你差不多要達到目標時，就會有源源不絕的動力帶著你走完這條路。

　　你可能也會好奇，如果要有明顯的腹肌，男性和女性分別需要把體脂率降到多少（因為你可能也會想在鏡子中看到自己明顯的腹肌）。一般而言，男性的體脂率在 15% 左右、女性在 25% 左右時，腹部就會開始有點線條；而男性體脂率到了 10% 左右、女性到了 20% 左右，腹部看起來就會相當緊實且線條明顯。

　　此外，如果要有洗衣板般的腹肌，你根本不需要做任何訓練腹部

的動作。你只需要做兩件事：

1. 減少腹部脂肪
2. 訓練核心肌群

你現在應該很清楚，要做到第一件事，就必須控制熱量和巨量營養素。再來，你當然可以用訓練腹部的動作來做到第二件事，其實你根本不需要做捲腹、棒式或是側彎等訓練動作。這裡先賣個關子，我們會在下一章深入討論。

現在讓我們復習一下：本書讓你變強壯的方法，是讓你的肌肉接觸大量的機械性張力（漸進式超負荷）。最有效率的方法，就是在肌力訓練計畫中，加入三種主要動作。這三種動作非常有效，而且一百多年下來幫助很多人變強壯：

1. 推系列動作
2. 拉系列動作
3. 深蹲

菁英級的訓練者都會將這三類動作納入訓練計畫中，包括尤金‧桑多（Eugen Sandow）、凱蒂‧桑德維娜（Katie Sandwina），以及喬治‧哈肯施密特（George Hackenschmidt）等大力士先驅人物。其中凱蒂‧桑德維娜更在一場表演中力壓尤金‧桑多，將一顆 300 磅的啞鈴高舉過頭。簡單來說，你能將這三種動作做得越重，你的外表、感受和運動表現都會越好。因此本書的訓練計畫多半都圍繞這三種動作來設計。

不過請不必擔心，我沒有要你馬上就去做那些「很可怕」的訓練動作，例如槓鈴深蹲、硬舉、臥推。我會提供你三種訓練計畫，讓你根據自己的程度、活動度，以及經驗來選擇。這些訓練計畫雖然會有點困難，但絕對有效，而且不會讓你感到痛苦或受傷。

你很快就會發現，健康狀況不佳或是剛接觸肌力訓練的人，訓練內容會和健康狀況良好或常上健身房的人很不一樣。我也會針對男性與女性提供稍有不同的訓練計畫，希望可以讓你們更快達到目標；我也會列出各種適合的訓練選項，讓你可以根據自己的需求制定最適合的訓練計畫。

但是在我們開始討論訓練計畫以前，要先瞭解推系列動作、拉系列動作，以及深蹲的資訊，你才能知道為什麼這些動作對於打造出色身體如此關鍵。

推系列動作分析

推動外在阻力，是訓練上肢肌力和肌肉量的最好辦法之一。把阻力推離身體（例如伏地挺身、啞鈴臥推、槓鈴臥推等動作）的時候，你會使用到腰部以上許多大肌群，包括胸肌（胸部）、三角肌（肩膀），以及肱三頭肌（手臂）。

推系列動作使用的肌肉

利用推系列動作來訓練這些肌肉，不只會讓你變好看而已。我們

的日常生活都會用到這些肌肉，例如早上起床、開門或開櫃子，以及
把東西高舉過頭等。

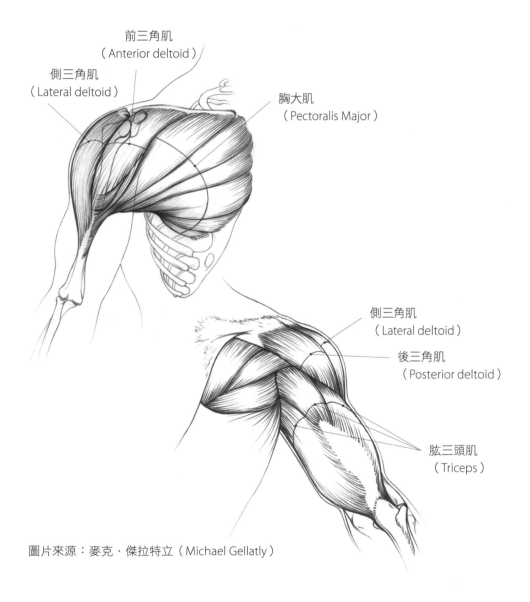

前三角肌
（Anterior deltoid）

側三角肌
（Lateral deltoid）

胸大肌
（Pectoralis Major）

側三角肌
（Lateral deltoid）

後三角肌
（Posterior deltoid）

肱三頭肌
（Triceps）

圖片來源：麥克‧傑拉特立（Michael Gellatly）

195

拉系列動作分析

　　拉動外在阻力，也是訓練上肢肌力與肌肉量的好方法。把阻力拉向自己的時候（例如引體向上、啞鈴划船，以及硬舉等動作），你會使用到軀幹的最大肌群（背肌）、肱二頭肌（手臂），而有的動作也會使用到你的核心肌群（腹直肌和腹斜肌，甚至是下肢肌肉）。

拉系列動作使用的肌肉

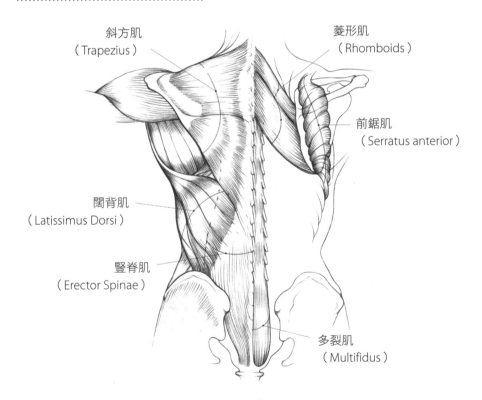

斜方肌
（Trapezius）

菱形肌
（Rhomboids）

前鋸肌
（Serratus anterior）

闊背肌
（Latissimus Dorsi）

豎脊肌
（Erector Spinae）

多裂肌
（Multifidus）

圖片來源：麥克・傑拉特立（Michael Gellatly）

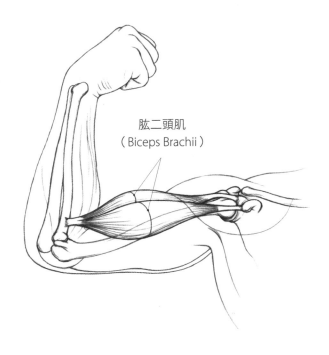

肱二頭肌
（Biceps Brachii）

深蹲分析

深蹲是打造運動員般強壯下肢的最好辦法。做深蹲的時候（例如徒手深蹲、酒杯式深蹲、槓鈴深蹲等常見動作），你會使用到全身最大的肌肉，也就是股四頭肌（大腿前側），也會用到腰部以下的許多肌肉，包括臀肌（屁股）、髖屈肌（髖關節）、腿後肌（大腿後側），以及小腿肌。深蹲也會訓練到核心肌群、上背部肌群，以及下背部肌群（尤其是豎脊肌）。

深蹲使用的肌肉

能做好深蹲的強壯下肢對於整體健康非常重要，也能夠讓我們在老化的過程中維持健康和生活品質，畢竟許多日常生活和休閒活動都很仰賴我們的下肢肌力，例如從椅子上站起來、上下車、爬樓梯等等。

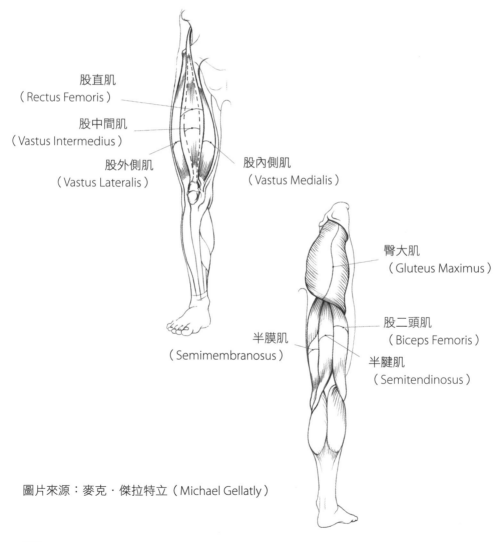

圖片來源：麥克・傑拉特立（Michael Gellatly）

　　肌力訓練和肌肉生長的領域博大精深，你很可能花了幾百個小時研究，最後卻只懂些皮毛，畢竟生物力學和生理學的概念都很複雜，包含上百種身體功能和適應機制。幸好，我們不需要真正成為科學家，也能夠掌握變健康和變強壯的實用知識，而本章正好提供其中三個最重要的方法：推系列動作、拉系列動作、深蹲。

　　只要做這幾種動作（我們稍後也會討論其他相關動作），就能訓練全身的主要肌群，並讓體態明顯進步。不過在實際訓練之前，請先繼續閱讀下一章，我們即將討論肌力訓練的重要原則。

重點整理

- 肌肉生長有三個主要的「因素」或「路徑」：機械性張力、肌肉損傷、細胞疲勞，其中又以機械性張力最重要。
- 光是讓肌肉產生最大張力，並不足以達到最好的肌肉生長效果。你必須逐漸讓肌肉產生越來越大的張力，達到所謂的漸進式超負荷。
- 多數健身女性的夢想身材，大約是 20% 的體脂率，加上 15 磅長在理想部位的肌肉；而多數男性則希望增加 20 至 35 磅的肌肉，並讓體脂率維持在 10% 至 15%。
- 推動外在阻力，是訓練上肢肌力和肌肉量的最好辦法之一。把阻力推離身體的時候，你會使用到腰部以上許多大肌群，包括胸肌（胸部）、三角肌（肩膀）、肱三頭肌（手臂）。
- 拉動外在阻力，也是訓練上肢肌力與肌肉量的好方法。把阻力拉向

自己的時候，你會使用到軀幹的最大肌群（背肌）、肱二頭肌（手臂），而有的動作也會使用到你的核心肌群（腹直肌和腹斜肌），甚至是下肢肌肉。

- 做深蹲的時候（例如徒手深蹲、酒杯式深蹲、槓鈴深蹲等常見動作），你會使用到全身最大的肌肉，也就是股四頭肌（大腿前側），也會用到腰部以下的許多肌肉，包括臀肌（屁股）、髖屈肌（髖關節）、腿後肌（大腿後側）、小腿肌。深蹲也會訓練到核心肌群、上背部肌群，以及下背部肌群（尤其是豎脊肌）。

10

成功肌力訓練的
5 大法則

多數人都會錯失機會，
因為真正的機會往往看起來相當平凡

——無名氏

我相信大多數的讀者都有心目中理想的體態。男性通常想要擁有精實的肌肉、線條明顯的腹肌、強壯的胸肌、背肌、手臂，以及雙腿，但不想練得太大隻；女性通常想讓曲線更明顯，要有線條明顯的雙腿、翹臀、平坦的腹肌，以及傲人同時迷人的上圍，但不想變得骨瘦如柴（更不想要變成「泡芙人」）。

你絕對可以達到這些目標，而且不需要具備最好的基因，也不用一輩子刻苦訓練，就可以達到。不過你必須知道正確的方法，因為如果只會減少碳水化合物和計算每天走幾步，是遠遠不夠的。你必須使用一個很不一樣的方法，雖然比較困難，但效果會非常好。

首先，我們在健身房裡有很多事情可以做，但我們寶貴的時間精力要花在報酬率最高的事物上。換句話說，我們在訓練的時候要應用

八二法則，這個法則在很多領域都適用，也就是只要把 20% 的事情做好，就能得到 80% 的效果。

提出這個法則的是經濟學家維爾弗雷多·帕雷托（Vilfredo Pareto），日常生活中幾乎每個領域都能應用。舉例來說，研究指出美國健保支出的 80% 都用在大約 20% 的病人身上；在棒球場上，85% 的勝利都是來自 15% 球員的貢獻；社會上 80% 的刑事案件都是 20% 的犯人做的。

八二法則也適用於運動，也就是大部分的效果都來自少數的動作。我們的訓練計畫中有哪些重要的原則呢？以下用簡單的公式來表達：

3-5 | 5-7 | 9-15 | 60-80 | 2-4

這不是什麼需要破解的密碼，但確實含有打造理想身形的「祕密」。這些公式的意思是：

· 每週做 3 至 5 次肌力訓練。

· 主要肌群至少每 5 至 7 天要訓練一次。

· 每次訓練至少做 9 至 15 個扎實訓練組。

· 用一下最大反覆次數的 60 至 80% 來訓練。

· 扎實訓練組之間要休息 2 至 4 分鐘。

讓我們一步步檢視公式，並看看如何融入真正有效的訓練計畫。

每週做 3 至 5 次肌力訓練

只要在社群媒體上搜尋「# 沒有休息日（#nodaysoff）」，就可以發現很多人對自己的決心與毅力很自豪。他們的努力固然值得肯定，但每週進行 6 至 7 天的高強度訓練，幾乎必然讓身心耗竭（尤其是減脂的時候）。

肌力訓練對身體的負擔其實很大。你的關節、肌腱、肌肉都會有一定程度的受損，神經系統也會近乎超載。雖然這是健康與強壯的必經之路，但也會慢慢累積疲勞，讓速度、爆發力與技巧受到影響。有些研究顯示，這些反應的真正來源可能不純粹是生理現象，而是心理或情緒因素，但這些反應相當真實，你必須知道怎麼處理。

如果你忽略身體的訊號並強渡關山，很可能就會出現功能性過負荷（overreaching）的症狀，例如：

- 休息也不會減緩的痠痛、疲勞與虛弱感
- 睡眠障礙
- 食慾減少、體重無預警下降
- 易怒、焦慮、耐心不足、躁動
- 心律不整
- 無法專注
- 憂鬱

我建議每週做 3 至 5 次的肌力訓練，因為這樣就足以達到你的健身目標，同時也不會危及身心健康。因此〈終生強壯〉的所有訓練計

畫都以每週 3 次肌力訓練為基礎，並鼓勵讀者每週頂多做 2 小時的有氧運動就好。一週 5 次以上的訓練當然也很棒，但我猜你可能剛剛接觸我的健身方法，所以每週的訓練不需要超過 3 次，就可以獲得驚人的進步。既然 3 次就有效，何必花更多不必要的時間呢？

不過有一點需要注意：隨著經驗越來越豐富、效果越來越明顯，你可能會開始覺得「休息日」很浪費，好像應該做點什麼來再增加一點肌肉、再減去一點脂肪。不過請你記住，休息時間是〈終生強壯〉訓練法的關鍵，因為你可以在這時候休息與充電，讓你在每週訓練時可以全力發揮。

主要肌群至少每 5 至 7 天要訓練一次

所謂的主要肌群，就是上一章提到的推系列動作、拉系列動作及深蹲所使用的肌群。每個主要肌群的訓練頻率取決於生活行程、訓練目標、訓練難度。而訓練頻率的黃金指標，就是所有主要肌群至少每週要訓練一次。

舉例來說，如果你每週訓練三次，而你最想練的是上肢肌群，這時候推系列和拉系列動作的訓練頻率就要高於深蹲，例如你可以在每週第一次和第三次訓練做推和拉，第二次訓練則做下肢訓練。同理，如果你比較想訓練下肢，花的時間就要比推和拉更多。

每週要做多少的推、拉、深蹲，以及其他肌力訓練動作，要看這些動作的難度，而所謂的難度則主要取決於訓練強度（訓練中使用的阻力）和訓練量（執行的總次數）。訓練所使用的重量（阻力）越重、

組數越多，就表示訓練越困難，因此越難恢復。因此，每次訓練的強度和量越高，你的訓練頻率就會越低。舉例來說，你每週可以訓練深蹲或推系列動作兩三次，但你能做的難度就只會那麼高，代表每次訓練時能用的重量和能做的組數就只會有那麼多。

所謂的「組數」是由連續的「次數」所組成，而次數就是特定動作執行的次數。例如你做完 10 下伏地挺身然後休息，就代表你做了 1 組 10 下。

所以，有效訓練的關鍵，就是在太努力和不夠努力之間取得平衡，而這就帶出我們的下一個原則……。

每次訓練至少做 9 至 15 個扎實訓練組

〈終生強壯〉所有訓練計畫都會包含暖身以及 12 組扎實訓練組（也就是難度較高的訓練組，可以有效提升肌肉量和肌力），總共大約需要 1 小時的時間。也就是說，你每週真正需要訓練的時間只有 3 小時，大概就是美國人平均每天使用社群媒體或看電視的時間。

你可能會懷疑，這麼好的訓練效果怎麼可能只需要這麼少的時間精力，特別是有些知名教練都說每次訓練都要做 25 至 30 個扎實訓練組。這種訓練方法雖然很受歡迎，但常常效率不佳，甚至會造成反效果，因為你的單一肌群能承受的訓練量有限，如果超過這個上限，反而不會帶來更多肌肉生長效果。研究顯示，這個上限大概就在 8 至 10 個扎實訓練組，當然也要看你使用多少阻力，以及你的訓練程度如何。

單一肌群每次有多少扎實訓練組很重要，而每週有多少扎實訓練組也很重要。越來越多證據顯示，剛開始接觸肌力訓練的新手，每個肌群每週所需的扎實訓練組不需要超過 10 組，就能讓肌肉量和肌力顯著提升；而中階者和進階者每週則需要 15 至 20 個扎實訓練組，才能持續進步。

用一下最大反覆次數的 60 至 80% 來訓練

　　在〈終生強壯〉訓練計畫中，你會使用一下最大反覆次數的 60% 至 80% 來訓練。所謂一下最大反覆次數，指的就是特定動作做一下的最大重量。也就是說，每個動作做 8 至 15 下後就要休息，這個強度比多數人想像中更高，因為很多訓練計畫都會使用較輕的重量與較多的次數，但這樣其實不太有效。使用較輕的重量當然也會讓肌肉成長，但是研究顯示，若要使用較輕的重量，就必須練到肌肉力竭（無法再多做一下動作），才會產生明顯的進步。

　　這種練到力竭的方法會有兩個問題：首先，每組做 20 下以上會讓人心很累（每一組的時間比較長、感覺比較累，而且造成的疲勞也比高強度低反覆更多）；第二，經常力竭會增加受傷的風險。只要使用更重的重量，並減少每組的次數（如同本書的建議），你不需要過度疲勞，也不需要讓肌肉力竭，就能達到很棒的增肌效果。

　　現在你可能會希望一下最大反覆次數不要太難算，這樣才能在訓練中使用正確的重量；你可能也會害怕這個訓練系統很複雜，自己可能做不到。別怕，這裡我們不需要數學。我會跟你分享一個很簡單的

方法，讓你靠直覺就能確定該從什麼重量開始，接著逐步使用更大的重量。但在這之前，我們要先討論肌力訓練的最後一個重要原則。

扎實訓練組之間要休息 2 至 4 分鐘

多數人上健身房就是為了運動和流汗，所以組間休息就很像在浪費時間，因此很多人的休息時間都很短，甚至完全不休息，一直保持活動。如果你的目的只有燃燒熱量，這樣沒什麼問題；但如果你想要提升肌肉量和肌力，就大有問題。

肌力訓練需要把肌肉推向極限，而足夠的組間休息非常重要，因為這樣你的心臟才有時間喘息，並為下一個扎實訓練組做好準備，讓你可以發揮出最大的力量。

以上說法也有科學根據。巴西里約熱內盧州立大學（State University of Rio de Janeiro）的科學家做過一份研究，發現 3 至 5 分鐘的組間休息，可以讓訓練者執行更多的組數、使用更大的重量，並得到更多的總訓練量。美國東伊利諾大學（Eastern Illinois University）的一份研究也有類似的結論，指出在執行大重量訓練時，2 至 4 分鐘的組間休息可以帶來最好的效果。

實際上，訓練肱二頭肌、肱三頭肌和肩膀等小肌群的時候，組間休息可以稍微短一些（2 分鐘左右）；而訓練背部、胸部和腿部等大肌群的時候，組間休息則要長一些（最多可以到 4 分鐘）。

很多人也跟你一樣，一開始會覺得休息那麼久很奇怪。你甚至可能會感到罪惡，好像休息時間還比訓練時間更多。不過，請你專注並

相信這個過程，仔細觀察身體對訓練的反應，並且真心相信這些休息時間是有效訓練的關鍵。

組間休息的時候要做什麼呢？你必須真的休息，讓身體為下一組扎實訓練做好準備。你可以坐著或站著休息，但不要做增強式訓練或有氧運動。另外也建議你要計時，以免高估或低估休息時間。使用手機內建的碼表就可以輕鬆掌握自己的休息時間。

除此之外，休息時要做什麼都沒關係，但是為了讓訓練的感覺與效果更好，建議關閉網路、社群媒體、電子郵件，並專注在訓練過程、身體感受，以及下一組使用的重量與次數（事實上，研究顯示在下一個訓練組前想像自己成功做完，可以有效提升運動表現）。

本章提到的所有公式都已解釋完畢，現在讓我們來討論肌力訓練的其他關鍵面向，以確保你可以達到最好的結果。

如何達到漸進式超負荷

漸進式超負荷是肌力訓練最重要的部分之一。不管你花再多心思考量訓練頻率、訓練強度、訓練量，或其他相關的因素，如果沒有正確執行漸進式超負荷，就很難長時間持續訓練。我們很難避免訓練的停滯期或高原期，但漸進式超負荷是幫助我們克服這些困難的關鍵。

要達到漸進式超負荷有很多種方法，但我認為最好的辦法是所謂的「雙軌式漸進」，也就是你選定一個反覆次數的「範圍」（一組中最低與最高的反覆次數，例如 10 至 12 下），而只要能連續多組達到這個範圍的上限，就增加重量。接著，如果你可以用這個新重量完成

一組扎實訓練組，而且能夠達到這個反覆次數範圍下限的 1 至 2 下，就繼續使用這個重量，直到再次達到範圍上限。這種方法會讓你努力提升反覆次數，而到達一定的反覆次數以後，就可以提升重量來「獎勵」自己。由於兩個訓練變項會持續進步，因此稱為「雙軌式漸進」。

讓我們舉例說明。假設你正在執行一項男性中階訓練計畫，要用 8 至 10 下的反覆次數範圍來做許多動作，而且要連續在三個扎實訓練組做到 10 下，才能加重。你先從推系列動作開始，做 3 組啞鈴臥推。目前為止，你已經可以用 50 磅的啞鈴來做這個動作，而今天你 3 組都做到了 10 下。恭喜！可以加重了！

下週你做啞鈴臥推的時候，就要使用 55 磅的啞鈴，你的目標是在第一個扎實訓練組至少做到 6 下（反覆次數的下限是 8 下，這樣剛好比下限少 2 下）。如果做得到，就表示你已經成功漸進，就繼續使用 55 公斤，直到你可以連續 3 組做到 10 下，再繼續加重。如果你使用 55 公斤的第一組無法達到下限的 2 下以內怎麼辦？這裡先賣個關子，我們會在第十二章深入討論漸進式超負荷的各個原則。

如何使用適當的動作範圍

「動作範圍」指的是在特定動作中，你的肌肉收縮或伸展的程度。所謂收縮就是讓身體兩個部位之間的角度變小，例如做啞鈴肱二頭肌彎舉的時候，前臂和上臂之間的角度會變小；而所謂伸展就是讓身體兩個部位之間的角度變大，例如從椅子上站起來的時候，會讓大腿與軀幹、大腿與脛骨之間的角度變大。

做肌力訓練的時候，參與動作的主要關節可以安全且舒服做到多少的收縮與伸展，有一定的限制（例如深蹲時的膝關節與髖關節、槓鈴彎舉時的肘關節、臥推時的肩關節與肘關節等等）。而所謂適當的動作範圍，指的是「完整」的動作範圍，也就是主要關節必須達到收縮與伸展的自然上限（如果超過上限就可能會受傷）。

　　舉例來說，伏地挺身的完整動作範圍，就是要在往下的階段讓身體碰到地板（手肘收縮）、推上來的時候要將手臂打直（手肘伸展）；引體向上的完整動作範圍，則是在把身體往上拉的時候，要讓下巴超過單槓（手肘收縮）、身體往下的時候要讓手臂打直（手肘伸展）。

　　訓練時使用完整的動作範圍很重要，因為可以提升肌肉和肌力的成長效果。完整動作範圍也會減少受傷的風險，因為如果只使用部分動作範圍，訓練動作造成的壓力會集中在關節附近的局部區域。

　　舉例來說，如果做深蹲時只把臀部往下蹲一兩英吋，大部分的壓力就會集中在膝蓋前側的肌腱。不過如果可以蹲得更低，壓力就會轉移到其他的肌腱和韌帶。使用完整的動作範圍，壓力就會分散到整個關節，降低局部疼痛或發炎的機率。

如何使用正確的動作技巧

　　除了完整的動作範圍之外，你在每一下反覆次數也都要控制身體和重量移動的方式。你必須一直感覺自己使用肌肉來執行動作，而不是讓重力或慣性來帶動身體。

　　舉例來說，做伏地挺身的時候，不要放鬆胸部和手臂肌肉讓軀幹

往地上掉，而是要在胸部往下的時候繃緊上肢肌肉。同理，做引體向上的時候，不要甩動膝蓋來幫助身體往上，拉到最高點的時候也不要讓身體直接掉下來，而是要在往上拉的時後將雙腿維持不動，並用緩慢平穩的速度讓身體下來。

如果要在訓練時使用完整的動作範圍與技巧，你當然必須知道每個動作的正確執行方式，也必須使用適當的重量。我們之後會再討論如何選擇適當的重量，你現在只要記住：如果使用的重量太重，就無法在不減少動作範圍，或不犧牲動作技巧的情況下完成訓練計畫。這樣一來，訓練的效果和安全性都會大打折扣。

也就是說，你必須選擇適當的重量，以正確的技巧來做到正確的動作範圍。

扎實訓練組要多扎實？

要讓雙軌式漸進達到最好的效果，就必須確保扎實訓練組夠扎實，讓肌肉產生夠高的張力。以下是建議的辦法：

- 徒手訓練的扎實訓練組，都要做到差 1 下就力竭，也就是要做到自己下一個反覆次數會無法達到最好的動作技巧為止。
- 使用機器、啞鈴和槓鈴訓練的時候，每一個扎實訓練組都要做到差 2 至 3 下力竭（只剩下 1 至 2 下的良好動作技巧）。

之所以會有難度上的差異，是因為徒手訓練可以更接近力竭，畢竟疲勞與危險程度都不如使用機器、槓鈴、啞鈴的時候。所以如果你

的訓練計畫包含伏地挺身，扎實訓練組就要做到覺得無法順利完成下一個反覆次數為止；而如果要做槓鈴臥推，扎實訓練組就要做到覺得只剩下 1 至 2 個反覆次數為止。

要怎麼知道什麼時候會力竭呢？我們多半都要透過嘗試錯誤才能知道，但你開始訓練以後，很快就會知道自己的能耐。有一個方法可以讓你很快養成這種直覺反應：扎實訓練組做到接近尾聲的時候，試著問問自己如果真的要做，還可以用良好的動作技巧做幾下。你的直覺往往會很準確，而且經驗越豐富會越準確。

你可能覺得以上這些原則沒什麼大不了，但你已經瞭解了肌力訓練最容易被忽略的成功關鍵，也就是訓練到底要多扎實。很多人訓練不扎實，卻一直納悶為什麼沒有進步；也有很多人訓練太過扎實，卻一直納悶為什麼一直卡關甚至受傷。而你現在已經知道要多扎實才會達到最好的效果。

如何使用正確的動作節奏

動作節奏指的是要用多快的速度做動作，主要有兩種說法，一個是很慢，另一個是很快。提倡做很慢的人認為，肌肉不會知道你正在使用多少重量，只會知道自己正在產生多少張力，而肌肉處在張力下的時間越長，訓練的效果就會越好。因此他們認為，動作放慢的肌肉生長效果比加快更好。但是許多研究似乎不支持這個說法，指出較快的動作會帶來更好的訓練效果。

肌肉處在張力下的時間其實沒那麼重要，因為慢速必然會減少使

用的重量或反覆次數，或是兩者都會減少。而重量和反覆次數是提升肌肉量和肌力的主要因素，減少任何一個都會影響訓練效果。

因此我建議你所有動作都使用「1-0-1」的節奏，也就是每下反覆次數的第一部分都持續大約 1 秒，稍微暫停一下，再用 1 秒的時間回到起始位置。以徒手深蹲為例，就是用 1 秒的時間往下蹲、暫停一下、再用 1 秒的時間站起來。

不過你也不必過度擔心自己有沒有做到正確的節奏。只要你能在動作的第一部分用快速又有控制的方式移動，中間停留的時間不要太長，再盡可能用良好的動作技巧回到起始位置，你就做對了。

如何避免受傷？

許多人在做肌力訓練的時候受傷，不是因為任何一次訓練做得太努力，而是因為無法從前一次訓練中恢復。以下這個情況相當常見：某次下肢訓練後的隔天，你感覺膝蓋有點僵硬，但你不以為意。幾週後，你開始在深蹲的時候感到疼痛，但是你認為有痛苦才會有進步，然後繼續埋頭苦幹。再過幾週以後……你的膝蓋就不太想理你了。

這就是所謂的重複性壓力損傷（RSI），是所有運動員的惡夢。RSI 不足以讓你痛到無法訓練，但絕對會影響運動表現。幸運的是，通常只要稍微休息就能完全消除 RSI。而休息其實也是消除 RSI 的唯一方法，只要 RSI 開始出現，你就必須避免造成這種損傷的動作，否則損傷就會變嚴重。有時候只要避開特定動作就好，但也有可能會讓整個肌群都無法訓練，必須等到痊癒以後才能繼續訓練。

肌力訓練其實比很多人想像中更安全，但任何激烈的身體活動都一樣，如果做得更多，大概至少都會經歷過輕微的 RSI。不過，你還是可以採取一些預防措施來避免 RSI 的出現，以下介紹幾個好辦法。

覺得不對就不要做

這個規則很簡單：訓練的時候如果會痛，或感覺「不太對」，就立刻停止動作。我指的不是肌肉痠痛或接近力竭時的燃燒感，而是疼痛或「奇怪」的感覺（尤其是關節附近）。

如果做動作時的疼痛會讓你不太敢繼續做，就是一個警訊。如果你忽略它，很可能就是自找麻煩。RSI 很麻煩也很討厭，剛開始出現的時候不一定會疼痛。舉例來說，你可能會在啞鈴臥推的最後幾下感覺手肘「怪怪的」，或是在做深蹲的時候感覺膝蓋「很詭異」，或是硬舉的時候感到背部「緊緊的」。這些感覺不一定是 RSI 的症狀，但你還是應該要小心，就像開車的時候聽到車子發出奇怪的聲音一樣。

所以只要你感覺疼痛或怪怪的，就停下來休息幾分鐘，然後再試試看這個動作。如果沒有改善，就換成感覺正常的動作，下次訓練再試試看會痛的那個動作，看看情況如何。如果還是有問題，就繼續變換動作，直到感覺正常以後再回到原本的訓練動作。

如果你不確定自己身體的感覺是否正常，可以問問自己以下兩個問題：

1. 疼痛出現在身體兩側還是只有單側？如果正確執行訓練動作，身體兩側承受的壓力應該差不多。所以如果有一邊特別不舒

服，很可能就有問題，而不只是正常的肌肉燃燒感或疲勞感。

2. 疼痛圍繞在關節附近還是其他部位？這可能是多數人比較常遇到的狀況。肌肉和關節的疼痛與緊繃通常會在暖身後緩解，但真正的問題可能在暖身後會惡化。

循序漸進

在做肌力訓練的時候，最容易導致受傷的因素就是「狂熱」。你有時候可能覺得當天狀況特別好、想刻意秀給別人看，或純粹想越級打怪，就使用超出能力範圍的重量。這樣其實很不理想，因為你的動作品質大概不會太好，而且也會對關節和韌帶施加太大的壓力，進而影響恢復。

欲速則不達，慢慢來比較快。如果你剛開始接觸肌力訓練，在前幾個月的訓練中每一兩週都能持續加重，表示你練得很不錯；但隨著你越來越有經驗，每週能在最不擅長的動作多做 1 下（因此很可能數週才能增加一次重量），都是非常了不起的成就。

肌力訓練的至理名言就是「有進步就好」，你必須瞭解進步的速度有快有慢，但只要有在進步，就表示你的方向正確。

堅持良好的動作技術

使用不佳的動作技術確實可能舉起更大的重量，但也會降低訓練品質，並提升受傷風險，這樣就和肌力訓練的目的互相違背了。別

忘了，訓練的目的是以良好的技術為前提，在完整的動作範圍內控制一定的重量，而不是不計代價追求極限重量。這個原則在做推系列動作、拉系列動作，以及深蹲時特別重要，因為這些動作雖然本身不危險，重量卻相當重，而且技巧要求也很高。

所以，請不要為了進步或偷懶而犧牲技術。請學習每個動作的正確技術，並堅持動作品質。

＊＊＊＊＊＊

現在你已經擁有一份有效的訓練計畫，讓你達到長期的健身目標：要努力訓練，但訓練強度和訓練量都要適中，而且不會花太多時間。這樣的計畫能讓你持續進步，但絕對不會讓你感到痛苦或筋疲力竭。訓練應該要讓你感到開心，而不是感到害怕。

我的肌力訓練方法雖然簡單，卻絕對有辦法大幅改變你的身型與健康，而且任何人都適用。所以如果你曾經對健身失望過，現在是重新愛上它的機會；如果這是你第一次接收到類似概念，恭喜你有一個很棒的起點。

但是在真正開始執行〈終生強壯〉訓練計畫之前，我們接下來要先討論訓練方法的另一個面向：動作選擇。

重點整理

- 每個主要肌群（推系列動作、拉系列動作、深蹲所使用到的肌群）的訓練頻率取決於生活行程、訓練目標、訓練難度。而訓練頻率的黃金指標，就是所有主要肌群至少每週要訓練一次。

- 訓練肱二頭肌、肱三頭肌、肩膀等小肌群的時候，每個扎實訓練組後應該要稍微休息（2 分鐘左右）；而訓練背部、胸部、腿部等較大肌群的時候，每個扎實訓練組後應休息久一點（可以長達 4 分鐘）。

- 所謂的「雙軌式漸進」，就是你選定一個反覆次數的「範圍」（一組中最低與最高的反覆次數，例如 10 至 12 下），而只要能連續多組達到這個範圍的上限，就增加重量。

- 所謂正確的動作，就是以正確的動作技術，在正確的動作範圍內移動正確的重量。

- 徒手訓練的扎實訓練組，都要做到差 1 下就力竭，也就是要做到覺得自己下一個反覆次數會無法達到最好的動作技巧為止。使用機器、啞鈴和槓鈴訓練的時候，每一個扎實訓練組都要做到差 2 至 3 下力竭（只剩下 1 至 2 下的良好動作技巧）。

- 做肌力訓練的時候，每一下反覆次數都要使用「1-0-1」的節奏。

- 所以只要你感覺疼痛或怪怪的，就停下來休息幾分鐘，然後再試試看這個動作。如果沒有改善，就換成感覺正常的動作，下次訓練再試試看會痛的那個動作，看看情況如何。如果還是有問題，就繼續變換動作，直到感覺正常以後再回到原本的訓練動作。

- 肌力訓練的至理名言就是「有進步就好」，你必須瞭解進步的速度有快有慢，但只要有在進步，就表示你的方向正確。

11

打造最強自己的
最佳訓練動作

如果你不會做硬舉，就沒有理由活著

——瓊·帕爾·西格瑪森（Jon Pall Sigmarsson）

　　肌力訓練的動作選擇很多，但有一些動作特別值得做，因為相對容易執行、進步容易測量，而且整體效果很好。而在這些動作中，又只有幾個特別優秀，再一次印證我們提過的八二法則。

　　這對我們來說是好消息，因為我們可以忽略各種雜誌、社群媒體，還有健身房所傳遞的訊息，專心做好那幾種動作來變強壯就好。事實上，一直改變動作來給身體全新的挑戰，不是一個聰明的訓練計畫，畢竟你越常變換動作，就越難真正熟悉動作技巧，進而減緩進步速度。只要專心做好那幾種效率極高的動作，就可以安全讓全身的肌肉超負荷，同時讓你得到從前沒想過的健康與強壯。

　　我會在本章向你介紹這些優質的動作，而這些動作分成兩類：主要動作、輔助動作。

　　肌力訓練的大部分效果都來自「主要動作」，因為這些動作可以

訓練到最多的肌肉，並使用到全身最多的力量。但是，主要動作固然很有效，但還是有些特別難練到或進步特別慢的肌肉，無法只用主要動作來訓練。這時候我們就會加入「輔助動作」，來加強對特定肌肉的刺激，同時也能預防和矯正肌肉失衡與弱點，讓主要訓練動作的進步更順利。

本書訓練計畫的動作也會分成推系列動作、拉系列動作、深蹲，而主要動作也會根據程度分類，分別是初階、中階、進階。至於各種輔助動作之間的難度差異不大，因此不需要這樣分類。

初階動作當然最適合肌力訓練的新手，可以建立基本的肌力、平衡感、協調性，讓訓練者日後能夠面對更困難的訓練。多數初階動作都只會使用自身體重當作阻力（也就是徒手訓練），當然也有一些會使用體外負重，例如腿推機（器械式動作）。掌握初階動作以後，就可以進入中階動作。這兩種程度的訓練動作類似，但有一個不一樣的地方，就是會使用啞鈴、槓鈴，以及更多種的器械。最後，中階動作也變簡單的時候，就可以執行進階動作，而進階動作不過就是困難版的中階動作而已，主要一樣使用槓鈴和啞鈴。

以下圖表列出本書所提倡的〈終生強壯〉訓練計畫的所有動作，並以類型和難度來分類。不管你從哪種動作出發，最終的目標就是精通進階動作。取決於你現在的程度，可能會需要一年以上的時間。

	推系列動作	拉系列動作	深蹲動作
初階主要動作	伏地挺身	徒手划船	徒手深蹲
	器械式胸推	啞鈴硬舉	徒手分腿蹲
	器械式肩推	單手啞鈴划船	徒手跨步
	肱三頭肌下推		徒手登階
			腿推機
中階主要動作	啞鈴臥推	菱形槓硬舉	啞鈴酒杯式深蹲
	上斜啞鈴臥推		啞鈴跨步
	坐姿啞鈴肩推	坐姿滑輪划船	啞鈴分腿蹲
			啞鈴羅馬尼亞硬舉
進階主要動作	槓鈴臥推	槓鈴硬舉	槓鈴背蹲舉
	上斜槓鈴臥推	反手引體向上	槓鈴羅馬尼亞硬舉
	雙槓下推	引體向上	
輔助動作	滑輪肱三頭肌下推	滑輪下拉	腿伸屈
	啞鈴肱三頭肌過頭上推	器械式划船	腿後勾
	器械式滑輪夾胸	換手啞鈴彎舉	臀橋式
		滑輪肱二頭肌彎舉	

　　表格裡面的術語可能看起來很可怕，但你可以放心，任何人只要願意練習，不管運動細胞好不好，都可以輕鬆學會。

　　接下來讓我們逐一討論這些動作，以及主要使用的肌群。另外，為了讓你更容易理解，本書附贈的額外資訊也有影片可供參考（www.muscleforlifebook.com/bonus）。

主要推系列動作

推系列動作指的是移動雙手遠離軀幹,方向可以是水平(往身體前方)或垂直(往頭頂上方);有時候也可能是用手臂將軀幹推離手掌,例如伏地挺身(水平)或倒立肩推(垂直)。另外當然也包括把啞鈴或槓鈴等重量推離自己身體的動作,例如槓鈴臥推(水平)以及坐姿啞鈴過頭肩推(垂直)。

我們在第九章討論過,推系列動作主要訓練以下三個肌群,這些肌肉負責將手肘打直、將手臂朝前側或上方伸直,以及扭轉手臂:

1. 胸肌
2. 肱三頭肌
3. 三角肌

〈終生強壯〉的主要推系列動作,可以訓練你上肢的肌力和肌肉線條,包括胸部、肩膀、以及手臂。現在讓我們逐一檢視這些動作。

初階主要推系列動作

● 伏地挺身

〈終生強壯〉計畫中的伏地挺身有三種版本（我們會在下一章討論為什麼要有那麼多種）：

1. **一般伏地挺身**。見下圖。保持背部打直，身體往下讓胸部貼近地板，再將身體往上推回到起始位置。

2. **雙膝跪地伏地挺身**。動作和一般伏地挺身一樣，只是身體重量不是放在腳趾和手掌，而是放在膝蓋和手掌。

3. **墊高伏地挺身**。動作和一般伏地挺身一樣，只是雙腳不放在地上，而是放在一個大約膝蓋高度的平台上。

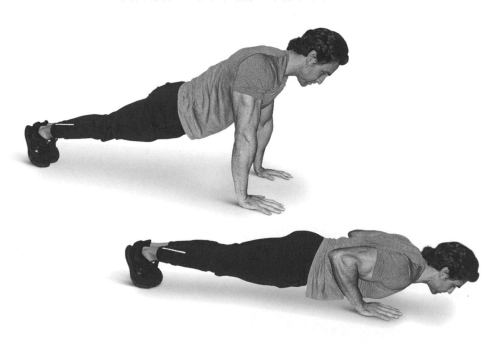

● 器械式胸推

調整握把和座椅，讓握把的高度與肩膀同高，並在胸部前方幾英寸的地方。雙手抓住握把往前推，手臂打直以後，再讓握把回到起始位置。

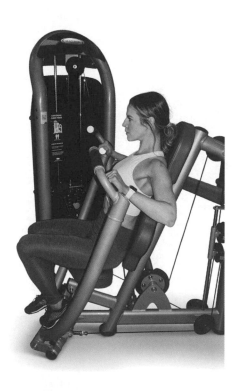
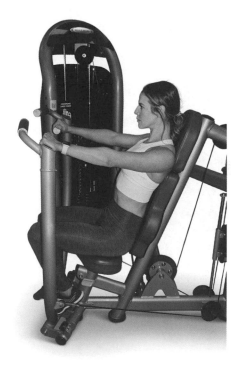

● 器械式肩推

　　調整握把和座椅，讓握把與肩膀呈一直線，大約在肩膀正上方 3 至 6 英吋左右。雙手抓住握把往上推，手臂打直以後，再讓握把回到起始位置。

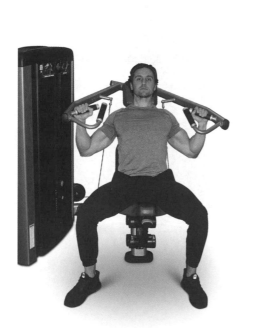

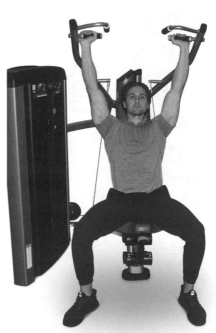

● 肱三頭肌下推

先來到下圖的起始位置，面朝前並將雙手放在後方的椅子或板凳，或膝蓋高度的任何表面上，並將雙腿往前伸直，腳跟放在地上。

維持雙腿伸直與腳跟著地，將身體往上推，手臂打直以後把身體往下降，直到上臂大致與地面平行，再把身體往上推，然後再回到起始位置。

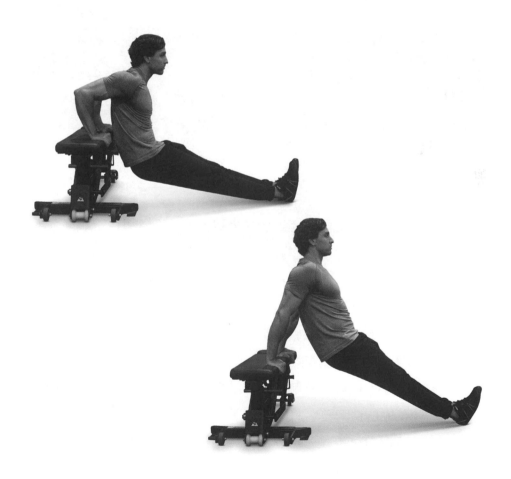

中階主要推系列動作

● 啞鈴臥推

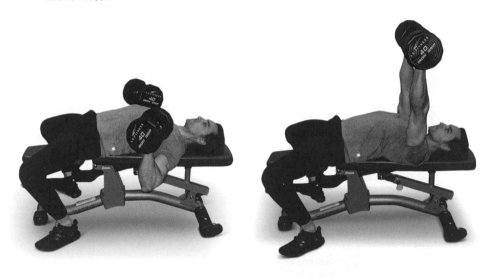

　　坐在板凳邊緣，把兩顆啞鈴放在大腿上，然後慢慢往下躺，並輕輕將大腿（以及啞鈴）往胸口的方向推，來到與照片相同的起始位置。繼續把身體往後移動，直到全身都平躺在板凳上，同時啞鈴放在胸口的兩側。

　　把肩胛往屁股的方向收緊（可以想像「將肩胛骨放到褲子後面的口袋」），並將手肘放在距離肋骨 6 至 10 英吋的位置。

　　把肩胛和手肘收好，將啞鈴往上推到手臂打直，接著在維持肩胛和手肘位置不變的情況下，將啞鈴往下放回到起始位置。

　　做完一組啞鈴臥推後，可以選擇將啞鈴放在胸口然後放回地上，

或是將雙腿往胸口帶上來，把啞鈴往大腿的方向推，再用雙腿擺盪的力量讓軀幹起身回到坐姿。我比較喜歡後面這個選項，雖然比較困難，但可以確保不破壞器材。

● 上斜啞鈴臥推

上斜啞鈴臥推和啞鈴臥推一樣，只是要將板凳的傾斜角度調整到45度左右。

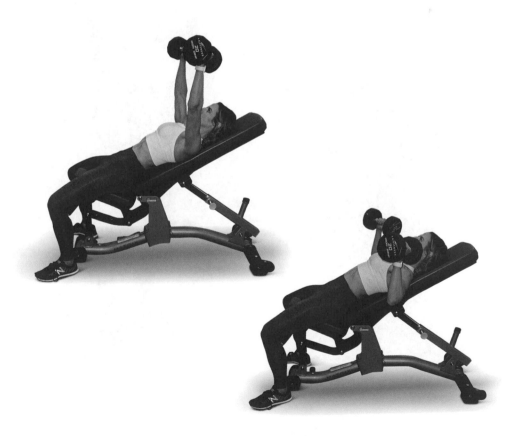

● 坐姿啞鈴肩推

　　將板凳調整到直立位置（多數人比較喜歡微微傾斜的角度，大約 75 度左右），用手把啞鈴舉到照片中的起始位置，或用膝蓋的力量輔助來到起始位置。肩胛往後往下收好，將啞鈴直直往上推到手臂打直，然後再回到起始位置。

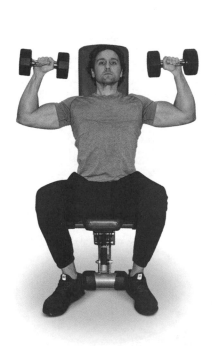
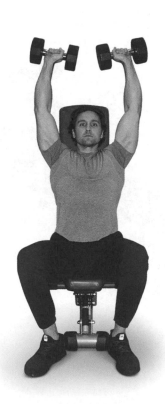

進階主要推系列動作

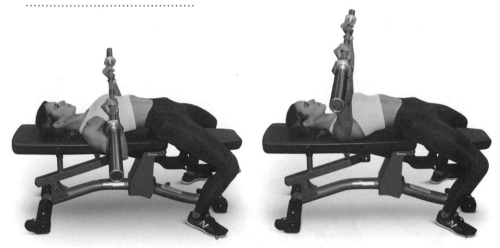

● 槓鈴臥推

躺在板凳上，眼睛直視槓鈴，肩胛往後往下收緊，雙手握槓。雙手的寬度要比肩膀寬一些，手指滿握槓鈴，手腕可以微微往後彎，但不可以折到 90 度那麼多。

雙腳穩穩踩地並大約維持肩膀寬度，雙手盡可能用力扭槓，將槓鈴從掛鉤上推起，來到胸口正上方。將槓鈴往下移動碰到胸口，手肘與軀幹距離大約 6 至 10 公分，接著在肩胛和手肘都收好的情況下，將槓鈴往上推，再將槓鈴往下帶，再上推回到起始位置。

做完一組槓鈴臥推的時候，要確認手臂有伸直，然後將槓鈴用力往後撞到掛勾上緣，再放回掛勾上。不要把槓直接對準掛勾放上去，因為如果沒放好，槓鈴可能會掉下來砸到臉。

● 上斜槓鈴臥推

上斜槓鈴臥推和槓鈴臥推一樣，只是要將板凳的傾斜角度調整到 45 度左右。

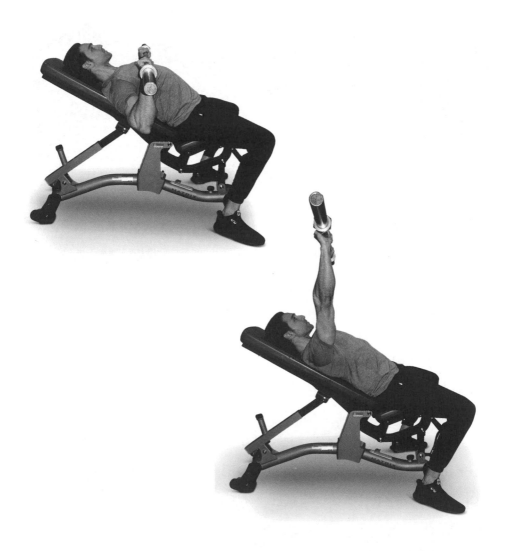

● 雙槓下推

　　來到照片中的起始位置，雙手要在肩膀的正向方。將身體往下帶，直到手肘呈現 90 度角，再將身體往上推回起始位置。

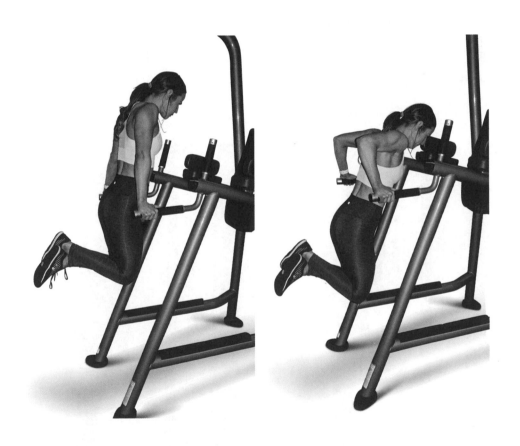

輔助推系列動作

　　許多人無法只用主要動作來完整訓練胸部和肩膀，或者覺得自己的肱三頭肌線條不明顯。這時候輔助動作就很好用，因為可以針對這些肌群加強訓練。

● 滑輪肱三頭肌下推

　　這個動作可以使用很多種握把，但我最喜歡使用繩子，因為做起來最舒服。如果你運動的健身房沒有繩子握把，可以根據喜好使用直握把或 EZ 槓握把（鋸齒狀的握把）。

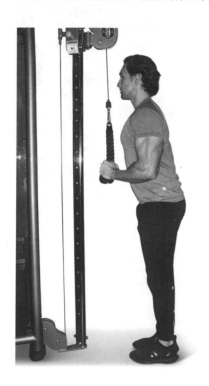 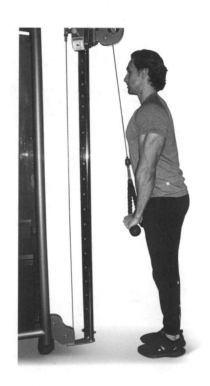

將握把裝在滑輪機上並把高度調到最高（最接近天花板的高度），來到照片中的起始位置。身體站直、抓住握把，接著將手肘往身體的方向收緊，再把手臂往下推直，然後在維持手肘貼緊身體的情況下，把手往上抬回到起始位置。

● 啞鈴肱三頭肌過頭上推

來到照片中的起始位置，眼睛看著前方 6 至 10 英呎的地面。坐在板凳上，將啞鈴往下降到頭部後方。在活動度允許的情況下盡量將啞鈴往下降，然後把啞鈴往天花板的方向推高，再回到起始位置。動作過程中請盡量減少上臂的動作，否則啞鈴很可能會撞到頭。

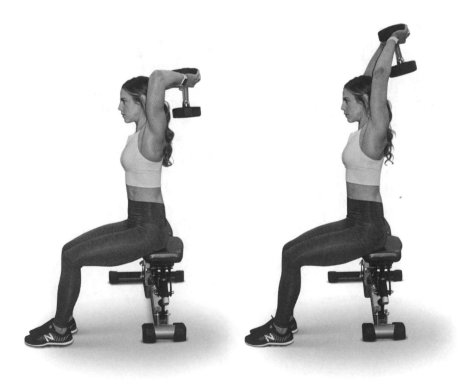

● 器械式滑輪夾胸

　　這個動作可以使用很多種握把，但我最喜歡的是末端有金屬環，另一端有塑膠握把的尼龍繩。

　　將兩個握把裝在滑輪機上，並調整到最低的位置（最接近地板）。這個動作是所謂的低位滑輪夾胸，我覺得這個動作比高位滑輪夾胸更好，因為可以將肩膀的壓力降到最低。但是如果你覺得這個位置會不舒服，可以將握把調整到適合你的高度。

　　先來到照片中的起始位置，手臂微彎，讓雙手手掌互相靠近並用力夾胸肌，直到雙手彼此距離 3 至 6 英吋左右，再讓雙手離開彼此，回到起始位置。

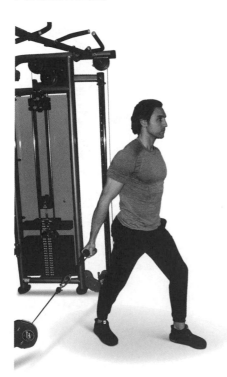
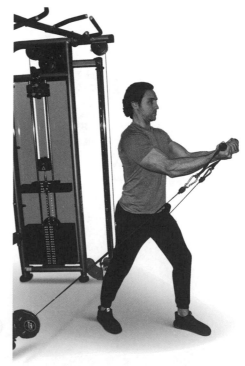

主要拉系列動作

拉系列動作指的是把東西拉向軀幹，可以是水平（與軀幹垂直）或垂直（與軀幹水平）。做水平拉的時候，通常是從下方或前方把東西往軀幹正中間拉進來；至於垂直拉則是以站起來的方式將東西帶離地面，或從上方將東西往胸口拉下來，或是把胸口往上拉到雙手的位置。

拉系列動作主要訓練下面四個主要肌群。這些肌群負責把手臂拉向軀幹、穩定肩胛、頸部與脊椎，並協助背部伸展（從駝背姿勢來到挺胸姿勢）。

1. 闊背肌
2. 上背部肌群
3. 下背部肌群
4. 肱二頭肌

〈終生強壯〉的主要拉系列動作可與推系列動作相輔相成，讓上肢的肌力和爆發力得到最完整的訓練，同時避免推拉肌群的失衡（失衡可能讓體態不好看，甚至造成身體功能的問題）。

初階主要拉系列動作

● 徒手划船

躺在滑輪、板凳或雙槓下推機下方的平坦地板上，身體與機器的距離要大於手臂長度。來到照片中的起始位置，將背部與雙腿打直、夾緊臀部，把胸口往上拉，直到胸口碰到槓（如果用滑輪或板凳的話，就會讓鼻子碰到表面），然後再將身體往下回到起始位置。如果要調整動作難度，雙手握的東西可以調高或調低（讓身體更水平或更垂直）。

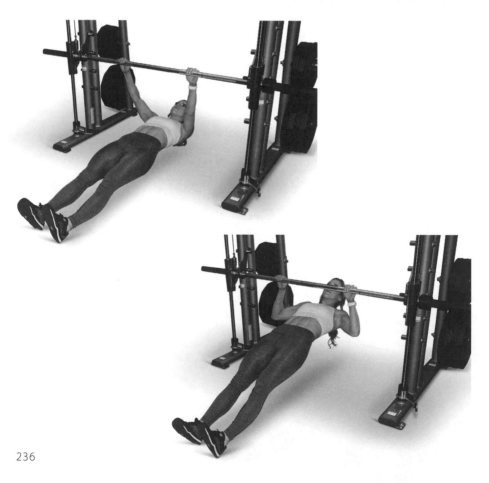

● 啞鈴硬舉

來到照片中的起始位置，雙手各拿一顆啞鈴。雙腳比肩寬略窄，雙腳腳趾微微往外打開。身體站直，保持挺胸，並讓雙手手臂放在身體兩側，往腹腔深吸一口氣（不要讓氣只停在胸腔），把腹部繃緊，想像有人要打你的肚子。

雙手盡量抓緊啞鈴，將上臂緊緊收在身體兩側（想像要用腋下擠爆橘子），把臀部往後推並微微屈膝，將身體往下降。這時候切記不要圓背，反而要微微拱腰。另外也要將手臂伸直並鎖死，啞鈴的位置要在肩膀正下方或稍微偏後方，不可以在身體前方。啞鈴往下超過膝蓋的時候可以再多屈膝一些，直到啞鈴距離地面 6 至 8 英吋為止。

站起來的時候，用腳跟推地的力量把身體帶起，同時維持手臂打直、微微拱腰（不可以圓背），並記得繃緊核心。另外，也要確保臀部和肩膀同時以同樣的速度往上抬。常見的錯誤是臀部先起來，然後

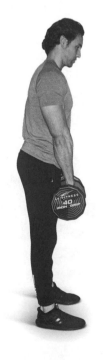
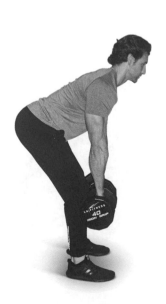

再用背部把啞鈴往上吊起。臀部移動的時候，肩膀也必須移動，誰都不可以比對方快。

啞鈴往上超過膝蓋以後，將臀部往前推，回到起始位置。完全站直以後，胸口會往前挺出，肩膀會往下沉，同時記得避免往後躺、過度延伸下背部或聳肩。

● 單手啞鈴划船

先來到照片中的起始位置，右膝和右手臂穩穩放在板凳上，左腳放在地板上，距離板凳 1 至 2 英吋，將啞鈴往身體的方向拉上來。往上拉的過程中，啞鈴應該往腹部的方向移動，而身體必須維持不動，並與地面平行。把啞鈴往上拉，直到碰到側腹部或肋骨下緣，再把啞鈴往下放，回到起始位置。

這也是訓練計畫中的第一個單邊動作。要記得的是，兩邊都做完才算完成一組動作。舉例來說，雙手都做完 10 下的單手啞鈴划船，才算完成一組動作。

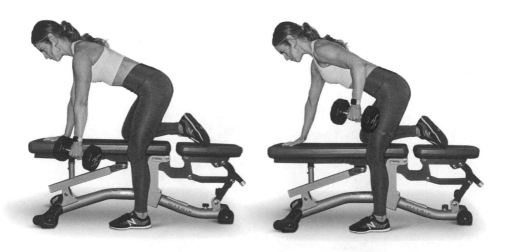

中階主要拉系列動作

● 菱形槓硬舉

把槓片裝在菱形槓上。如果你還不夠強壯，無法使用 45 磅的槓片，可能必須將槓片墊高，確保槓鈴距離地面 8 至 10 英吋。你可以放兩疊槓片在地上，再把菱形槓放到兩疊槓片的上方。

踩進菱形槓的中間，雙腳大約與肩同寬，腳趾微微向外。站直的

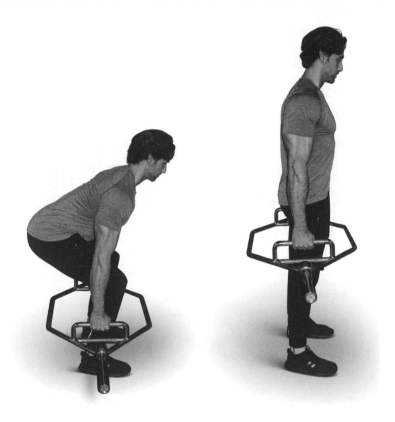

時候把胸口挺出，並讓雙手放在身體兩側。往腹部深深吸一口氣，繃緊核心，再將臀部往後推並稍微屈膝，回到起始位置。雙手握槓的時候要避免圓背，要記得稍微拱腰。

你會發現菱形槓有高握把，也就是照片中我抓握的地方，同時也有低握把，你可以把槓翻過來使用（此時高握把就會朝向地面）。低握把會讓動作變難（特別是對於下背部而言），所以如果從沒做過菱形槓硬舉，建議從高握把開始。

雙手伸直鎖死，盡可能扭緊握把，並把手臂緊貼身體兩側。和啞鈴硬舉一樣，用腳跟的力量把身體推直，同時維持手臂打直、微微拱腰、繃緊核心。另外也要確保臀部與肩膀以同樣的速度上升，完全站直以後，胸口會往前挺出，肩膀會往下沉，同時記得避免往後躺、過度延伸下背部或聳肩。

將菱形槓往下放的時候，先把臀部往後推，盡量不要屈膝，然後微微拱腰並繃緊核心，讓菱形槓直直往下放。繼續把臀部往後推，把槓直直往下放，回到起始位置。放槓的時候不必很慢或很安靜，整個動作過程不應超過 2 秒。

把菱形槓放回地面以後，不要鬆開雙手或站起來放鬆。只要視需求調整身體位置，來到適當的起始位置後，就可以繼續做動作。

● 坐姿滑輪划船

將窄握握把裝在滑輪機上，來到照片中的起始位置。背部打直，將握把拉向腹部，可以讓身體微微後傾以協助完成動作，但不要過度後傾。握把碰到身體後，將手臂打直回到起始位置。

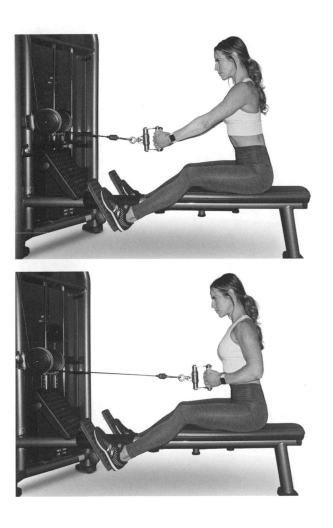

進階主要拉系列動作

● 槓鈴硬舉

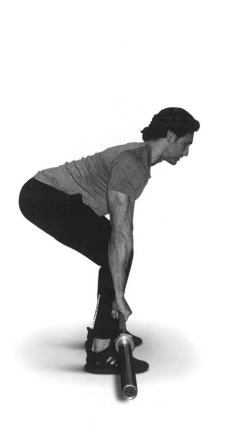
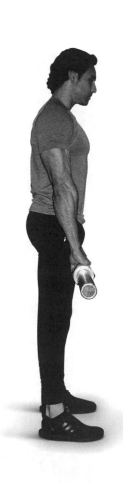

　　把槓片裝在槓鈴上，站在槓鈴正中間的前方，雙腳比肩寬略窄，腳趾微微向外，並把槓鈴往身體的方向移動，來到腳掌中心的正上方。

　　挺胸並將雙手貼緊身體後站直，往腹部深深吸氣，並繃緊核心，然後將臀部往後推並微微屈膝，回到照片中的起始位置。雙手握槓的時候不可以圓背，要記得微微拱腰。

　　握槓的位置會比脛骨寬一些，雙手手掌朝下，盡可能扭緊槓鈴，並將上臂貼緊身體。槓鈴的位置應該在腳掌中心的正上方（也可以比腳掌中心稍微更接近身體，但不可以在腳掌中心前方），雙手伸直鎖死。雙手要有足夠的握距，避免大拇指在身體往上和往下的時候碰到大腿。

　　和菱形槓硬舉一樣，用腳跟的力量把身體推直，同時維持手臂打直、微微拱腰、繃緊核心。另外也要確保臀部與肩膀以同樣的速度上升。槓鈴超過膝蓋以後，將臀部往前推並持續站起來。完全站直以後，胸口會往前挺出，肩膀會往下沉，同時記得避免往後躺、過度延伸下背部或聳肩。

　　將槓鈴往下放回地面的時候，臀部要往後推，並維持微微拱腰和繃緊核心，讓槓鈴貼著大腿往下滑，並避免碰到膝蓋。接著請持續握好槓，讓槓鈴回到地面，並視需求調整身體位置，再準備繼續做動作。

● 反手引體向上

　　來到照片中的起始位置，雙手手掌朝向自己，大致與肩同寬，並
把手臂打直。不要擺盪雙腳或膝蓋，將身體往上拉到下巴超過雙手，
再把身體往下回到起始位置。

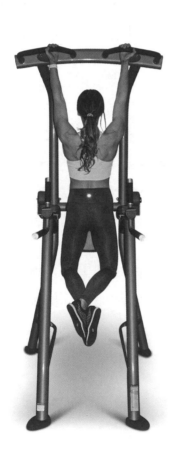
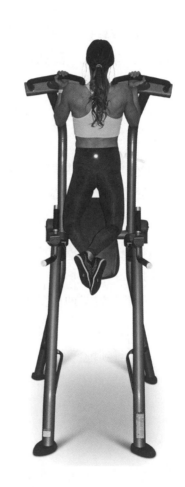

● 引體向上

引體向上和反手引體向上一樣，差別只在雙手手掌要朝向前方。

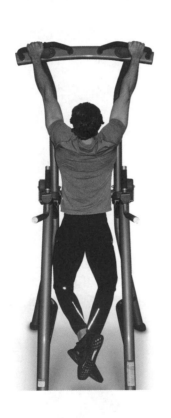 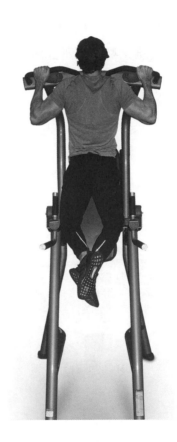

輔助拉系列動作

要做輔助拉系列動作的理由有兩個：

1. 背部有些肌肉和肱二頭肌不太容易完整訓練，成長的速度也很慢。

2. 有些背部肌肉附著在骨骼的方式不一樣，所以只做主要動作很難完整訓練背部所有肌肉。

● 滑輪下拉

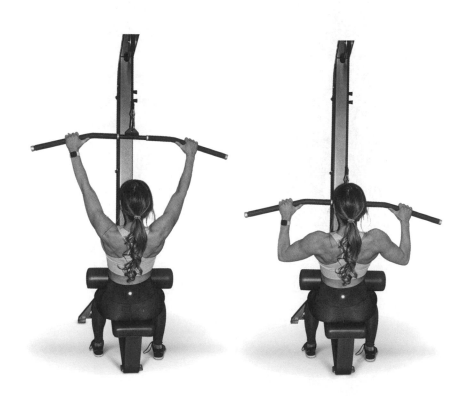

　　調整座椅高度，讓你可以在臀部距離座椅 1 至 2 英吋的時候，讓雙手滿握握把，接著調整大腿軟墊，讓你可以在坐著的時候穩穩把大腿貼住軟墊，避免下拉的時候臀部離開坐墊。

　　站在座椅前方，雙手抓住握把。坐下來以後，雙腳放在大腿軟墊下方，並將手臂完全伸直。接著將握把下拉到鎖骨上方幾英吋的地方，再回到起始位置。

● 器械式划船

　　調整座椅的位置，讓你在坐下來的時候，握把大概與胸口同高。接著調整胸前軟墊的位置，讓你在坐下來的時候不至於抓不到握把。雙手往前抓住握把，坐下來讓胸口靠著軟墊。將握把往身體的方向拉進來，直到握把大約切齊胸部，再將雙手伸直回到起始位置。

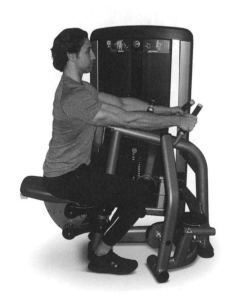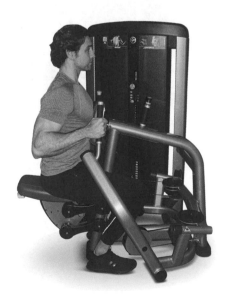

● 換手啞鈴彎舉

　　身體站直，啞鈴放在身體兩側，然後將一隻手往肩膀的方向移動，直到前臂大約與地面垂直為止，就像照片上的動作一樣。啞鈴往上舉的時候，可以稍微將手肘往前推，然後再將啞鈴往下放，回到起始位置。

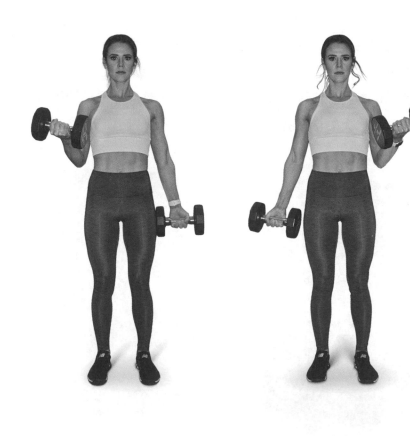

● 滑輪肱二頭肌彎舉

　　滑輪肱二頭肌彎舉和換手啞鈴彎舉很像，差別就在這個動作是將直握把或 EZ 槓（看哪一個用起來比較舒服）掛在滑輪機上最低的位置（最接近地板）。

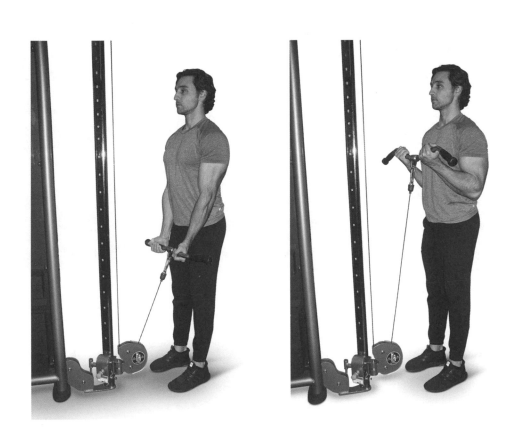

主要深蹲動作

深蹲動作指的是透過同時屈髖和屈膝，將臀部往地面降低的動作，通常會用彈力帶、啞鈴、器械、槓鈴來增加負重。這些動作主要訓練五個主要肌群：

1. 股四頭肌
2. 臀肌
3. 上背部與下背部
4. 腿後肌
5. 小腿肌

初階主要深蹲動作

● 徒手深蹲

雙腳與肩同寬，腳趾往外打開 20 到 25 度（大概是一點鐘與十一點鐘的方向）。往腹部深吸一口氣，繃緊核心，同時屈髖和屈膝，把身體往下坐。

　　臀部往地面下降的時候，要把背部打直、核心繃緊、胸口挺出（想像要讓別人看到衣服上的圖案）。你要感覺正在把身體往腳跟的中間沉下去，而如果在下降的過程中難以維持平衡，就將雙手手臂往前伸直。

　　蹲到大腿與地面水平的時候（可以更低，不可以更高），站起來回到起始位置。

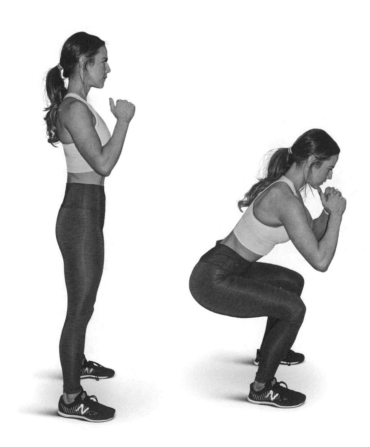

● 徒手分腿蹲

先來到照片中的起始位置，右腳踩穩地板，雙腿同時屈膝，讓臀部往下降，直到左膝碰地，再站起來回到起始位置。一邊做到預設的次數後再換邊。

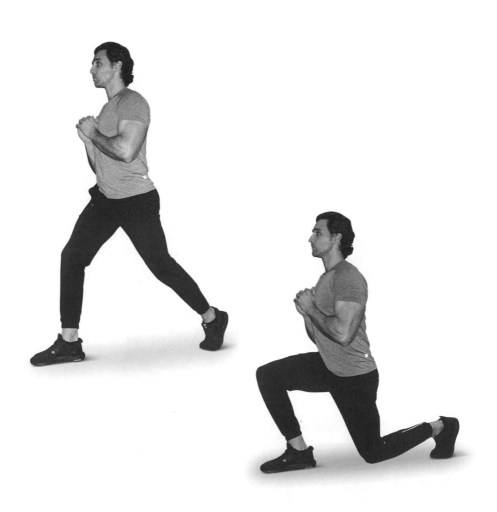

● 徒手跨步

雙腳與肩同寬站直，右腳往前跨一大步（大約 2 至 3 英吋），將大部分的重心放在前腳，並將身體往下降到左膝碰地。接著反向執行動作，前腳推地並讓身體稍微後傾，將雙腳站直，再把右腳後收回到起始位置，隨後換邊執行動作（兩邊都做完一下才算一下反覆次數）。

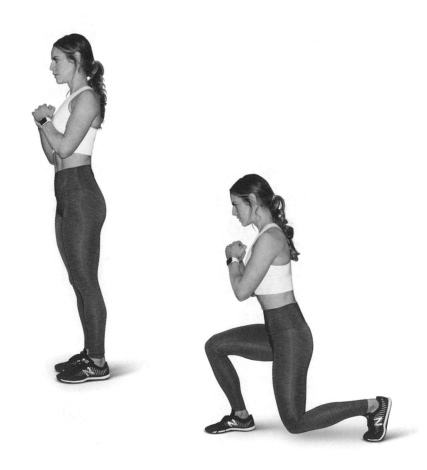

以上是所謂的「原地跨步」，比較適合在空間有限的地方操作。還有兩種很不錯的跨步，可以帶給肌肉不同的挑戰：

　　1. 反向跨步：其實就是把原地跨步反過來做（從往前跨變成往後跨）。

　　2. 前跨步：連續向前跨步，不回到原位。

　　做反向跨步的時候，起始位置和原地跨步一樣。不過這次右腳不是往前跨，而是往後跨一大步，將大部分的重心放在前腳，並將身體往下降到左膝碰地。接著反向執行動作，後腳推地讓雙腳站直，再把右腳後收回到起始位置，隨後換邊執行動作（兩邊都做完一下才算一下反覆次數）。

　　前跨步的執行方式和原地跨步一樣，但這次不要將前腳收回起始位置，而是讓後腳跟上前腳（整個人會一直往前）。

● 徒手登階

　　先來到照片中的起始位置，把右腳放在箱子、板凳，或任何與膝蓋同高的平面上。重心放在右腳，並將右腳完全伸直站到箱子上，再把左腳放回地面，回到起始位置。一邊做到預設的次數後再換邊。

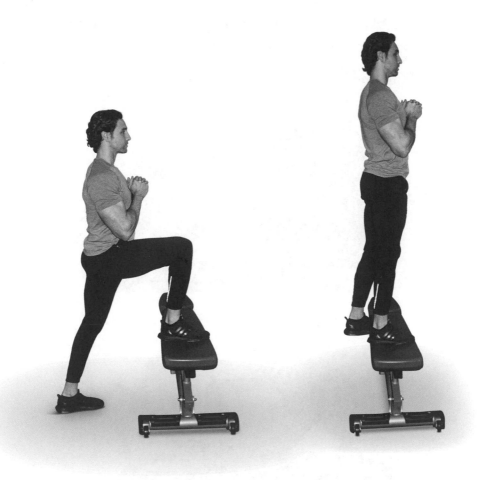

● 腿推機

　　將槓片加在腿推機上，並把座椅調到最低的位置（靠背的地方最接近地面，大約與地面呈 30 度角）。此時就可以來到照片中的起始位置，並將臀部放在椅子的底部。

　　稍微屈膝，轉動旁邊的安全握把，讓重量來到腳上。確保臀部穩穩卡在椅子底部、背部打直，將踏板往胸口的方向下降，直到大腿距離身體 12 至 16 英吋左右，再將踏板往上推，讓雙腳幾乎打直（來到動作高點時還是要微微屈膝）。

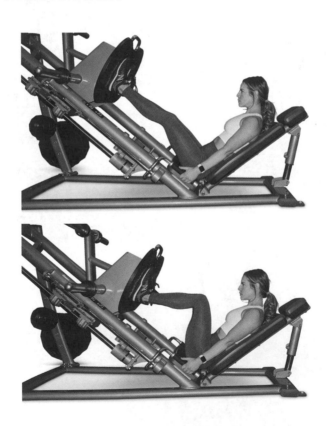

中階主要深蹲動作

● 啞鈴酒杯式深蹲

啞鈴酒杯式深蹲和徒手深蹲一樣,差別在於要將一顆啞鈴拿在胸前,如照片所示。

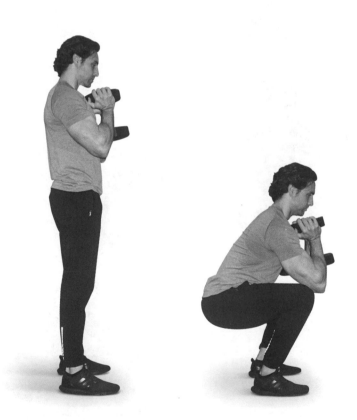

● 啞鈴跨步

　　啞鈴跨步也有三種變化（原地、反向跨步、前跨步），和徒手跨步一樣，差別一樣在於手上要拿啞鈴。

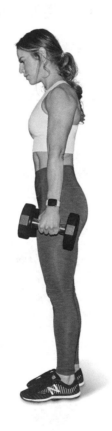

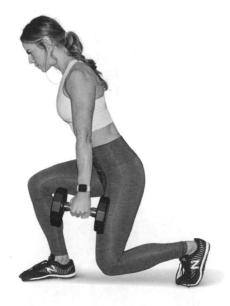

● 啞鈴分腿蹲

啞鈴分腿蹲和徒手分腿蹲一樣，差別在於手上要拿啞鈴。

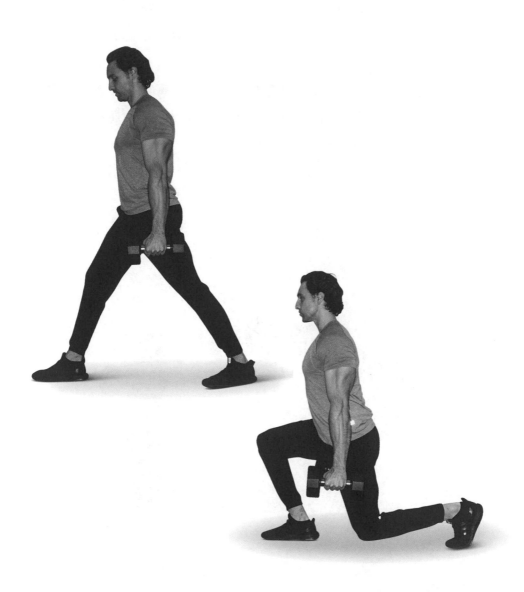

● **啞鈴羅馬尼亞硬舉**

啞鈴羅馬尼亞硬舉和啞鈴硬舉類似，但有兩個重要差異：

1. 啞鈴硬舉要將啞鈴下放到距離地面 6 至 8 英吋的高度，但啞鈴羅馬尼亞硬舉只需要讓啞鈴稍微低於膝蓋就好（手腕來到膝蓋前方即可）。

2. 啞鈴硬舉在啞鈴低於膝蓋時，要持續將臀部往後推並屈膝，但啞鈴羅馬尼亞硬舉則必須在動作全程維持微屈膝，因此腿後肌會承受比較大的壓力。

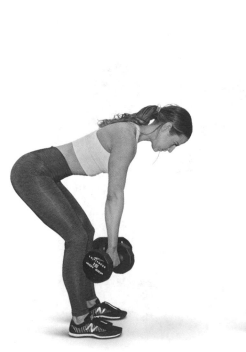
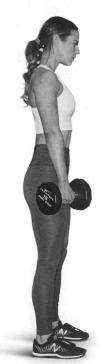

進階主要深蹲動作

● 槓鈴背蹲舉

調整蹲舉架上的掛鉤位置，讓槓鈴跟胸口同高，並將槓片裝上槓鈴（如果槓鈴夠重的話就不必加槓片）。雙手手掌朝前、手掌比肩膀寬 3 至 6 英吋，讓雙手握在槓鈴對稱的位置以維持平衡。雙腳與肩同寬站在槓鈴正下方，身體來到槓鈴下方，並將槓鈴放在上背部的肌肉，讓槓鈴橫跨在肩胛骨上方。肩胛往後往下收緊，稍微調整槓鈴的

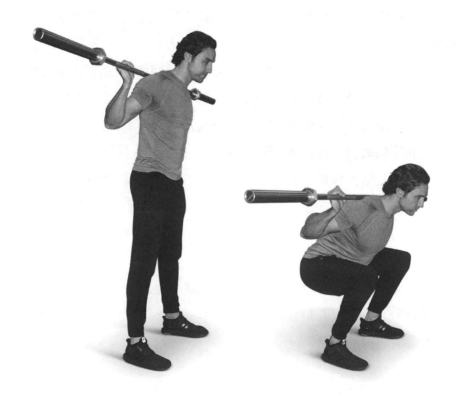

位置，直到感受到槓鈴穩穩卡在肩胛骨和周遭肌肉上。在執行動作的全程，都要讓槓鈴維持在這個位置。

接著將雙手握距盡量縮短來收緊上背部肌肉，只要槓鈴可以穩穩放在背上就好，不要讓雙手或脊椎承受太多重量。把槓鈴扛起來往後一步一步走，來到照片中的起始位置。讓雙腳與肩同寬的位置，腳尖往外 20 至 25 度角（大約是一點鐘與十一點鐘方向）。身體站直、胸口挺出、往腹部深呼吸，繃緊核心。

和徒手深蹲一樣，身體往下的時候要同時屈髖屈膝。眼睛要往前看（不要看著腳趾或天花板），並把背部打直、核心收穩、胸口上挺。感覺好像用快速但有控制的方式，讓身體下降到腳跟中間，但不要自由落體，因為這樣會大幅增加關節承受的壓力。同時也要記得讓膝蓋對準腳尖的方向，避免膝蓋內夾（變成內八），否則會造成膝蓋疼痛。你可以想像用雙腳把地板推開的感覺。持續往下蹲，直到大腿來到與地面平行的位置（可以更低，但不能更高），再準備站起來。

站起來的時候，要透過腳跟和腳掌正中間（不要是腳尖）的力量推動身體，並確保肩膀和臀部用同樣的速度往上。下背部要維持在中立姿勢、核心要繃緊、眼睛要看向前方（不要看著腳趾或天花板）。完成一半的動作以後就可以開始吐氣，並夾緊臀部將髖關節往前推到槓鈴下方，並回到起始位置。

每組最後一下動作都要把動作做完整（雙腿打直），再把槓鈴移動回掛勾。雙腿沒有打直的情況下不要把槓掛回去，因為如果沒掛好，你整個人可能會跌倒。

● 槓鈴羅馬尼亞硬舉

　　調整蹲舉架上掛鉤的高度到中腿的高度，並把槓片裝上槓鈴（如果槓鈴夠重的話就不必加槓片）。如果沒有蹲舉架，可以把槓鈴放在地上，並站在槓鈴正中間的前方，雙腳比肩寬略窄。雙手手掌朝向自己握住槓鈴，握的位置要比大腿寬一些，來到照片中的起始位置。把槓鈴從蹲舉架（或地板）上拿起來、一步一步往後走、並將腳尖往外打開、保持微屈膝。

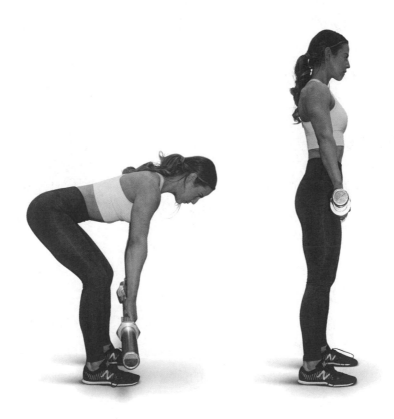

身體站直、胸口上挺、手臂放在身體旁邊，往腹部深吸一口氣，並把腹部繃緊。雙手盡可能用力扭緊槓鈴，把上背部往身體的方向壓，並維持背部打直，將槓鈴直直往地板的方向降下去，同時把臀部往後推。感受到腿後肌明顯伸展後，再稍微屈膝多一些，並持續讓槓鈴往下走，直到下背部開始圓背為止（多數人可能在槓鈴剛要低於膝蓋時就會開始圓背，有些活動度特別好的人則可以讓槓鈴來到脛骨中段）。這時候就不要再往下，要用臀部往前送的力量把槓鈴往上帶，同時將手臂打直、微微拱起下背部、繃緊核心，回到起始位置。

每組最後一下動作都要把動作做完整（雙腿打直），再把槓鈴移動回掛勾。雙腿沒有打直的情況下不要把槓掛回去，因為如果沒掛好，你整個人可能會跌倒。

輔助深蹲動作

主要深蹲動作都是很棒的動作，但是有些下肢肌群可能無法得到足夠訓練。舉例來說，啞鈴深蹲和槓鈴背蹲舉都是訓練股四頭肌的絕佳動作，但對腿後肌的刺激就沒那麼多，而且很多人都沒辦法只透過主要深蹲動作來練出他們想要的臀部。輔助動作讓你更容易針對特定肌群訓練，同時讓你補強自己的弱點。

有些主要深蹲動作也相當難以執行和恢復，所以每週能做的量有限。輔助動作對身體的需求比較小，可以讓你在維持良好動作技術和適當恢復的情況下，增加下肢肌群的訓練量。

● 腿伸屈

調整靠背的位置，讓膝蓋剛好在座椅前緣的位置，並調整接近地面的軟墊，讓軟墊碰到腳踝上方的脛骨，雙腳盡量維持臀部的寬度。如果你使用的機器在大腿的位置也有軟墊，就調整到能讓大腿穩穩卡住，而且不會不舒服的位置就好。雙手抓住握把，把雙腳伸直，踢向天花板的方向，然後再把雙腳放回到起始位置。

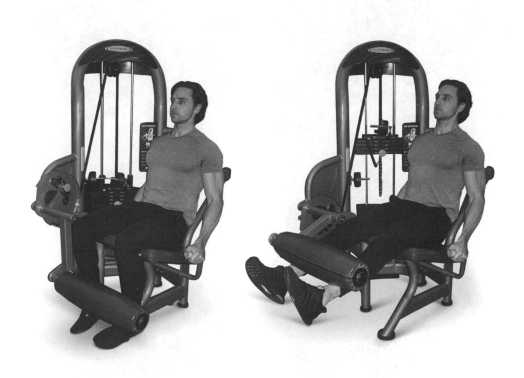

● 腿後勾（臥姿和坐姿）

將軟墊調整到阿基里斯腱的位置。如果使用的是坐姿，要將膝蓋放在大腿軟墊下方來支撐身體。雙手抓住握把，把腳跟推向臀部的位置，至少要讓脛骨與地面垂直（幅度要多一些也可以），接著把腳跟抬起回到起始位置。

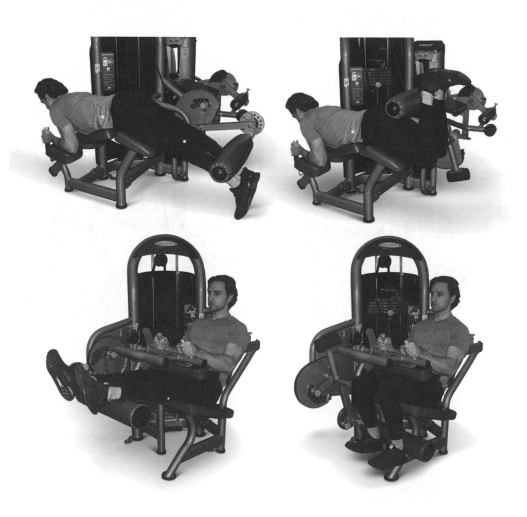

● 臀橋式

　　來到照片中的起始位置，肩膀靠在板凳上、腳跟往地板踩下去，將臀部推離地面。持續收緊臀部往上抬，直到肩膀、膝蓋和臀部呈一直線，再把臀部往下放回到起始位置。

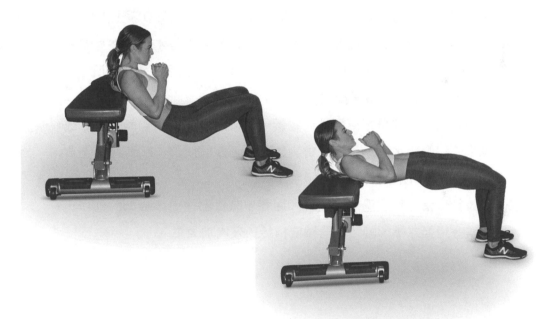

　　你已經掌握〈終生強壯〉訓練計畫的所有知識了。你瞭解訓練量、訓練強度，以及漸進式超負荷會如何影響訓練效果，你瞭解肌力訓練有效的關鍵，也瞭解一百多年來的運動員和健美選手都用哪些動作練出強壯又好看的身體。

　　也就是說，所有的食材你都已經具備，接下來只差食譜而已了。我馬上就跟你分享如何將你學到的一切轉變成實際的訓練計畫。

重點整理

- 訓練效果大部分都會來自主要動作，因為全身大部分的肌群和力量都可以透過主要動作來訓練。
- 輔助動作可以用來訓練特別難練，或對訓練反應較慢的肌肉；有些肌肉很難只透過主要動作訓練，這時候輔助動作也可以派上用場。
- 推系列動作指的是移動雙手遠離軀幹，方向可以是水平（往身體前方）或垂直（往頭頂上方），主要會訓練到以下三個肌群：胸肌（胸大肌與胸小肌）、肱三頭肌、三角肌。
- 拉系列動作指的是把東西拉向軀幹，可以是水平（與軀幹垂直）或垂直（與軀幹水平），主要會訓練到以下四個肌群：闊背肌、上背部肌群、下背部肌群、肱二頭肌。
- 深蹲動作指的是透過同時屈髖和屈膝，將臀部往地面降低的動作，通常會用彈力帶、啞鈴、器械或槓鈴，來增加負重。

12

＜終生強壯＞
訓練計畫

我們最大的弱點就是放棄。最能保證成功的祕訣，
就是永遠要再試一次

——湯瑪斯‧愛迪生（Thomas Edison）

你已經在第十章學到肌力訓練的公式：

· 每週做 3 至 5 次肌力訓練。

· 主要肌群至少每 5 至 7 天要訓練一次。

· 每次訓練至少做 9 至 15 個扎實訓練組。

· 用一下最大反覆次數的 60 至 80% 來訓練。

· 扎實訓練組之間要休息 2 至 4 分鐘。

我們將在本章討論初學者、中階者與進階者的肌力訓練計畫，無
論是減脂、增肌，或是變強壯都可以透過訓練達到。接著我們會探討
有氧運動，並討論如何在身體還能負擔的情況下，把有氧運動融入訓
練計畫中。

你當然可以根據現有的知識創造自己的訓練計畫，但我建議你先嘗試我的計畫至少三個月的時間，再開始執行自己的計畫。擬定訓練計劃很困難，因為要考量的層面很多，包括階段、課表、訓練內容等比較大方向的因素，以及目標、訓練強度、訓練頻率、訓練量、恢復等會互相影響的具體因素。擁有一定的訓練經驗，也對擬定訓練計畫很有幫助，因為你會更清楚一個計畫是否可行。

當然，如果你喜歡我的計畫而且願意持續執行，可以到 www.muscleforlifebook.com/bonus 這個網站，找到一整年〈終生強壯〉的免費訓練計畫模板電子版，甚至也可以印下來參考。

讓我們開始討論〈終生強壯〉訓練系統的第一層要素：訓練階段。

< 終生強壯 > 肌力訓練階段分析

訓練階段是指為了達到特定目標的一段訓練時間，例如提升爆發力、肌力、肌肉生長、耐力、恢復等等。〈終生強壯〉訓練計畫的主要目標，是提升肌力、肌肉量，以及肌肉線條。

一個訓練階段可以長達數週甚至數月，而〈終生強壯〉的一個訓練階段是 9 週，並包含以下兩個部分：

1. 扎實訓練：每個訓練階段的前 8 週都相當有挑戰，目的是提升肌力與肌肉量。
2. 降負荷：每個訓練階段的最後一週都會把負荷降低，目的是促進恢復。

因此，每年大約可以分成 6 個訓練階段。

＜終生強壯＞肌力訓練課表

訓練階段指的是一段時間的目標與長度，而訓練課表則列出這段時間要做什麼，包括訓練頻率以及每次訓練的內容。

〈終生強壯〉訓練計畫有 6 種訓練課表，你可以根據性別和健身程度來選擇，分別是初學者、中階者、進階者課表，並分別針對男性與女性設計。每個課表都是一週訓練 3 次，男性和女性的課表內容類似，但男性課表比較注重上肢訓練，女性則比較重視下肢。會這樣安排，是因為多數男性特別想訓練「海灘肌肉」，也就是脫下衣服明顯可見的肌肉；而女性則比較重視腿部和臀部的肌肉。當然，如果你不屬於這種典型的男性或女性，例如妳是一名想要追求上肢肌肉線條的女性，或是一名想練出翹臀的男性，都非常歡迎選擇你喜歡的課表。

初學者訓練課表會帶你認識正確的肌力訓練，讓你學會基本的動作技術，並大幅提升肌力、平衡感及協調性。掌握初學者課表以後，你已經朝向健康且精實的身體邁出很大一步了。

中階者課表的難度較高，加入啞鈴動作等更困難的訓練動作。掌握中階者課表其實已經相當不容易了，因為你會比以前明顯健康、精實、強壯，而你離理想體態也不遠了。

進階者課表是〈終生強壯〉訓練計畫中最困難的，你將會學到槓鈴動作，對肌力和肌肉量的成長非常有幫助。掌握進階者課表以後，你的體能、活力、肌力、線條或是身體功能，都將成為眾人的典範，

並成為科學化訓練的最佳代言人。

　　各種課表的內容都不一樣，但都有一個相同的模板：每週訓練 3 次，分別訓練上肢或下肢。我們會將不同訓練內容分成 A 和 B（純粹為了區分），上肢訓練強調推系列和拉系列動作，而下肢則強調深蹲系列動作。

男性肌力訓練課表

訓練 1	訓練 2	訓練 3
上肢 A	下肢 A	上肢 B

女性肌力訓練課表

訓練 1	訓練 2	訓練 3
下肢 A	上肢 A	下肢 B

　　如果你剛開始接觸肌力訓練，或是過去一年都沒有認真訓練過，建議先從初學者課表開始。雖然不會太輕鬆，卻是一個很好的開始，讓你逐步認識〈終生強壯〉訓練計畫。

　　如果你已經有一定的訓練經驗，而且又符合或超過以下標準的話，就可以從中階者課表開始：

男性肌力標準	女性肌力標準
1 組 15 下雙腳踮高伏地挺身	1 組 10 下伏地挺身
1 組 15 下徒手划船 *	1 組 10 下徒手划船 *
1 組 15 下徒手深蹲	1 組 15 下徒手深蹲

* 起始位置時，身體要盡可能與地面平行（這個動作最困難的版本）

　　進階者課表有很多困難的動作，而且使用的重量都很重，適合很有經驗的訓練者。如果你符合或超過以下標準的話，就可以從進階者課表開始：

- 啞鈴臥推：用 25% 自身體重（兩個啞鈴加起來）至少推 1 組 5 下
- 菱形槓硬舉：用 75% 自身體重至少做 1 組 5 下
- 啞鈴酒杯式深蹲：用 25% 自身體重至少做 1 組 5 下

＜終生強壯＞肌力訓練內容

我們剛才討論過，每年總共有 6 個訓練階段，而每一個階段都有 8 週的扎實訓練以及 1 週的降負荷。以下分享的訓練就包括前 8 週的訓練（第一階段），然後是 1 週的降負荷。

完成初學者或中階者課表的第一階段以後，如果還無法達到中階課表或進階課表的標準，可以再重複一次原本的課表，也可以根據你在本書學到的內容微調課表，或執行本書最後提供的第二階段（還有更多階段）課表，當然也可以在 www.muscleforlifebook.com/bonus 上面找到更多內容。

初學者肌力訓練內容

女性初學者肌力訓練課表：第一階段

訓練 1：下肢 A	訓練 2：上肢 A	訓練 3：下肢 B
徒手深蹲 3 組 12〜15 下扎實訓練組	伏地挺身 3 組 12〜15 下扎實訓練組	啞鈴硬舉 3 組 12〜15 下扎實訓練組
啞鈴硬舉 3 組 12〜15 下扎實訓練組	滑輪下拉 3 組 12〜15 下扎實訓練組	徒手跨步 3 組 12〜15 下扎實訓練組
徒手分腿蹲 3 組 12〜15 下扎實訓練組	器械式胸推 3 組 12〜15 下扎實訓練組	腿推機 3 組 12〜15 下扎實訓練組
肱三頭肌下推 3 組 12〜15 下扎實訓練組	徒手划船 3 組 12〜15 下扎實訓練組	腿後勾 3 組 12〜15 下扎實訓練組

男性初學者肌力訓練課表：第一階段

訓練 1：上肢 A	訓練 2：下肢 A	訓練 3：上肢 B
伏地挺身 3 組 12～15 下扎實訓練組	徒手深蹲 3 組 12～15 下扎實訓練組	器械式肩推 3 組 12～15 下扎實訓練組
滑輪下拉 3 組 12～15 下扎實訓練組	啞鈴硬舉 3 組 12～15 下扎實訓練組	徒手划船 3 組 12～15 下扎實訓練組
器械式胸推 3 組 12～15 下扎實訓練組	腿推機 3 組 12～15 下扎實訓練組	器械式胸推 3 組 12～15 下扎實訓練組
徒手划船 3 組 12～15 下扎實訓練組	腿後勾 3 組 12～15 下扎實訓練組	滑輪肱二頭肌彎舉 3 組 12～15 下扎實訓練組

中階者肌力訓練內容

女性中階者肌力訓練課表：第一階段

訓練 1：下肢 A	訓練 2：上肢 A	訓練 3：下肢 B
菱形槓硬舉 3 組 10～12 下扎實訓練組	啞鈴臥推 3 組 10～12 下扎實訓練組	啞鈴跨步 3 組 10～12 下扎實訓練組
啞鈴分腿蹲 3 組 10～12 下扎實訓練組	滑輪下拉 3 組 10～12 下扎實訓練組	啞鈴羅馬尼亞硬舉 3 組 10～12 下扎實訓練組
腿後勾 3 組 10～12 下扎實訓練組	坐姿啞鈴過頭肩推 3 組 10～12 下扎實訓練組	腿推機 3 組 10～12 下扎實訓練組
啞鈴酒杯式深蹲 3 組 10～12 下扎實訓練組	坐姿滑輪划船 3 組 10～12 下扎實訓練組	腿後勾 3 組 10～12 下扎實訓練組

男性中階者肌力訓練課表：第一階段

訓練 1：上肢 A	訓練 2：下肢 A	訓練 3：上肢 B
啞鈴臥推 3 組 10 ～ 12 下扎實訓練組	菱形槓硬舉 3 組 10 ～ 12 下扎實訓練組	坐姿啞鈴過頭肩推 3 組 10 ～ 12 下扎實訓練組
滑輪下拉 3 組 10 ～ 12 下扎實訓練組	啞鈴酒杯式深蹲 3 組 10 ～ 12 下扎實訓練組	坐姿滑輪划船 3 組 10 ～ 12 下扎實訓練組
器械式胸推 3 組 10 ～ 12 下扎實訓練組	腿後勾 3 組 10 ～ 12 下扎實訓練組	器械式胸推 3 組 10 ～ 12 下扎實訓練組
坐姿滑輪划船 3 組 10 ～ 12 下扎實訓練組	啞鈴分腿蹲 3 組 10 ～ 12 下扎實訓練組	換手啞鈴彎舉 3 組 10 ～ 12 下扎實訓練組

進階者肌力訓練內容

女性進階者肌力訓練課表：第一階段

訓練 1：下肢 A	訓練 2：上肢 A	訓練 3：下肢 B
槓鈴背蹲舉 3 組 8 ～ 10 下扎實訓練組	槓鈴臥推 3 組 8 ～ 10 下扎實訓練組	啞鈴跨步 3 組 8 ～ 10 下扎實訓練組
槓鈴硬舉 3 組 8 ～ 10 下扎實訓練組	滑輪下拉 3 組 8 ～ 10 下扎實訓練組	槓鈴羅馬尼亞硬舉 3 組 8 ～ 10 下扎實訓練組
腿後勾 3 組 8 ～ 10 下扎實訓練組	上斜槓鈴臥推 3 組 8 ～ 10 下扎實訓練組	腿推機 3 組 8 ～ 10 下扎實訓練組
啞鈴跨步 3 組 8 ～ 10 下扎實訓練組	單手啞鈴划船 3 組 8 ～ 10 下扎實訓練組	腿後勾 3 組 8 ～ 10 下扎實訓練組

男性進階肌力訓練課表：第一階段

訓練 1：上肢 A	訓練 2：下肢 A	訓練 3：上肢 B
槓鈴臥推 3 組 8 ～ 10 下扎實訓練組	槓鈴背蹲舉 3 組 8 ～ 10 下扎實訓練組	坐姿啞鈴過頭肩推 3 組 8 ～ 10 下扎實訓練組
滑輪下拉 3 組 8 ～ 10 下扎實訓練組	槓鈴硬舉 3 組 8 ～ 10 下扎實訓練組	單手啞鈴划船 3 組 8 ～ 10 下扎實訓練組
啞鈴臥推 3 組 8 ～ 10 下扎實訓練組	啞鈴分腿蹲 3 組 8 ～ 10 下扎實訓練組	啞鈴臥推 3 組 8 ～ 10 下扎實訓練組
單手啞鈴划船 3 組 8 ～ 10 下扎實訓練組	腿後勾 3 組 8 ～ 10 下扎實訓練組	換手啞鈴彎舉 3 組 8 ～ 10 下扎實訓練組

肌力訓練的漸進方式

〈終生強壯〉訓練計畫的漸進方式有兩種：增加負荷（重量）或是增加動作的難度。

我們在第十章曾經介紹雙軌式漸進：可以連續做到特定次數範圍的上限後，就增加重量的漸進方式。

以下介紹如何將雙軌式漸進運用在〈終生強壯〉訓練計畫：

- 初學者課表要做 12 至 15 下的次數範圍，如果你可以連續 3 組的扎實訓練組都做到 15 下，就可以使用更困難的動作（徒手動作）或增加 10 磅（一顆啞鈴增加 5 磅）的重量。而如果你無法連續完成 3 組至少 12 下的徒手訓練扎實訓練組，就換成比較簡單的動作。

- 中階者課表要做 10 至 12 下的次數範圍，如果你可以連續 3 組的扎實訓練組都做到 12 下，就增加 10 磅（一顆啞鈴增加 5 磅）的重量。如果重量太重，讓你無法連續完成 3 組至少 10 下的扎實訓練組，就把重量減少 5 至 10 磅（總共），直到你可以連續完成 3 組至少 10 下的扎實訓練組。有一個值得一提的例外，就是在你剛開始加重的時候。如果你可以用新的重量，至少在 1 組達到目標次數範圍的下限，就繼續使用這個重量，直到再次達到漸進目標。

- 進階者課表要做 8 至 10 下的次數範圍，如果你可以連續 3 組的扎實訓練組都做到 1 下，就增加 10 磅（一顆啞鈴增加 5 磅）的重量。如果你無法連續完成 3 組至少 8 下的扎實訓練組，就把重量減少 5 至 10 磅，直到可以完成 3 組 8 下為止。

　　讓我舉幾個例子讓你更容易瞭解：在初學者課表中，只要你可以連續完成 3 組至少 15 下的伏地挺身，就可以使用雙腳踮高伏地挺身。但是，如果你第一組的伏地挺身可以做到 15 下，但後面兩組分別只能做 14 下和 13 下，就表示你還沒達到漸進的水準，所以要等到連續 3 組都能做到 15 下，才能使用雙腳踮高伏地挺身。

　　再舉一個例子：在中階者課表中，只要你可以連續完成 3 組 12 下的菱形槓硬舉，就可以讓槓鈴的重量增加 10 磅（一邊增加 5 磅），並努力使用新的重量再次完成 3 組 12 下。但是如果增加 10 磅以後，3 組只能分別完成 9 下、8 下、7 下怎麼辦？這時候你就必須降低動作難度，至少要能做到 3 組 8 下以上，所以建議把槓鈴的重量減少 5 磅。

〈終生強壯〉的第二種漸進方式，就是從初學者課表進步到中階者課表，以及從中階者課表進步到進階者課表。

- 如果要漸進到中階者課表，就必須達到剛剛提到的肌力標準：男性要能做到 1 組至少 15 下的雙腳踮高伏地挺身、徒手划船及徒手深蹲；女性要能做到 1 組至少 10 下的伏地挺身和徒手划船，以及 1 組 15 下的徒手深蹲。
- 如果要漸進到進階者課表，就必須能夠用自身體重 25% 的重量做到至少 1 組 5 下的啞鈴臥推、用自身體重 75% 的重量做到至少 1 組 5 下的菱形槓硬舉，以及用自身體重 25% 的重量做到至少 1 組 5 下的啞鈴酒杯式深蹲。

訓練前要如何暖身

很多人訓練前的暖身都很蠢，例如跑跑步機二十分鐘、再做二十分鐘的伸展、滾筒放鬆、跳來跳去等等。他們的目的是提高肌肉溫度，因為認為這樣可以降低受傷風險。但是你知道嗎？你在訓練的時候，身體絕對也沒有閒著，不可能等著讓你用重量把它搞壞掉。身體有一個很複雜的機制調控肌肉收縮的方式，比肌肉溫度複雜許多。也就是說，增加訓練負荷前提高肌肉溫度，不確定是否能夠減少受傷機率。有些研究說可以，也有些研究說不行。

不過，適當暖身確實是肌力訓練很重要的部分。最好的暖身方法，就是直接做你待會要做的動作。如果你做過肌力訓練，應該知道在接近力竭的時候要維持正確的動作技術有多困難。你也許曾經在深

蹲時經歷過膝蓋內夾、臥推時手腕曾經彎掉、硬舉時曾經圓背。在扎實訓練組前確實暖身，可以針對動作技術來暖身，先把正確的動作型態「做到順」，來避免錯誤的出現。你可以把暖身組當作動作練習，一個動作正確執行的次數越多，你就會越習慣這個正確的動作模式。

這點對初學者來說特別重要。剛開始接觸肌力訓練時，由於使用的重量較輕，所以動作技巧不佳也不太會怎樣，畢竟只用空槓（或徒手）深蹲，大概也不太可能受傷。可是在你變強壯以後，情況就不一樣了，因為重量會越來越重，不佳的動作技巧會變得越來越危險。

研究也指出，只要執行我即將跟你分享的暖身動作，就可以提升肌肉細胞溫度並促進血液循環，讓運動表現變得更好，長久下來讓肌肉與肌力進步的效果更好。

所以，為了確保你身上的主要肌群已經準備好接受訓練，除了徒手訓練動作以外，我會建議你在每次訓練的前幾個動作前做幾組暖身組。徒手訓練動作使用的負荷是自身體重，所以不需要暖身，第一組就可以是扎實訓練組，而且對於動作技巧的要求沒有那麼高，不必額外練習。

但如果做的是槓鈴、啞鈴或器械式動作，就必須在訓練中加入暖身組。我建議在扎實訓練組前加入 2 組暖身組，第一組大概用扎實訓練組重量的 50% 做 10 下，休息 1 分鐘後，第二組用扎實訓練組重量的 70% 做 5 下，再休息 1 分鐘。舉例來說，如果你深蹲的扎實訓練組要用 135 磅的重量，第一組暖身組就用 65 磅至 75 磅做 10 下，休息 1 分鐘以後，再用 90 磅至 100 磅做 5 下。做完之後，就可以直接開始扎實訓練組。

我說過你必須針對訓練時會用到的主要肌群進行暖身，不代表每一個動作之前都需要暖身組。舉例來說，假設你正在執行女性中階者課表，下肢訓練的內容依序是：啞鈴跨步、啞鈴羅馬尼亞硬舉、腿推機、腿後勾。你要先做啞鈴跨步的暖身（讓深蹲相關的肌群準備好），再進行扎實訓練組。接下來是啞鈴羅馬尼亞硬舉，但你不需要特別為了這個動作暖身，因為訓練的主要肌群和啞鈴跨步類似。腿推機和腿後勾也一樣，因為到時候你的股四頭肌和腿後肌早就已經準備好了。因此，在整個課表中，你只需要針對啞鈴跨步來暖身就好。

不過暖身也不一定都那麼簡短。舉例來說，假設你正在執行男性進階者課表，上肢訓練的內容是：坐姿啞鈴過頭肩推、單手啞鈴划船、啞鈴臥推及換手啞鈴彎舉。你要先為了坐姿啞鈴過頭肩推暖身（讓推系列動作相關的肌群準備好），再進行扎實訓練組。接著要為單手啞鈴划船暖身（拉系列動作相關肌群），再進行扎實訓練組。之後要做的啞鈴臥推和換手啞鈴彎舉則不需要特別暖身，因為推和拉的肌群在之前兩個動作都已經準備好了。

如何決定起始重量

知道自己要做的反覆次數範圍很棒，但要怎麼決定使用多少重量呢？可以先從輕重量開始嘗試，接下來的扎實訓練組逐步加重，直到找到適合的重量為止。以下提供更清楚的指引，讓你可以更快上手。

動作	男性起始重量（磅）	女性起始重量（磅）
器械式胸推	30	15
器械式肩推	20	10
啞鈴臥推	30（一顆啞鈴）	15（一顆啞鈴）
上斜啞鈴臥推	20（一顆啞鈴）	10（一顆啞鈴）
坐姿啞鈴過頭肩推	20（一顆啞鈴）	10（一顆啞鈴）
槓鈴臥推	95	45
上斜槓鈴臥推	65	45
滑輪肱三頭肌下推	30	15
啞鈴肱三頭肌過頭推	20（一顆啞鈴）	10（一顆啞鈴）
器械式滑輪夾胸	20（一個握把）	10（一個握把）
啞鈴硬舉	10（一顆啞鈴）	5（一顆啞鈴）
單手啞鈴划船	30（一顆啞鈴）	15（一顆啞鈴）
菱形槓硬舉	95	65
坐姿滑輪划船	40	20
槓鈴硬舉	135	95
滑輪下拉	30	15
器械式划船	30	15
換手啞鈴彎舉	10（一顆啞鈴）	5（一顆啞鈴）
滑輪肱二頭肌彎舉	20	10
腿推機	90	50
啞鈴酒杯式深蹲	30（一顆啞鈴）	15（一顆啞鈴）

啞鈴跨步	20（一顆啞鈴）	10（一顆啞鈴）
啞鈴分腿蹲	20（一顆啞鈴）	10（一顆啞鈴）
啞鈴羅馬尼亞硬舉	30（一顆啞鈴）	15（一顆啞鈴）
槓鈴背蹲舉	95	65
槓鈴羅馬尼亞硬舉	95	65
腿伸屈	40	20
腿後勾	40	20

如何降負荷

　　定期降低訓練的負荷量，可以有效促進恢復並避免受傷，而最好的方法就是降低訓練強度或訓練量一段時間，通常會持續一週左右。

　　這個方法就是所謂的降負荷，是根據身體對刺激的反應方式所設計出來的方法。以下是基本原則：

　　1. 你提供了刺激（運動）

　　2. 你移除了刺激（休息與恢復）

　　3. 你的身體產生適應（變大隻、變強壯、變更快等等）

　　和維持良好睡眠習慣與控管能量平衡一樣，降負荷屬於上述第二個原則（移除刺激），而目標是幫助第三個原則（適應）。

　　降負荷並沒有一體適用的方法，因為不同人對刺激的容忍程度不一樣。不過在〈終生強壯〉訓練計畫中，每 9 週就會執行以下步驟：

1. 執行和前一週一樣的訓練，但扎實訓練組從 3 組變成 2 組。
2. 暖身和重量都和前一週一樣，但每個扎實訓練組的反覆次數只要做到目標範圍的下線就好。舉例來說，如果你做的是中階者課表，在降負荷的時候用一般的重量做 8 下就好（不要做 10 至 12 下）；而如果你做的是進階者課表，每組做 6 下就好（不要做 8 至 10 下）。

如何將有氧運動加入訓練計畫

從保持健康、活力與身體功能的角度來看，肌力訓練比有氧運動重要。所以如果只能做一個，請選擇肌力訓練。但如果肌力訓練和有氧運動都做，就能釋放更多身體的潛能。所以如果可以，請盡量兩個都做。

幸運的是，有氧運動的安排比肌力訓練單純得多，而且不需要做太多就會有效果。以下提供三個基本原則：

1. 每週做 1 至 3 小時的有氧運動
2. 只做中低強度的有氧運動（目前先這樣）
3. 做你最喜歡的有氧運動類型

只要遵循這三個基本原則，就可以得到有氧運動的多數好處，同時避免所有可能的壞處。讓我們逐一檢視這些原則：

1. 每週做 1 至 3 小時的有氧運動

　　大量執行有氧運動的唯一好處，就只有提升心肺耐力，所以如果你不喜歡有氧運動，就只要做到足以維持健康並改善身體組成的量就好，沒有必要多做。但如果你很喜歡有氧，當然可以多做一些，但不要多到會干擾肌力訓練、恢復，甚至健康。

　　那麼怎樣才算足夠、怎樣才算太多呢？一週至少 1 小時的有氧運動，是提升心肺功能與代謝健康的「最低有效劑量」。你也可以將這 1 小時的有氧運動分成好幾段，但每一段盡量都要持續 15 分鐘以上。而每週的有氧運動，建議不要比肌力訓練的時間還要多。舉例來說，如果你每週做 3 小時的肌力訓練（如同本書的計畫所建議），有氧運動就不要超過 3 小時。你當然也可以分段執行有氧運動，只要每段都持續 15 分鐘以上就好（每段最好不要超過 45 分鐘）。

　　為什麼有氧運動有時間上限呢？因為雖然有氧運動本身對於肌肉和肌力成長雖然沒有壞處，但做太多有氧運動就不好了。主要的原因有以下三點：

1. 太多的有氧運動會讓你的身心疲勞，讓肌力訓練的進步受到影響。這種全身性的疲勞不會一下就發生，而是不知不覺中慢慢累積。

2. 有氧運動會造成一定的肌肉損傷和痠痛，干擾肌力訓練表現。高強度的肌力訓練後，身體必須花很大的功夫才能恢復，而如果再加入大量的有氧運動，恢復的量能很可能會不夠。

3. 研究顯示，有氧運動在細胞層面帶來的適應方向，與肌力訓

練的適應方向相斥，這就是所謂的「干擾效應」。簡單來說，我們的身體（尤其是肌肉）無法從肌力訓練和耐力訓練的刺激同時恢復。

但如果將每週的有氧運動限制在幾個小時以內，就可以或多或少避免上述的狀況發生。

2. 只做中低強度的有氧運動（目前先這樣）

廣義來看，有氧運動包括以下三種類型：低強度、中強度及高強度。所謂低強度有氧就是在運動的時候還能講出連續的完整句，例如在家附近散步或輕鬆騎著腳踏車；中強度有氧就是講幾個短句就必須換氣，例如慢跑或游泳；而高強度有氧就是無法講出完整句子（或根本講不出話），例如任何形式的衝刺。

你或許聽過，高強度有氧可以帶來最佳的減脂效果，而且對健康也最好。這個說法確實有道理，畢竟在單位時間之內，高強度有氧所燃燒的熱量是低強度有氧的兩倍，而且帶來的好處和低強度有氧很類似。

不過，高強度有氧也會造成更多的疲勞、痠痛及肌肉損傷，所以更可能與肌力訓練的效果互相干擾（尤其是減脂的時候，對訓練後恢復的影響更大）。高強度有氧的受傷風險也比較大（尤其是在每週執行數次的情況下），而且需要投入更多的專注與心力。

因此，除非你已經是很有經驗的耐力運動員，我強烈建議在執行

〈終生強壯〉訓練計畫的時候，只要做低強度和中強度的有氧就好，以後有機會再做高強度有氧。

3. 做你最喜歡的有氧運動類型

有氧運動的類型本身不重要，重要的是你要持之以恆，所以你可以自由選擇喜歡的運動類型，就算嚴格來說不算是「運動」也沒關係，例如輕鬆打球、出門散步，或週末出去騎腳踏車、健走等等都可以。這些運動的效果都和跑步機或橢圓滑步機相當，而且更有趣！

不過，強烈建議做低強度有氧運動類型就好，例如騎自行車、橢圓滑步機、划船機、散步、健行、滑雪、游泳等等。研究顯示，這些運動幾乎不會造成肌肉損傷或痠痛，因此不會與肌力訓練互相干擾，而且有時候（例如騎自行車的時候）甚至會促進肌肉和肌力的進步。

跑步、網球、籃球等較高衝擊的有氧運動也不是不能做，但不應超過有氧運動總量的一半。如果你每週花 2 小時做有氧運動，這些高衝擊有氧的時間就不要超過 1 小時。

如果你還是不確定要做哪種有氧運動，可以試試我最喜歡的自行車，基本上只有好處沒有壞處：

- 對關節、肌腱、韌帶造成的壓力很小。
- 幾乎不會造成肌肉損傷或痠痛，因此不會與肌力訓練互相干擾（有些研究顯示，騎自行車甚至會促進肌肉和肌力的進步）。
- 可以燃燒很多熱量。
- 可以視天氣狀況決定要在室外或室內運動。

· 在室內騎車的時候可以搭配其他喜歡的活動，例如讀書、看
電視、看電影、聽播客、聽有聲書、聽音樂等等（或是跟我
一樣邊騎車邊工作）。

＊＊＊＊＊＊

只要遵循我跟你分享的課表，你變健康、精實、強壯只是時間的
問題而已。而且其實你很快就會看到效果，通常只要幾個月的時間，
就可以減去 10 至 15 磅的脂肪，並獲得明顯的肌肉線條。

此外，你也會跟我合作過的數萬名客戶一樣，不僅透過肌力訓練
得到全新的身體，更能得到嶄新的人生。在你追求更多肌肉量、肌力
和活力的路上，你會感覺自己更強壯、更有自信、更能面對生活中的
挑戰，而你的脂肪和疲勞也會明顯變少，身邊的人也一定會注意到，
並開始向你詢問健康與強壯的「祕訣」。

不過在你開始執行計畫之前，還需要學習一個重要工具：追蹤
進步。

重點整理

· 如果你剛開始接觸肌力訓練，或至少一年沒訓練，建議先從初學者
課表開始。

· 如果滿足以下條件，可以從中階者課表開始：

◇ 男性可以做到至少 1 組 15 下的後腳跟高伏地挺身、1 組 15 下的
徒手划船，以及 1 組 15 下的徒手深蹲。

◇ 女性可以做到至少 1 組 10 下的直腿伏地挺身、1 組 10 下的徒手
划船，以及 1 組 15 下的徒手深蹲。

- 無論男性或女性，如果要從進階者課表開始，就必須可以用自身體
重 25% 的啞鈴做到至少 1 組 5 下的啞鈴臥推、用自身體重 75% 的
菱形槓做到至少 1 組 5 下的菱形槓硬舉，以及用自身體重 25% 的
啞鈴做到至少 1 組 5 下的啞鈴酒杯式深蹲。

- 初學者課表的反覆次數範圍是 12 至 15 下，而如果你可以連續做到
3 組 15 下的扎實訓練組，就增加動作的難度（適用於徒手訓練動
作）或增加 10 磅的重量（一顆啞鈴多 5 磅）；而如果特定徒手動
作無法做到 3 組 12 下的扎實訓練組，就降低動作的難度。

- 中階者課表的反覆次數範圍是 10 至 12 下，而如果你可以連續做到
3 組 12 下的扎實訓練組，就增加 10 磅的重量（一顆啞鈴多 5 磅）；
而如果無法做到 3 組 10 下的扎實訓練組，就降低 5 至 10 磅（總
共）的重量，直到能完成 3 組 10 下為止（但有一個例外，就是你
剛開始增加重量的時候。如果你可以用新的重量完成第一組扎實訓
練組，而且次數只比預設的下限少 1 至 2 下，就可以持續使用這個
重量，直到再次達到漸進目標為止）。

- 進階者課表的反覆次數範圍是 8 至 10 下，而如果你可以連續做到
3 組 10 下的扎實訓練組，就增加 10 磅的重量（一顆啞鈴多 5 磅）；
而如果無法做到 3 組 8 下的扎實訓練組，就降低 5 至 10 磅的重量，
直到能完成 3 組 8 下為止。

- 要從中階者課表畢業，必須達到以下肌力標準：男性必須至少能夠完成 1 組 15 下的後腳跟高伏地挺身、徒手划船及徒手深蹲；女性則必須至少能夠完成 1 組 10 下的伏地挺身、徒手划船及 15 下的徒手深蹲。

- 要從進階者課表畢業，必須達到以下肌力標準：用自身體重 25% 至少完成 1 組 5 下的槓鈴臥推、用自身體重 75% 完成至少 1 組 5 下的菱形槓硬舉，以及用自身體重的 25% 完成至少 1 組 5 下的啞鈴酒杯式深蹲。

- 做徒手訓練時不必暖身，可以直接把第一組當作扎實訓練組。

- 做槓鈴、啞鈴，或器械式動作的時候，可以在扎實訓練組前做 2 組的暖身：第 1 組用扎實訓練組重量的 50% 左右做 10 下，休息 1 分鐘後，第 2 組再用扎實訓練組重量的 70% 左右做 5 下，再休息 1 分鐘。

- 〈終生強壯〉的降負荷方法很簡單：
    ◦ 每到第 9 週的時候就執行和前一週一樣的訓練內容，但扎實訓練組從 3 組減為 2 組。
    ◦ 暖身和重量都和之前一樣，但只要做到比正常反覆次數範圍下限少 2 下就好。舉例來說，中階者課表的次數範圍是 10 至 12 下，所以降負荷的時候就用正常重量做 8 下就好。

- 每週做 1 至 3 小時的有氧運動，並確保有氧運動的時間少於肌力訓練的時間。

- 你可以自由選擇自己喜歡的有氧運動類型，就算嚴格來說不算是「運動」也沒關係，例如輕鬆打球、晚上和伴侶出門散步，或週末出去騎腳踏車、健走等等都可以。

13

追蹤進步的正確方式

**不管你做的是什麼事情，只要能夠測量並用數字表達，
代表你有點料**

——克耳文勳爵威廉·湯姆森（Sir William Thomson）

克耳文勳爵威廉·湯姆森是 19 世紀一位偉大的物理學家，他對於測量的重要性有非常獨到的見解，而且可以運用在很多面向，例如運動和飲食。你必須能夠測量進步並用具體的數字表達出來，才知道自己的方向是否正確。而如果你沒有任何一致、客觀的標準來衡量進步，就表示你是隻無頭蒼蠅，完全在碰運氣。而缺乏測量也是許多人無法達到健身目標的主因之一。

此外，測量標的錯誤，或是用錯誤的方式測量，得到的結果也會誤導你。舉例來說，很多人用電子設備或手機應用程式來估計運動時燃燒的熱量，以及追蹤身體組成。然而研究顯示，這些器材和軟體都非常不準確，而且身體組成固然很重要，但每日會有一定程度的波動，所以根本不必那麼斤斤計較。

要正確追蹤自己健身的進步情況，只需要做到以下兩件事：

1. 追蹤身體組成。

2. 追蹤訓練。

如何追蹤身體組成？

就算該做的都有做到，要讓外型產生明顯變化，還是需要時間。而如果外型變化的速度比你想像的還要慢，你會很容易因為覺得自己在做白工而失去耐心。但如果你會用正確的方法追蹤身體組成，就能夠掌握外型變化的方向，並據此調整飲食和訓練。以下是三個重要步驟：

1. 每 3 天量一次體重，每 2 週計算一次平均體重。
2. 每 2 週測量一次體圍。
3. 每 2 週拍一張照片。

聽起來好像很麻煩，但請不要擔心，因為一週大概只需要花 5 分鐘就夠了，而且你發現身體因為訓練而產生改變的時候，會越來越享受這個過程。能夠持續得分的比賽通常比較好玩，而參加「打造更好身型」這場比賽的時候，持續得分的方法就是記錄外型的變化。而如果你發現數字變化的方向跟想像中不一樣，也可以確保自己盡早知道，並做出必要的修正。

1. 每 3 天量一次體重，每 2 週計算一次平均體重

你的體重每天都會改變，而且原因與脂肪或肌肉的增減無關，而

是因為水分差異、肝糖多寡及腸胃活動等因素有關，因此請不要太在意短時間的體重變化。

要清楚知道體重變化的趨勢，建議每 3 天量一次體重，每 2 週計算一次平均體重。如果平均體重一直在下降，就表示你正在減重；而如果平均體重一直在上升，就表示你正在增重，就這麼簡單。執行程序如下：

1. 每過 3 天就在早上起床的時候測量裸身體重，時間要在上廁所過後、飲食之前，並將數字記錄在方便查閱的地方，例如健身日誌、Excel 檔案、Google 試算表，或是手機應用程式。如果你想做得更精確，也可以將這些數字做成圖表。

2. 每 2 週把這些體重數字加總，並除以測量的總次數，來算出這段時間的平均每日體重，然後當然也要記錄下來。

讓我們舉一個正在執行減脂的人為例：

週一：163 磅

週四：164 磅

週日：162 磅

週三：161 磅

週六；161 磅

週二：160 磅

平均每日體重：971（磅）÷6（測量次數）＝162 磅

這種追蹤體重的方式會讓你專注在大方向，而不是對每天無意義的變化感到緊張兮兮，因而造成不必要的挫折和困擾。此外，女性的體重可能會在月經來的時候上升數磅，因此請計算月經前或月經後一週的平均。

2. 每 2 週測量一次體圍

如果只有體重數字，你沒辦法知道身體組成的變化，因為看不出肌肉和脂肪比例的變化。「新手蜜月期」也會讓體重變化更不重要，因為如果你剛開始接觸肌力訓練，確實有辦法同時增肌減脂。在這個「身體重新組成」的時候，體重變化的幅度可能會比你預期的更小。我看過有人的外型在一兩年下來產生很大的變化，但體重只變化 5 磅（女性）至 15 磅（男性）而已。

所以除了體重之外，建議每兩週測量並記錄至少一種體圍，最好是腰圍。腰圍的大小可以準確看出脂肪的變化，而如果能持續監控，就能很容易知道自己體脂率的變化。

建議早上起床後裸身測量，時間要在上廁所過後、飲食之前，方法是用布尺繞肚子一圈，剛好就在肚臍的位置。布尺要與地面平行（不能歪掉），並稍微拉緊，但不要緊到會擠壓到皮膚。先深吸一口氣，並輕輕吐氣，直到幾乎把肺部的空氣吐光，接著在不把氣吸到腹部的狀況下，測量腰圍並把數字記錄在方便查閱的地方。

如果你是很喜歡蒐集資料的人，你也可以每 2 週測量以下額外的體圍：

- 大腿圍：將布尺圍繞在大腿最寬的部位，兩腿都要量。
- 手臂圍：彎曲手臂，並將布尺圍繞在最粗的部位（肱二頭肌的最高點和肱三頭肌的正中間），兩手都要量。
- 胸圍：身體站直，雙手舒服放在身體兩側（手肘不要打開，也不要駝背）。請夥伴把布尺圍繞在胸肌最滿的部位，而且布尺要在手臂下方（繞過腋下）、經過肩胛骨，再回到起點。
- 肩圍：身體站直，雙手舒服放在身體兩側（手肘不要打開，也不要駝背）。請夥伴把布尺圍繞在肩膀和胸部，位置就在腋窩的正上方。
- 小腿圍：用力收縮小腿肌（踮腳讓腳跟離地），把布尺圍繞在最粗的部位，兩腿都要量。

3. 每 2 週拍一張照片

　　原則上，拍照的效果甚至比測量體圍更好，因為鏡子裡的自己最終還是比數字還重要。衣服穿很少的照片可能會讓我們感到沮喪甚至罪惡（尤其是初期的時候），因為這些照片不斷提醒著我們距離目標還有多遠。

　　有這種反應很正常，但我們也可以用正向的角度來看待。試著不要把這些照片當作真正的自己，更不要把自己的身分認同建立在這些照片之上，而是把這些照片當作身體改變的資料庫，用來幫你調整飲食與運動，以達到更好的效果。不久之後，你一定會對自己身體的進步感到驚喜。

另外，你也不需要讓任何人看到這些照片。不過，如果過了一段時間以後，你發現自己很想跟別人分享這些「之前」與「之後」的照片，也不要感到意外。

所以，就算拍照會讓你感到害羞，我們現在還是要來拍「之前」的照片，然後每兩週都要拍照，以記錄身體的改變。以下是建議的程序：

- 正面、側面、後面都要拍。
- 盡量露出多一點的皮膚，因為這樣才能清楚看到身體的變化。
- 每張照片都要用同樣的相機、燈光及背景。如果沒辦法，至少要確定照片看起來清楚。
- 要在一天當中的同一時間拍照，最好是早上上廁所和吃早餐之間的時間。
- 放鬆和用力的照片都要照，這樣更能看出肌肉生長的狀況。

我也建議把這些照片都放在手機或電腦裡的資料夾，這樣就可以輕鬆瀏覽比對，清楚看到這段時間身體的改變。

如何追蹤肌力訓練？

追蹤肌力訓練和追蹤身體組成一樣重要，因為這是確保肌肉有接受到漸進式超負荷的唯一方式。剛開始的時候，你的肌力會在短時間內大幅進步，但進步幅度會逐漸變小，而如果沒有訓練日誌的話，你會被很多細節搞到暈頭轉向，例如你會忘記上次訓練做過什麼，因此

無法得知自己的肌力是進步還是退步。

　　值得注意的是，隨著你的訓練經驗越來越好，就算這次訓練的表現只比上次好一點點（就算只有一個動作比上次多做一兩下），也算是進步。我們使用的是雙軌式漸進，每次只會著重在肌肉量與肌力的其中一項。所以只要你一摸到槓鈴、啞鈴或器械的時候，心中就要有清楚的目標，而不是對於上次做了什麼都沒有概念。舉例來說，如果你知道上次下肢訓練時，深蹲的第一組扎實訓練組用135磅做了8下，下一次訓練就要想著用同樣的重量做 9 下或 10 下。

　　但如果你不追蹤肌力訓練，就無法專注於達到訓練目標，因為你的訓練會變得漫無目的，最後很可能會淪落到重量和組數次數都沒有計畫。對初學者來說，這樣還是比沒訓練好，可能也會帶來不錯的效果，但長期下來就很困難了。你必須確實掌握訓練的數字，才能達到真正的進步。如果沒有追蹤身體組成，你可能就無法掌握體態的變化趨勢，因而感到困惑、焦慮、甚至失去動力。同理，如果不追蹤訓練，最後肌肉量和肌力的成長都會停滯，這時候你一樣會感到沮喪。

　　此外，追蹤訓練有時候也相當令人振奮，因為你會看著自己的數字越來越漂亮。經過一段時間你回頭看以前的訓練數字時，就能知道自己進步了多少。

　　要追蹤肌力訓練，兩個最簡單的方式分別是透過紙筆，或是使用手機的應用程式。兩種方法的過程都一樣，只要寫下訓練動作，並把表現記錄下來就好，包括動作、次數範圍、扎實訓練組數及每組使用的重量。

　　以下提供一個簡單的範例：

第 1 階段／第 1 週／第 1 次訓練	2021/08/23 星期一
【上肢 A】	**伏地挺身** 12 ～ 15 下 第 1 組： 第 2 組： 第 3 組：
	滑輪下拉 12 ～ 15 下 第 1 組： 第 2 組： 第 3 組：
	器械式胸推 12 ～ 15 下 第 1 組： 第 2 組： 第 3 組：
	徒手划船 12 ～ 15 下 第 1 組： 第 2 組： 第 3 組：

完成訓練以後，就可以填寫出以下內容：

第 1 階段／第 1 週／第 1 次訓練	2021/08/23 星期一
【上肢 A】	**伏地挺身** 12 ～ 15 下 第 1 組：13 第 2 組：13 第 3 組：12
	滑輪下拉 12 ～ 15 下 第 1 組：15 第 2 組：14 第 3 組：14
	器械式胸推 12 ～ 15 下 第 1 組：30×13 第 2 組：30×13 第 3 組：30×12
	徒手划船 12 ～ 15 下 第 1 組：12 第 2 組：12 第 3 組：12

　　你的記錄中也可以加入當時訓練的身體狀況如何、是否感到疼痛、前一天的睡眠狀況等等。這些觀察有利於後續分析你的訓練數據。很多人喜歡把身體組成的數字和訓練的數字記錄在同一個地方，這樣會讓他們更有動力。

　　不過，只把數字寫下來還不夠，而是必須利用這些資料來調整訓練。開始下次的訓練以前，先看看上次的數字，並決定這次訓練的目標。以剛剛的範例來說，你在第 1 組伏地挺身做了 13 下，跟目標 15 下有點距離。因此，下次做伏地挺身的時候，就要努力在第 1 組做到

14 或 15 下，並在後面兩組都至少做到 13 下，這樣才算有進步。

　　如果你想用比較高科技的方式來計畫與追蹤訓練，也有很多不錯的應用程式（有一個免費的應用程式叫做 Stacked，可以上 www.getstackedapp.cpm 下載），當然也可以用 Excel 和 Google 試算表。另外，在本書最後的免費資源裡，也有一年份的〈終生強壯〉訓練計畫表單，男性和女性的都有，可以上 www.muscleforlifebook.com/bonus 下載。

　　對我們來說，這是個重要的時刻。你已經掌握了飲食和運動的原則與策略，而如果我有盡到責任，你應該對於運動和健身有了全新的看法，並準備好開始執行〈終生強壯〉計畫了。

　　為了確保過程順利，我將在下一章跟你分享一個快速指引，帶你走過整個過程。

重點整理

- 追蹤身體組成的時候，每 3 天要測量一次體重，並在每 2 週計算體重平均、測量體圍、拍照以觀察身體改變。
- 你的體重每天都會改變，而且原因與脂肪或肌肉的增減無關，而是因為水分差異、肝糖多寡及腸胃活動等因素有關，因此請不要太在意短時間的體重變化。
- 建議每 2 週測量一次腰圍。腰圍的大小可以準確看出脂肪的變化，而如果能持續監控，就能很容易知道自己體脂率的變化。

- 如果你是很喜歡蒐集資料的人，你也可以每 2 週測量以下額外的體圍：大腿圍、手臂圍、胸圍、肩圍及小腿圍，並把數字記錄下來。

- 追蹤肌力訓練和追蹤身體組成一樣重要，因為這是確保肌肉有接受到漸進式超負荷的唯一方式。

- 要追蹤肌力訓練，兩個最簡單的方式分別是透過紙筆，或是使用手機的應用程式。兩種方法的過程都一樣，只要寫下訓練動作，並把表現記錄下來就好。

14

<終生強壯>
訓練快速指引

我們一直做的事情會型塑我們，
因此偉大並不會來自某個行為，而會來自一個習慣

——威爾‧杜蘭特（Will Durant）

為了幫助你在執行〈終生強壯〉訓練計畫時有好的開始，我準備了一個完整的清單，把整個計畫的過程分成以下步驟：

1. 購買裝備
2. 加入健身房或自己準備器材
3. 擬定訓練行程
4. 執行第一週的訓練

現在讓我們逐一討論。

購買裝備

執行〈終生強壯〉訓練計畫時，你其實不需要太多裝備或儀器，大概只需要特別準備布尺或體重計來測量身體的改變就好。不過以下裝備或許也會派上用場：

- 一雙運動手套以避免長繭。
- 一雙運動鞋，增加深蹲和硬舉的穩定性（中階和進階訓練課表才需要）。
- 一對助握帶，大重量硬舉的時候使用（中階和進階訓練課表才需要）。
- 一對護脛或幾雙長度到膝蓋的襪子，在硬舉的時候保護脛骨（進階訓練課表才需要）。
- 一支便宜的手錶或碼錶（如果你的手機或手錶沒有碼錶功能）。
- 如果你的有氧運動選擇跑步或走路，就要準備一雙舒服的慢跑鞋。品質好而且不會太貴的品牌包括亞瑟士（Asics）、布魯克斯（Brooks）、索康尼（Saucony）、愛迪達（Adidas）及美津濃（Mizuno）。你不用太在意他們的廣告怎麼說，選擇穿起來最舒服的鞋子就對了。
- 家中健身房所需的器材（接下來會詳細討論）。

如果有興趣，本書最後的免費附錄有一個連結，你可以上去看看我推薦的產品（www.muscleforlifebook.com/bonus）。

加入健身房或自己準備器材

有些人很討厭上健身房，我完全可以理解。因為裡面有汗流浹背的男生一直在發出呻吟、自以為是網紅的人瘋狂自拍，還有到處占用器材的健美咖，這些因素都大大降低健身房的吸引力。

幸好，越來越多人都開始在做肌力訓練，所以多數人都很容易找到乾淨又舒適的健身房，讓自己在最舒服的空間運動，而不是在骯髒的地窖訓練。

選擇健身房的時候，以下幾點非常重要：

- 那邊有你需要的器材嗎？其實只要是有自由重量和器械的健身房，應該都能符合你的需求。只要裡面有幾組蹲舉架、一組完整的啞鈴、一些基本的器械、可以做硬舉（對於中階者或進階者很重要），就是很不錯的選擇。
- 距離夠不夠近？你有辦法持之以恆嗎？我發現，如果需要開車通勤超過 40 分鐘以上（來回加起來），就很難持之以恆。所以找住家或公司附近的健身房，把通勤時間降到最低。
- 符合你的預算嗎？不要加入經濟上難以負荷的健身房，但如果你能找到環境整潔、器材齊全、員工友善，同時又有淋浴間、毛巾、有氧器材、游泳池等理想設施的健身房，就不妨花點錢加入。

你也可以打造家中健身房，不過在成本效益、便利性和隱私等層面各有優缺點。家中健身房的優點包括：

- 非常方便，讓你更容易堅持訓練計畫。
- 想練隨時都可以練，不需要利用放假時間，也不受其他時間相關的限制。
- 不用排隊等器材。
- 不需要擔心器材的整潔。
- 不會引起令人不悅的關注。
- 可以盡情放自己喜歡的音樂、布置牆壁，來創造自己的小小健身天地。
- 省下通勤的時間和金錢。

但是你也要注意以下幾點：

- 如果你的器材都要買新的，執行初學者計畫時可能會需要花費數百美元，執行中階者計畫又要多花一點，而如果要執行進階者計畫，則可能在設備上就會花費 1000 至 1500 美元。不過如果你願意花點功夫上網搜尋二手器材，一定可以找到一些便宜的來源，這樣就可以省下一筆費用。
- 你大概需要 100 至 200 平方英呎的空間來擺放器材（一般能停放兩輛汽車的車庫大約是 650 平方英呎）。
- 你的動作選擇相對受限，如果要在器械上做有氧，就必須另外購買。
- 訓練的過程可能比較無趣，因為可能只有你一個人做。如果能有一位友善的訓練夥伴，可以讓你更堅持訓練，也讓訓練更有趣。

- 你必須自己清理、維護、修理並更換器材。
- 家務、小孩、寵物、伴侶等因素都可能讓你分心。

　　整體來說，如果你要從初學者訓練課表開始，我還是會建議加入商業健身房，畢竟初學者需要的器材比中階者和進階者更多。不過，我們還是可以把一些器械式的動作，換成「合格」的徒手或自由重量訓練動作，讓你在家裡也可以訓練。我們已經在第十一章討論過這些動作。

　　舉例來說，你可以把器械式胸推改成後腳踝高伏地挺身，也可以把滑輪下拉改成單手啞鈴划船，把腿推機改成徒手深蹲或啞鈴酒杯式深蹲（雖然酒杯式深蹲嚴格來說是中階訓練動作，但多數初學者可以順利執行）。

　　不過，自由重量動作比徒手和器械動作還要困難，所以不一定適合放在初學者課表。不過就算你是一名只能在家裡訓練的初學者也沒關係，一定可以找到辦法。

初學者課表所需器材

　　如果你想在家裡執行初學者訓練課表，你會需要以下器材：

啞鈴（你有以下兩種選擇）

- 一般啞鈴（每一顆啞鈴的重量相同）：

一般啞鈴使用起來最舒服，但相當占空間，對家裡空間不大的人比較麻煩。但如果你家的空間夠大，可以買一組 10 磅到 50 磅（以 5 磅為漸進單位）的啞鈴。隨著你越練越強壯，可以添購新的啞鈴。如果你已經相當有經驗，而且想要在節省空間的情況下入手更重的啞鈴，可以考慮直接買到 80 磅的啞鈴（以 10 磅為漸進單位）。你也可以購買小槓片（0.25 磅到 1.25 磅的小槓片，可以加在啞鈴上），對訓練也會很有幫助。

- 可調式啞鈴（每一顆啞鈴的重量都可以調整）：
可調式啞鈴用起來沒有一般啞鈴順手，但還算好用，而且比較不占空間，很適合在家裡使用。建議選擇重量可以調到 50 磅以上的啞鈴，而如果無法繼續往上調整重量（例如 Bowflex 的啞鈴），建議考慮購買重量可以超過 90 磅的啞鈴（例如 PowerBlock 的啞鈴），這樣一來你就不必每過半年一年就買新的啞鈴。

可調式板凳

附有輪子與軟墊的板凳，可以調到水平或垂直的位置，讓你可以坐著或躺著訓練，例如啞鈴臥推、坐姿啞鈴肩推、水平和上斜啞鈴臥推，甚至包括單手啞鈴划船和分腿蹲。

雙槓

用來做雙槓下推和徒手划船的金屬框。

中階者課表所需器材

如果你想在家裡執行中階者訓練課表，除了以上提到的初學者器材之外，你還會需要：

菱形槓

用來做菱形槓硬舉，如果你不想同時購買菱形槓和槓鈴，也可以用槓鈴來代替（做傳統硬舉）。

槓片

女性建議先買至少兩片 2.5 磅、5 磅、10 磅、25 磅、45 磅的槓片；男性建議先買兩片 2.5 磅、5 磅、10 磅、25 磅的槓片，以及四到六片 45 磅的槓片（初學者四片就夠了，但中階者或進階者就要六片）。隨著你越來越強壯，也可以繼續添購槓片（多數人都喜歡繼續購買 10 磅和 45 磅的槓片）。

橡膠地墊

可以拼貼在一起的厚實地墊，讓你在做硬舉的時候不會傷到地板或器材，也不會發出太大的噪音。

進階者課表所需器材

如果你想在家裡執行進階者訓練課表，除了以上提到的所有器材之外，你還會需要：

蹲舉架

蹲舉架也稱為深蹲架，是一個大約 8 英呎高、4 英呎寬、6 英呎深的堅固金屬框，附上兩個可以調整的掛勾，可以放上槓鈴，讓你一個人也可以安全訓練。有了蹲舉架以後，你就可以做槓鈴背蹲舉、羅馬尼亞硬舉及上斜和一般槓鈴臥推。

槓鈴

進階者課表很多動作都需要槓鈴，所以不必多解釋。

引體向上桿（pull-up bar）或引體向上架（power tower）

你可以將引體向上桿裝在門口，用來做引體向上或反手引體向上；引體向上架是一個金屬框，可以用來做引體向上、反手引體向上

及雙槓下推，因此可以取代雙槓和引體向上桿。

當然還有很多工具、玩具、器械，但只要添購上述器材，就幾乎可以執行〈終生強壯〉訓練計畫中的所有動作。至於那些無法在家裡做的動作（例如腿推機、器械式肩推、器械式胸推、腿後勾等等），只要參考第十一章，換成適合自己的動作就好。

以下表格可以幫你找到適合的動作：

動作	替代方案 1	替代方案 2
器械式胸推	啞鈴臥推	伏地挺身
器械式肩推	坐姿啞鈴肩推	上斜啞鈴臥推
器械式滑輪夾胸	伏地挺身	雙槓下推
滑輪肱三頭肌下推	雙槓下推	啞鈴肱三頭肌過頭推
坐姿滑輪划船	單手啞鈴划船	徒手划船或啞鈴划船
滑輪下拉	徒手划船或啞鈴划船	引體向上或反手引體向上
器械式划船	單手啞鈴划船	徒手划船或啞鈴划船
滑輪肱二頭肌彎舉	換手啞鈴彎舉	徒手划船或啞鈴划船
腿推機	啞鈴酒杯式深蹲	徒手或啞鈴跨步
腿伸屈	徒手或啞鈴分腿蹲	徒手登階
腿後勾	啞鈴羅馬尼亞硬舉	羅馬尼亞硬舉

在家裡設置健身器材的地點，建議選在有實地的房間，例如車庫、地下室或是一樓，因為如果在樓上訓練（尤其是硬舉）可能會嚇到家人，甚至破壞房子。

擬定訓練行程

我們先來討論應該在哪幾天訓練。以下幾點應該能幫助你做決定：

- 盡量讓訓練日平均分散在一週之間。
- 兩個訓練日之間盡量安排一天以上的休息日。
- 包括我在內，很多人喜歡平日訓練，這樣假日就可以做有氧或從事其他活動。

至於有氧運動，也有以下幾個原則可以參考：

1. 每天不要做超過一次有氧運動。
2. 盡量把有氧運動安排在沒有肌力訓練的日子。
3. 如果肌力訓練和有氧運動要在同一天做，盡量先做肌力訓練。
4. 如果肌力訓練和有氧運動要在同一天做，當天的肌力訓練盡量安排上肢訓練。
5. 確認每週至少要有一到兩天的休息日（沒有訓練，也沒有激烈的活動）。

以下是幾個訓練行程範例：

	週一	週二	週三	週四	週五	週六	週日
上午	下肢 A	有氧	上肢 A		下肢 B		
下午				有氧			

	週一	週二	週三	週四	週五	週六	週日
上午	下肢 A		上肢 A		下肢 B	有氧	有氧
下午							

	週一	週二	週三	週四	週五	週六	週日
上午	下肢 A	有氧		上肢 A		下肢 B	
下午			有氧	有氧			

	週一	週二	週三	週四	週五	週六	週日
上午	上肢 A		下肢 A			下肢 B	
下午	有氧	有氧		有氧			

	週一	週二	週三	週四	週五	週六	週日
上午	上肢 A		有氧	下肢 A		上肢 B	
下午	有氧				有氧	有氧	

	週一	週二	週三	週四	週五	週六	週日
上午	上肢 A	下肢 A	有氧		上肢 B		有氧
下午					有氧		

準備好了嗎？讓我們開始擬定自己的訓練行程吧：

1. 決定訓練的時間地點與內容（肌力訓練、有氧運動，或是安排在同一天）。可以把你的行程寫在下方的表格。

2. 檢視你的訓練計畫，並考量其他的相關行程。舉例來說，如果你早上的第一個行程就是訓練，前一天晚上要幾點睡才夠？如果打算下班後訓練，要幾點離開公司？你可以把具體的「內容 – 時間 – 地點」句子寫在下方的空格。

3. 檢視你的「內容 – 時間 – 地點」句子，並設想一些突發狀況。如果你沒有訓練的話會做什麼（改天訓練或是直接略過）？如果訓練遲到怎麼辦（晚點離開健身房或是減少訓練時間）？如果要出去玩怎麼辦（旅途中可以正常訓練嗎？還是用啞鈴或徒手訓練代替？或是乾脆只做有氧）？可以在下方的空格寫下一些「如果 – 我就」的句子來處理偶爾可能遇到的困難。

	週一	週二	週三	週四	週五	週六	週日
上午							
下午							

執行第一週的訓練

執行〈終生強壯〉的第一週，你的主要目標是養成訓練習慣，並決定要使用的重量（初學者也需要學習各種動作）。

以下提醒幾個重點：

- 一次做一個動作，完成一個動作的所有扎實訓練組以後再換動作。

- 徒手動作不需要暖身。

- 第一個大肌群動作前要做兩組暖身。第一組用扎實訓練組重量的 50% 做 10 下，休息 1 分鐘後，第二組用扎實訓練組重量的 70% 做 5 下，再休息 1 分鐘。

- 主要動作的扎實訓練組之間要休息 3 至 4 分鐘，而輔助動作的扎實訓練組之間要休息 2 至 3 分鐘。

- 所有動作都要用雙軌式漸進先提升反覆次數，再增加重量或動作難度。能夠連續 3 個扎實訓練組都達到反覆次數上限的時候，再增加重量或使用更困難的動作。下次做到同一個動作時，如果可以用新的重量或較困難的動作完成第一組扎實訓練組，而且反覆次數達到設定的範圍，就繼續使用這個重量或難度，直到可以用範圍內最高的反覆次數連續完成 3 組扎實訓練組後，再漸進一次。

- 一個動作的重量增加 10 磅（一顆啞鈴 5 磅），通常會讓你少做 2 至 4 下；重量減少 10 磅則通常會讓你多做 2 至 4 下。

- 所有徒手動作的扎實訓練組，都要做到差 1 下就力竭；而所有器械、啞鈴、槓鈴動作的扎實訓練組，都要做到差 2 至 3 下力竭。

- 所有動作都要使用「1-0-1」的節奏，也就是動作的前半部分要持續大約 1 秒，稍微暫停一下，再用 1 秒完成動作的後半部分。

- 開始訓練的前兩週可能會有些痠痛，就算你不是完全新手也一樣。執行這個計畫時，身體會受到新的挑戰，要花點時間才能適應。不過適應的速度通常會很快，所以大概到了第二或第三週結束的時候，訓練完後大概就不太會痠痛了。

- 如果想要提高身體的恢復能力，開始訓練那週的每天晚上盡量多睡 30 至 60 分鐘，這樣也會提升你的運動表現！

另外，如果第一週的訓練讓你覺得有點痛苦，千萬不要驚訝也不要氣餒。我剛開始訓練的時候也很慘，當時感覺自己很弱、很尷尬、很不知所措，但我也知道這是無可避免的過渡階段。一開始感到困難，其實正代表這件事情很值得努力做好，而這正是你證明自己的好機會。

試想，改變身體遠遠不只是增肌減脂那麼簡單，而是必須為了理想的自己而犧牲現在的自己。改變身體可不是換內衣褲或剪指甲，而是需要投入非常大量的心力。不過，過程也沒有想像中那麼困難。我們不需要做一些超高難度的事情，例如用斧頭來刮鬍子，或是用掃把來梳頭；不過我們倒是需要舉起很重的東西，讓肌肉燃燒、讓身體痠

痛。訓練過程中一定會感到痛苦，但訓練後一定會覺得一切都值得。

＊＊＊＊＊＊

我曾經說過，這本書的價值不只是讓你閱讀，更要讓你開始行動。時候差不多了，現在就鼓起勇氣開始執行計畫吧。你當然還是可以繼續閱讀，因為如果要進一步改善身體組成和健康，還有很多東西可以學可以做。不過後續章節的主要目的是輔助你的飲食和訓練，所以如果越早開始執行計畫，後續章節對你的幫助就會越大。

準備好了嗎？是不是有點緊張或不確定？很好，我就是要你有這種感覺，畢竟就連職業運動員也常常有這種感覺。不過研究顯示，這種感覺的出現不代表事情不對勁，也不代表你需要「冷靜」或「紓壓」；只要在這種感覺出現的時候，簡單告訴自己：「我好興奮」，不要刻意壓抑緊張的感受，就能顯著提升表現，並把這種焦慮、不情願的消極心態（科學家稱之為威脅心態）轉變成準備好的積極心態（科學家稱之為機會心態）。準備展開健身之旅，是否讓你的心跳和呼吸都加速呢？很好，讓我們開始吧！

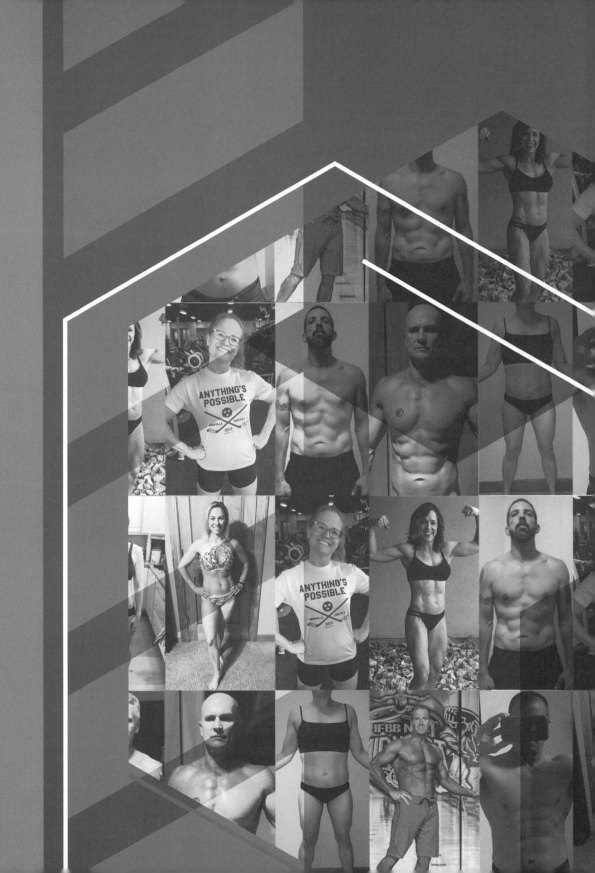

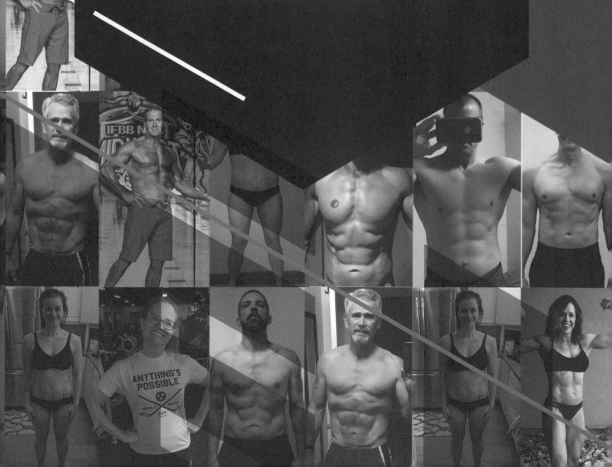

PART 4

最全面的
補充品建議

15

聰明消費者的
補充品選購指引

開始很容易，但堅持是一種藝術

——德國俗諺

　　只要遵循〈終生強壯〉的飲食與訓練計畫，就能獲得大部分的益處，不需要吃什麼藥丸、藥粉或是補品。補充品其實不像很多人講的那麼重要。

　　有些補充品確實可以讓人們更快看到效果或提升健康，但許多（其實是多數）補充品根本就沒用。舉例來說，支鏈型胺基酸非常受歡迎，而且據說可以輔助肌肉生長，但越來越多的研究則持相反意見。另外，藤黃果很可能是史上最火紅的減重補充品，但科學研究也狠狠打臉它的效果。而一般認為最能促進睪固酮分泌的蒺藜，也難逃相同的命運。

　　但如果你的預算足夠，確實有些補充品值得考慮，因為這幾種補充品可以改善身體組成和身體狀況，有助於增肌減脂、肌力成長、減緩發炎，並促進心臟健康、心情、大腦與腸道健康、胰島素敏感度、

體力與精神及免疫能力等等。

以下七種補充品可以顯著改善你的健康與健身成果：

1. 蛋白粉
2. 綜合維生素
3. 維生素 D
4. 魚油
5. 肌酸
6. 關節補充品
7. 活力補充品

以上也剛好是重要性的順序。蛋白粉最重要，因為可以讓我們輕鬆攝取足夠的蛋白質。第二重要的是高品質綜合維生素，因為很多人無法透過飲食攝取足夠的關鍵營養素（甚至「吃得很健康」的人都沒辦法）。接下來是維生素 D 和魚油，因為只透過飲食很難維持足夠的維生素 D 與 omega-3，而這兩種營養素對健康與運動表現都很有幫助。再來是肌酸，是一種類似胺基酸的分子，是提升肌力、肌肉生長及訓練後恢復能力的最佳補充品。接下來是關節相關補充品，畢竟疼痛會大幅影響進步與動力（如果你的關節有問題，關節補充品的重要性會更高）；而最後的活力補充品則會讓你感到更有活力、心情更好，對訓練和生活各個面向都會有幫助。

讓我們逐一檢視這些補充品，並學習如何正確使用。

蛋白粉

　　乳清蛋白、酪蛋白、大豆蛋白……也太多種了吧！蛋白粉的種類琳瑯滿目，因為品牌和產品都非常多。我們到底要選擇乳清蛋白、酪蛋白或膠原蛋白等動物性的蛋白粉呢？還是要選擇米蛋白、大豆蛋白、大麻籽蛋白或豌豆蛋白等植物性蛋白呢？還是要綜合呢？

　　好的蛋白粉必須符合以下條件：

1. 味道好而且容易攪拌均勻。畢竟如果你每天都要強迫自己吞下去，就很難養成習慣了。

2. 蛋白質含量要高、碳水化合物和脂肪含量要低，這樣才能把熱量限制到最低，讓你可以吃更多食物（這樣才會更有飽足感）。

3. 富含必需胺基酸，而且要容易吸收。這是決定蛋白質品質的關鍵因素，也和改善身體組成息息相關。

4. 價格合理。

　　我也比較喜歡全天然蛋白粉（其他補充品也是），不要加人工糖、色素或其他合成性的垃圾，因為我每天都會吃 6 至 8 份的補充品，我不想每天都攝取一大堆化學物質。雖然這些物質沒有很多人想像中那麼危險，但還是有證據指出，太多化學物質會對某些人的身體帶來負面影響。

　　那到底哪種蛋白粉符合我的要求、哪些又不符合呢？

乳清蛋白

乳清蛋白是蛋白粉界的霸主，因為每單位分量的蛋白質很高、很划算、味道很棒、富含胺基酸、生體可用率也很高。

這麼棒的乳清，原本只不過是牛奶凝固和過濾後所殘留的半透明液體，目的是拿來做起司，而且曾經被認為是奶製品加工過程中產生的廢物。但是科學家在 19 世紀末期發現乳清的蛋白質含量很高，乳清的價值就瞬間飆漲，隨後就有許多資金投入把乳清做成食物的技術，而一個利潤豐厚的產業就這樣誕生了。

科學家後來發現，乳清可以很快為人體消化與吸收，而且富含白胺酸，是刺激蛋白質合成的關鍵胺基酸，因此乳清是健美運動員的首選。而隨著原始食材的提煉技術越來越成熟，最後產品也變得越來越好吃、越來越受歡迎。

總而言之，乳清是蛋白質補充品裡面最棒的選擇，而你有以下三種選擇：

1. 濃縮乳清：加工程度最少的乳清蛋白，取決於品質，每單位重量的蛋白質含量介於 25%（不良）至 80%（優良）之間，並含有脂肪與乳糖。

2. 分離乳清：透過加工把脂肪和乳糖分離的乳清，每單位重量的蛋白質含量至少高達 90%。

3. 水解乳清：乳清（可能是濃縮乳清或分離乳清，但通常是分離乳清）經過加工後，變得更容易消化與吸收。

一般認為分離乳清和水解乳清輔助肌肉生長的效果比濃縮乳清好，但其實不一定。分離乳清和水解乳清固然有優勢，例如每單位重量的蛋白質含量較高、不含乳糖、更容易攪拌與消化，甚至有人認為味道更好。不過就基本的蛋白質補充效果而言，高品質的濃縮蛋白其實也很棒。

　　不過，選擇乳清蛋白粉的時候必須記得一件事，就是一分錢一分貨。如果某個產品的售價遠低於行情，很可能是因為食材品質不佳，但是高價位卻也不代表高品質。舉例來說，有些較具爭議性的補充品業者，會在低品質的濃縮蛋白裡面，加入少量的分離乳清和水解乳清，然後用「混合式乳清」來吸引消費者注意，而消費者注意到的通常都只有包裝上寫的分離乳清和水解乳清。

　　幸運的是，只要我們檢查產品成分，並分析該產品每份的蛋白質比例，就很容易辨別產品的好壞。

　　通常在列表上的產品成分會依照重量比例排序，也就是第一個成分的含量會多於第二個、第二個成分會多於第三個，以此類推。因此，如果有產品標示寫自己是分離乳清，但成分列表的第一項是濃縮乳清，就表示濃縮乳清的含量最高，甚至大部分都是濃縮乳清，而分離乳清只占一小部分。更糟的是，有一些「乳清」蛋白粉中含量最高的成分竟然不是乳清，而是濃縮牛奶蛋白（一種很便宜的蛋白）。

　　你也要留意每匙的分量與蛋白質含量。蛋白質含量永遠不可能跟標示上寫的一樣，因為就算是「最乾淨」的乳清也會含糖、調味料等添加物；但如果每匙的重量與蛋白質含量相差太大，就表示這個產品有問題。舉例來說，如果一份 40 公克重的乳清蛋白只含有 20 公克的

蛋白質,除非你知道剩下的 20 公克是你想要吸收的營養素,否則就不要買這款乳清蛋白。

簡單來說,高品質乳清蛋白其實很容易辨認:

1. 濃縮乳清、分離乳清或水解乳清必須是第一項成分。
2. 如果包裝或行銷有強調分離乳清或水解乳清,這兩種乳清就必須在成分列表的最前面。
3. 每單位分量的重量,要和該分量的蛋白質重量接近。

酪蛋白

和乳清一樣,酪蛋白也來自牛奶,而且對肌肉生長非常有幫助。但是酪蛋白比較不一樣的地方,在於消化速度較慢,因此將胺基酸釋放至血液中的速度較和緩,而依據我們的目標,這個特性可能有好有壞。選擇酪蛋白的人,大多都只是覺得味道和口感比乳清蛋白好而已。

你有兩種酪蛋白補充品可以選擇:

1. 酪蛋白酸鈣
2. 膠束酪蛋白

酪蛋白酸鈣是為了更容易攪拌均勻而加工的酪蛋白;而膠束酪蛋白則是為了保留膠束所加工的酪蛋白,而膠束則是酪蛋白消化較慢的原因。因此,研究顯示膠束酪蛋白的消化速度比酪蛋白酸鈣更慢,但兩種酪蛋白補充蛋白質的效果都非常好,所以你選擇自己喜歡的就好。

選購酪蛋白的時候和乳清蛋白一樣，要記得看看每匙的分量與蛋白質含量。

大豆蛋白

大豆蛋白是很全面也很優質的蛋白質與必需胺基酸來源，但最近比較有爭議，尤其是對男性產生的影響。有些研究指出，大豆中的類雌激素分子異黃酮，可能會讓男性產生女性的性徵；不過也有研究指出，適量攝取豆類和異黃酮，對於男性生育或荷爾蒙不會有影響。

哪種說法才對呢？這個問題確實不容易回答。研究顯示，腸道中是否存在某些細菌，影響異黃酮對人體的影響，但是目前還需要更多的研究，才能更全面瞭解這個現象背後的機制。

也就是說，雖然大豆蛋白在品質和效果上，確實能和乳清蛋白與酪蛋白並駕齊驅，但還是建議男性選擇乳清蛋白或酪蛋白；不過對女性而言，大豆蛋白是很棒的植物性蛋白質來源，而且目前也尚未發現大豆蛋白可能對女性產生負面影響。

你有兩種大豆蛋白可以選擇，分別是濃縮大豆蛋白和分離大豆蛋白，其中每單位重量蛋白質含量較高的是分離大豆蛋白（碳水化合物和脂肪也比較少），因此我比較推薦分離大豆蛋白。

膠原蛋白

膠原蛋白是動物體內結締組織的主要蛋白質，最近因為媒體的炒

作而十分火紅。不幸的是，從補充蛋白質的角度來看，膠原蛋白根本就不值一提。

我們已經知道，特定蛋白質來源的必需胺基酸含量非常重要，尤其是改善身體組成的效果。換句話說，每份蛋白質所含的必需胺基酸越少，表示營養價值越低。

膠原蛋白的營養價值很低，因為富含的都不是必需胺基酸，包括甘胺酸、脯氨酸及丙胺酸，而幾乎不含白胺酸、異白胺酸及纈胺酸等與肌肉生長息息相關的必需胺基酸。膠原蛋白的硫含量也很低，而硫對於血液循環、能量輸出及抗氧化等身體功能都很重要。

不過膠原蛋白還是有一個優點，就是富含甘胺酸，有助於提升皮膚、毛髮和指甲的品質。不過甘胺酸實在便宜到不行（同時也很好吃），如果你想知道它能否讓你變漂亮，乾脆直接單獨購買甘胺酸就好。

米蛋白

你可能不會特別在意米飯所含的蛋白質，甚至根本不知道米飯含有蛋白質，但米蛋白具有很高的生物價值（人體吸收並利用該蛋白質的效率），大約高達 80%（和牛肉差不多），而且胺基酸的組成也很優秀，和大豆蛋白差不多。

米蛋白的味道和口感也都很棒，是植物性蛋白質補充品的最佳來源（如果想讓米蛋白變得更優秀，可以和以下介紹的豌豆蛋白混合食用）。

米蛋白一樣有不同的形態，其中又以分離米蛋白最好。

豌豆蛋白

你可曾聽過有笨蛋宣稱自己吃了一大堆豌豆然後變得很壯？事實上還真的有可能，因為豌豆蛋白也有很高的生物價值（和米蛋白差不多），而且含有大量的白胺酸，對肌肉生長有很好的效果。

很多人也會把豌豆蛋白和米蛋白混合食用，因為這樣很好吃，而且胺基酸也可以互補，在化學成分上和乳清蛋白非常類似。事實上，豌豆蛋白和米蛋白的組合，也常常被稱為「素食者的乳清」。

豌豆蛋白粉有兩種形式，分別是濃縮與分離，而兩種形式的作法都是將乾燥的豌豆磨成細粉，再加水混合並去除纖維素和澱粉，這樣剩下的大部分都是蛋白質，以及少量的維生素與礦物質。不過，每單位重量的分離豌豆蛋白至少要含有 90% 的蛋白質，而濃縮豌豆蛋白則介於 70% 至 90%。

因此我認為分離豌豆蛋白比濃縮豌豆蛋白更好（每份的蛋白質比較多、碳水化合物和脂肪比較少）。

大麻籽蛋白

大麻籽蛋白的營養很豐富，但每單位重量大約只有 30% 至 50% 的蛋白質，也就是每份的碳水化合物與脂肪含量是所有蛋白裡最高的。此外，大麻籽蛋白的吸收效率不如大豆蛋白、米蛋白或豌豆蛋白，而且必需胺基酸的含量也比較少，所以是比較不理想的蛋白質補充品。

因此我認為不要把大麻籽蛋白當成蛋白質補充品，應該要當成普通食物。

如何食用蛋白粉

很多人都喜歡在訓練前或訓練後吃一匙蛋白粉，然後下午再吃個一兩匙，來增加蛋白質攝取，因為這樣又快又方便，而且其實效果也很不錯。

有些人每日的蛋白質攝取多半來自蛋白粉，但這樣可能會造成腸胃不適。我們每天能攝取的蛋白粉數量有限，尤其是乳清蛋白和酪蛋白這種來自牛奶的蛋白粉，因為攝取太多會對身體產生負面影響。攝取量上限因人而異，但對我來說，每日乳清蛋白或酪蛋白攝取量超過70 至 80 公克，我的胃就會不舒服。

之所以會造成腸胃不適，是因為粉末的消化速度比食物快，所以如果一次吃下大量的蛋白粉，蛋白質分子就會在不完全消化的情況下進入大腸，造成脹氣和不適。只有蛋白粉會有這個問題，因為實在太方便食用；而其他蛋白質來源則多半需要咀嚼，因此比較不會攝取過量。蛋白粉的蛋白質含量與幾份雞胸肉差不多，但幾秒就可以喝完，所以會立即對消化系統產生很大的壓力。

乳清蛋白可能特別麻煩，因為很多人無法短時間大量消化來自乳製品的蛋白質。分離乳清蛋白不含乳糖，所以可能比較沒這個問題，但也不一定可以完全避免。

所以我對蛋白粉的整體攝取建議如下：

1. 不要超過每日蛋白質攝取量的 50%。
2. 一次不要從蛋白粉攝取超過 40 至 50 公克的蛋白質。

綜合維生素

科羅拉多州立大學（Colorado State University）在 2005 年出版的研究指出，至少一半的美國人每日維生素 B6、維生素 A、鎂、鈣以及鋅的攝取量不足；其中又有 33% 的人葉酸攝取不足。塔夫茨大學在 2017 年的研究發現，超過 30% 的美國人鈣、鎂、維生素 A、維生素 C、維生素 D、維生素 E 攝取不足；也有研究指出美國人的維生素 K 和維生素 D 攝取量不足，這個狀況對中老年人影響較大，因為這些維生素在骨質成長與修復、血管功能、免疫系統、癌症預防及關節健康等面向，都扮演相當重要的角色。

因此，高品質的綜合維生素可以為你帶來以下好處：

1. 幫你補齊難以透過飲食所攝取的營養素，而就算是吃很好的人，也會有營養不足的問題。
2. 增加維生素 B 群、鋅、鉻等維生素和礦物質的攝取，促進身心健康。
3. 提供正常飲食很難或不可能攝取的營養素，例如葡萄子萃取物、睡茄、硫辛酸等等。

不過也不是每種綜合維生素都很棒，因為有些綜合維生素雖然含有大量的維生素和礦物質，但都是多數人不太需要補充的，例如錳、鉬、維生素 B 群的某些元素（除了菸鹼酸以外），甚至某些維生素的含量會高到有害的程度，例如維生素 A 和維生素 E。當然許多綜合維生素也含有大量便宜且較為無效的成分（為了省錢），有些可能含有

相當昂貴但沒有必要的成分（為了行銷）。

很多人認為，食物中的天然維生素一定比合成維生素好；有些補充品公司或相關領域專家甚至宣稱，合成維生素根本對人體有害。不過，其實天然維生素不一定比合成的好，也不是所有合成維生素都不好。有些天然維生素具有獨特且相當有益的功效，例如維生素 E；而有些合成維生素的效果比天然維生素好，例如合成葉酸的吸收就比天然葉酸還好。

綜合維生素的另一個問題，就是很多產品會宣稱只要每天吃一顆，就能攝取 100% 所需的營養素，不過這通常不太可能。如果要達到最理想的劑量和吸收，就算是品質很好的綜合維生素，還是需要每天多吃幾顆。

有些綜合維生素宣稱自己的配方專門為中年人設計，你也要小心這種產品。這些產品的配方通常一點也不特別，而就算真的很特別，也會出現以上提過的問題（劑量不夠、劑量太高、營養素組合不理想、缺乏某些營養素等等）。

我們要怎麼找到優質的綜合維生素呢？以下提供幾個原則：

1. 遠離那些宣稱一天一顆就搞定的商品。高品質的綜合維生素每天都至少需要吃 2 至 3 顆。

2. 遠離藥片形狀的綜合維生素，因為藥丸形狀的比較好吸收。

3. 遠離那些宣稱許多維生素和礦物質的 RDI（每日建議攝取量，也就是多數人維持健康所需的劑量）剛好都是 100% 的商品，因為這樣代表該廠商不懂或不重視實際的飲食型態或營養需求，因為不同營養素的每日需求差異很大。

4. 遠離含有視黃醇的商品，因為這種維生素 A 不能口服，如果攝取量過大會對肝臟有害。建議選購含有類胡蘿蔔素（植物中含有的色素）的商品，因為身體會依照需求將一部分的類胡蘿蔔素轉換成視黃醇，其他的則用來當作抗氧化劑，或直接排出體外。

5. 可以選購含有活性葉酸的產品，就是維生素 B 群中葉酸（B9）的活性型態（可直接為身體利用）。攝取含有葉酸的食物時，身體會將葉酸轉為活性葉酸，用來支持許多生理機能。研究顯示，許多人體內都有干擾活性葉酸生產的基因，很容易導致葉酸攝取量不足，即使從健康飲食或補充品攝取葉酸也一樣。但如果可以直接攝取活性葉酸，不管體內有沒有會干擾活性葉酸生產的基因，都可以維持足夠的葉酸攝取量，而且沒有副作用。因此，含活性葉酸的綜合維生素是滿足這個營養需求的最佳選擇。但是許多廠商都不知道這件事，只在商品內加入葉酸；有些知道活性葉酸很重要的廠商，也可能因為太貴而選擇不加入。因此如果有綜合維生素商品包含活性葉酸，就代表該廠商對人體營養的理解比許多同行更多，而且可能預算也比較充足。

　　如何食用綜合維生素？建議隨餐食用，最好可以搭配脂肪攝取，因為脂肪有助於營養素的吸收。

維生素 D

　　不久之前，維生素 D 還有一個綽號叫做「骨骼維生素」，甚至到了今天，還是有很多醫師覺得維生素 D 只對骨骼健康有益。不過，最近的研究顯示，人體內幾乎所有組織和細胞都有維生素 D 的受器，包括心臟、大腦，甚至脂肪細胞，而維生素 D 在很多生理機能中都扮演關鍵的角色，例如免疫功能、新陳代謝及細胞生長。

　　此外，維生素 D 攝取不足也會增加許多疾病的風險，例如骨質疏鬆症、心臟疾病、中風、某些種類的癌症、第一型糖尿病、多發性硬化症、結核病，甚至是流行性感冒。維生素 D 對於 40 歲以上的人尤其重要，因為研究顯示骨質疏鬆症、第二型糖尿病、癌症及免疫功能失調等好發於年長者的疾病，都和維生素 D 攝取不足有關。

　　維生素 D 的攝取很不容易，因為身體只有在曬到太陽時才會產生維生素 D，而多數人的太陽都曬不夠，無法維持體內足夠的維生素 D。足夠的維生素 D，取決於你的飲食、生活地區的緯度及生活型態，你可能每天會需要做 15 至 60 分鐘的日光浴，才能維持足夠的維生素 D，但就算你每天都有辦法挪出這些時間曬日光浴，在冬天也很可能曬不夠，除非你住在加州或夏威夷。

　　透過食物攝取維生素 D 也不是個理想的方法，因為維持健康所需的維生素 D 很高。每盎司的牛肝、起司、蛋黃等食物含有 10IU 至 60IU 的維生素 D，而每盎司的鮭魚、鮪魚、鯖魚等魚類雖然含量較多，但也只有 50IU 至 150IU。維生素 D 也常被加入一些「加強營養」的食物，例如牛奶、早餐麥片、柳丁汁及人造奶油，但以整全食物為主

的飲食計畫通常無法攝取足夠的維生素 D。

多數綜合維生素都含有維生素 D，因此我雖然把維生素 D 獨立出來，卻還是把綜合維生素的名次排在前面。不過綜合維生素裡的維生素 D 含量通常差異很大，所以有時候必須額外攝取維生素 D。

內分泌學會（Endocrine Society）在 2011 年的一場會議中指出，對於 19 歲以上的成年人來說，每日必須攝取 1500IU 至 2000IU 的維生素 D。如果你符合這個年齡範圍，我建議你每日攝取 2000IU；而如果你還是出現維生素 D 不足的相關症狀（疲勞、骨骼疼痛、肌肉虛弱、心情不穩定等），就要去驗血檢查骨化二醇（能為身體利用的維生素 D 型態）的濃度，來看看體內維生素 D 的含量是否足夠，並依照醫師的指示來調整攝取量。

和綜合維生素一樣，維生素 D 也建議隨餐食用，並最好跟含有脂肪的食物一起攝取。

魚油

顧名思義，魚油的來源是魚，包括鮭魚、鯡魚、鯖魚、沙丁魚、鯤魚。魚油是兩種 omega-3 必需脂肪酸的極佳來源，包括二十碳五烯酸（EPA）以及二十二碳六烯酸（DHA）。

研究顯示，我們每天的飲食，平均只能提供維持健康和預防疾病所需 EPA 和 DHA 的十分之一。而這些營養素攝取不足，會增加心臟疾病、阿茲海默症、失智症、憂鬱、癌症等疾病的風險。而攝取足夠的 EPA 和 DHA 也有許多好處，例如：

- 加速減脂
- 脂肪不容易累積
- 提升增肌效果
- 改善心情（降低憂鬱、焦慮、以及壓力）
- 促進認知功能（記憶力、專注力，以及反應時間）
- 提升免疫力
- 減少肌肉與關節疼痛

　　一般的飲食中就有許多攝取 EPA 和 DHA 的好選擇，但富含脂肪的魚類是最佳選擇。草飼牛、放養雞蛋、蔬菜油也都含有 omega-3，但魚類的含量還是遠高於其他食物，而且蔬菜油也不含 EPA 或 DHA，而是一個叫做 α- 亞麻酸（ALA）的脂肪酸。人體會將 ALA 轉換成 EPA，隨後再變成 DHA，但這個轉換過程效率不佳，所以必須攝取大量的 ALA，才能讓身體產生足夠的 EPA 和 DHA。因此，純素食的人很容易有 omega-3 脂肪酸攝取不足的情況。

　　如果不想每天吃好幾份的高脂肪魚類（同時也為了避免魚類體內的金屬汙染），建議攝取魚油補充品。因此，我認為魚油是值得攝取的補充品。

　　目前市面上有以下三種魚油補充品：

1. 三酸甘油脂：三酸甘油脂魚油的來源，是先在不改變魚油化學成分的情況下，去除魚油內的雜質。這種魚油就和直接吃魚所攝取的魚油接近。

2. 酯化型：酯化型魚油的來源，是將天然的三酸甘油脂加工，

用乙醇（酒精）來取代裡面含有的甘油分子。這個過程可以去除雜質，並增加 EPA 和 DHA 的濃度。

3. 再酯化三酸甘油脂：再酯化三酸甘油脂魚油的來源，是用酵素將酯化型魚油再轉換成三酸該油脂的型態。

這三種魚油都可以食用。不過，天然的三酸甘油脂魚油卻不一定是最好的選擇，甚至可能有兩個重大缺點：

1. 因為加工程度較少，受汙染程度可能比較高。

2. 每份的 EPA 和 DHA 含量通常不如其他兩種形式的魚油，也就是必須攝取更多，因此會花更多的錢並攝取更多的熱量。

酯化型魚油固然很不錯，但研究顯示，再酯化三酸甘油脂魚油的吸收效果更好，對於血液中 EPA 和 DHA 濃度提升的效果也更好。酯化型魚油也有另一個缺點，就是在各種溫度下都會比較容易氧化（壞掉）。

因此，再酯化三酸甘油脂魚油就是魚油補充品的最佳選擇，理由有下面四點：

- 高生物利用率（容易吸收）
- 高濃度的 EPA 和 DHA
- 毒素和汙染物比較少
- 抗氧化能力較強（比較不容易壞掉）

研究顯示，每日 EPA 和 DHA 總共攝取 500 毫克至 1.8 公克，就

足以維持動態生活者的健康狀況,而每天的攝取量達到 2 至 3 公克,應該是相當合理的建議。不過建議不要超過這個攝取量,因為劑量太高會抑制免疫功能,對中老年人的影響會比年輕人還要大。

將魚油隨餐食用,可以達到較好的吸收效果。如果要防止難聞的魚油味(高品質的商品比較不會出現,但還是不能完全排除可能性),可以把魚油放在冰箱裡儲存。

肌酸

肌酸是一種天然的化合物,由精胺酸、甘胺酸及甲硫胺酸等胺基酸組成。人體內幾乎所有細胞中都含有肌酸,功能是儲存能量。我們的身體也可以製造肌酸,也可以從肉類、蛋和魚類等食物攝取。

市面上所有的運動相關補充品中,肌酸絕對是最好的一種,因為肌酸是所有運動相關營養素中被研究最多的分子,而且益處相當明顯:

- 促進肌肉生長
- 肌力提升速度更快
- 增加無氧耐力
- 訓練後更容易恢復

肌酸既有效又安全。雖然有人說肌酸可能對腎臟帶來負擔,但如果你的腎臟本身沒什麼問題,就不需要擔心肌酸的攝取;就算你的腎臟功能受損,也不太可能會有任何問題。不過為了安全起見,如果你的腎臟有問題,攝取肌酸前還是建議先諮詢醫師。

說到醫師，許多人（包括許多醫師）仍然認為肌酸會對腎臟帶來很多壓力，是因為一個叫做肌酸肝的物質，是人體代謝肌酸時所產生的物質。靜態生活者如果沒有攝取肌酸補充品，體內肌酸酐的濃度過高確實可能影響腎臟功能；但如果有規律運動並攝取肌酸補充品，體內肌酸酐濃度較高本來就很正常。許多有在攝取肌酸並規律運動的人都不知道這點（甚至連醫師都不知道），看到報告時還會被很高的肌酸肝數值嚇到。

　　肌酸補充品有很多種形態，包括水合型肌酸、乙酸乙酯肌酸及緩衝肌酸等。我們可以逐一討論，但現在你只需要知道的是，選擇粉末狀的水合型肌酸就對了，因為最多研究支持這種肌酸的好處。

　　每日攝取 5 公克的水合型肌酸，就足以促進肌肉生長與恢復。開始攝取肌酸的前 5 至 7 日，可以每日攝取 20 公克來讓體內肌酸含量「超載」，也能更快看到效果。不過這種方法可能會讓胃不舒服，所以我通常不建議。

　　只要有效，任何時候攝取肌酸都可以，但建議在訓練後攝取。不過，肌酸攝取的時機對效果的影響還不是很確定，所以只要確保有每天攝取就好。

關節補充品

　　很多人都說你覺得自己多老，你就有多老；但是我覺得應該是你的關節覺得自己多老，你就有多老。動態生活型態的人更是如此，沒有什麼會比關節問題更影響我們的生活型態。時不時疼痛的肩膀會影

響我們的上肢訓練，疼痛的膝蓋也會讓我們害怕有氧或下肢訓練，而疲痛的下背部更會全面影響我們的訓練與生活。

另一方面，健康、功能完整、沒有疼痛的關節，會讓我們的訓練和生活品質更好，所以我們必須有正確的飲食、適當的訓練，以及足夠的休息與恢復。

補充品也會對關節健康有幫助，特別是以下三種天然補充品：非變性二型膠原蛋白、乳香屬、以及薑黃素。

非變性二型膠原蛋白

我們曾經討論過，膠原蛋白是動物體內結締組織的主要蛋白質，而二型膠原蛋白則是關節軟骨的主要成分。

「非變性」常常只是沒有意義的噱頭，但對膠原蛋白來說，非變性就很重要了。所謂「變性」指的是物質的自然結構改變，而研究顯示變性膠原蛋白對關節發炎沒有任何正面的幫助。而非變性膠原蛋白則是比較天然的型態，研究顯示它能調控免疫反應，避免關節發炎及軟骨和骨骼受到破壞。

非變性膠原蛋白會「教」身體的免疫系統不要再把膠原蛋白當作外來物質攻擊，就像是一個天然的疫苗，能夠避免身體因為膠原蛋白而產生免疫反應。不管是關節炎患者或關節健康的人身上，這個狀況都存在。因此不管你的關節是否健康，補充非變性二型膠原蛋白都會有許多好處。

要促進關節健康，每日攝取 10 至 40 毫克的非變性膠原蛋白就足

夠。這個範圍很大，但研究也發現這剛好就是有效劑量的範圍，而且攝取更多不一定會比較有效。舉例來說，我們知道 10 毫克有效，但兩倍、三倍、甚至四倍的量似乎不會帶來兩倍、三倍、四倍的效果。因此，每日攝取 20 毫克就絕對足夠，而攝取 40 毫克的效果也許會好一些，但可以肯定的是會昂貴許多。

非變性二型膠原蛋白可以隨餐食用也可以單獨食用，但單獨食用或搭配少許食物的效果最好。

乳香屬

印度乳香是原產於印度和巴基斯坦的植物，會產生一種叫做乳香的香氣物質，數千年來都是阿育吠陀的醫療方式之一，用來治療各種與發炎相關的身體狀況。

現代科學為我們解釋了其機制。乳香含有一種叫做乳香酸的分子（包含一種叫做 AKBA 的物質），能夠抑制會導致體內發炎的蛋白質。這個好處也延伸到關節上：研究顯示，乳香屬會減少關節發炎與疼痛，並抑制會讓軟骨受損並造成關節炎的免疫反應。

取決於乳香酸的含量，每日攝取 100 至 200 毫克就會有效。高品質的乳香屬補充品通常每單位重量都會含有 20% 的 AKBA。

乳香屬可以單獨食用，但隨餐食用的吸收效果可能更好。

薑黃素

....

　　薑黃素是在薑黃中發現的橘色色素，是多數咖哩醬的主要調味料。阿育吠陀幾千年來也都使用薑黃素來當作藥物，而薑黃素的健康好處很多，而且也有越來越多研究持續探討它的益處，包括可以預防並治療癌症、心血管疾病、骨質疏鬆症、糖尿病及阿茲海默症等疾病。

　　薑黃素也會抑制一種叫做環氧合酶的酵素，讓關節變得更健康、更不容易疼痛。

　　不過，薑黃素在腸胃的吸收效果並不好，因此研究指出，如果要得到最好的效果，建議攝取一個有專利的薑黃素品牌（Meriva），結合了一種叫做卵磷脂的物質，或將一般薑黃素與黑胡椒萃取物等其他元素結合，以促進吸收。

　　多數想要證明薑黃素效果的研究，都是以每日攝取 200 至 500 毫克吸收效果強化的 Meriva 卵磷脂，或是一般薑黃素結合黑胡椒萃取物（通常含有 20 毫克）。

　　薑黃素可以單獨食用，但隨餐食用的吸收效果可能更好。

活力補充品

我寫這本書最重要的目的，就是幫助那些覺得自己已過巔峰年齡的人，找回以前的信心、美麗、活力。適當的營養、運動、休息、壓力管理扮演的角色最為重要，但還是有些天然補充品可以進一步提升你的韌性、體力和精神。我最喜歡的選項包括 DHEA、紅景天、睡茄、以及碼卡。

DHEA

DHEA 是我們的腎上腺所分泌的一種荷爾蒙，可以從野生番薯和豆類裡的物質創造出來。人體會將 DHEA 轉變成男性和女性荷爾蒙，包括睪固酮與雌激素，而我們的身體 30 出頭歲的時候會含有最高的天然 DHEA 濃度，之後就會隨著年齡增長而慢慢減少。

研究顯示，補充 DHEA 可以增加年長男性的睪固酮分泌、年長女性的雌激素分泌，是維持年長者內分泌健康的理想補充品。因此，我建議 40 歲以上而且有任何類固醇激素狀況（例如睪固酮、雌激素或孕酮濃度較低）的人，都應該補充 DHEA；而 60 歲以上的人則無論如何應該補充 DHEA。

DHEA 的攝取劑量很單純：每日攝取 50 至 100 毫克就可以了。不過你要確保自己補充的是 DHEA 而不是 7-keto DHEA，這是 DHEA 經過身體代謝後的產物，功能和 DHEA 不一樣。

DHEA 可以單獨食用，但隨餐食用的吸收效果可能更好。

紅景天

紅景天主要生長於較寒冷的地區，例如歐洲、亞洲及北美洲的北極圈範圍內。紅景天是一種適應原，會在體內製造微小到難以察覺的壓力，讓身體準備好面對未來更大的壓力刺激。

紅景天的主要好處是減少長期壓力源所帶來的疲勞，所以有助於避免過多身體勞動和心理壓力所帶來的疲勞。研究顯示，紅景天能夠在壓力較大的時候，維持甚至促進認知功能與心情。

相關研究指出，紅景天的建議攝取量是 50 至 700 毫克。較多的攝取量會帶來即時的益處，而較少的攝取量則會有長期補充的效果。此外，多數紅景天的研究都是使用 SHR-5 這種萃取物，包含肉桂醇甙和紅景天苷等分子，而這些分子是紅景天多數效果的來源。

我們對紅景天的長期好處比較感興趣，所以我建議每日攝取 200 毫克的 SHR-5，也可以食用其他種類的萃取物，但每單位重量至少要含有 3% 的肉桂醇甙和 1% 的紅景天苷。而如果你想直接食用這種植物的根，建議每日攝取 5 至 6 公克。

紅景天可以單獨食用，但隨餐食用的吸收效果可能更好。

睡茄

．．．．．．．．．．

睡茄是阿育吠陀醫學的重要植物。有趣的是，睡茄在梵文的意思是「聞起來像馬」，因為聞起來確實有馬汗的味道，據說可以讓你變得跟馬一樣強壯。

睡茄也是一種適應原，透過不斷給身體小小的壓力，讓身體越來越強壯。研究顯示，睡茄具有以下好處：

- 提升爆發力與肌力
- 減少壓力帶來的慢性或急性皮質醇增加
- 降低壓力和焦慮感
- 促進男性生育能力
- 增強免疫功能
- 增加心肺耐力
- 避免阿茲海默症患者體內不良物質的累積，可能具有些許療效

多數針對睡茄的研究都使用每日 500 至 600 毫克的劑量。有些研究的對象是運動員和有焦慮症狀的人，這些研究使用 KSM-66 的萃取物，每單位重量大約含有 5% 的醉茄內酯分子。

所以若要從睡茄的補充得到最好的效果，建議每日攝取 500 至 600 毫克的 KSM-66，或是醉茄內酯含量接近（每份 20 至 30 毫克）的其他萃取物。

睡茄可以單獨食用，但隨餐食用的吸收效果可能更好。

瑪卡

....

瑪卡屬於十字花科，生長於祕魯山區已將近兩千年的時間。瑪卡也是屬於適應原，主要功能是提升性慾和性功能，並改善停經後女性的心情。

相關研究指出，每日攝取 3 公克的瑪卡根，就會有顯著的效果（或是劑量相同的萃取物），所以我也會這麼建議。

你可以購買藥丸或粉狀的瑪卡，而如果選擇藥丸，建議購買 4：1 至 6：1 之間的比例，這樣每日的攝取量就會藉於 500 至 800 毫克。

瑪卡可以單獨食用，但隨餐食用的吸收效果可能更好。

基本補充品計畫

如果你想透過〈終生強壯〉計畫來改善身心狀況，但預算不允許太多的補充品，這個計畫就非常適合你。

補充品	食用原因	食用時機	如何食用
蛋白粉	有助於攝取高品質蛋白質、改善身體組成與健康	隨時都可以（多數人會在訓練前後或下午食用）	每份 20 至 40 大卡，每日從蛋白粉攝取的蛋白質不要超過該日總蛋白質的 50%
綜合維生素	促進關鍵營養素的攝取、改善身心健康	隨餐食用	遵循先前的指示
維生素 D	改善身心健康、降低許多疾病的風險	隨餐食用	每日 2000IU
魚油	提供必需脂肪酸 omega-3、改善健康、降低許多疾病的風險	隨餐食用	每日攝取 2 至 3 公克 的 EPA 和 DHA 混合食品
水合型肌酸	促進訓練後恢復以及肌肉和肌力的成長	隨時都可以，但建議在訓練後	每日 5 公克

綜合補充計畫

如果你想要得到所有補充品的好處，就使用這個計畫。

補充品	食用原因	食用時機	如何食用
蛋白粉	有助於攝取高品質蛋白質、改善身體組成與健康	隨時都可以（多數人會在訓練前後或下午食用）	每份 20 至 40 大卡，每日從蛋白粉攝取的蛋白質不要超過該日總蛋白質的 50%
綜合維生素	促進關鍵營養素的攝取、改善身心健康	隨餐食用	遵循先前的指示
維生素 D	改善身心健康、降低許多疾病的風險	隨餐食用	每日 2000IU
魚油	提供必需脂肪酸 omega-3、改善健康、降低許多疾病的風險	隨餐食用	每日攝取 2 至 3 公克的 EPA 和 DHA 混合食品
水合型肌酸	促進訓練後恢復以及肌肉和肌力的成長	隨時都可以，但建議在訓練後	每日 5 公克
非變性二型膠原蛋白	減少關節發炎、保護軟骨	隨時都可以，可以單獨食用也可以隨餐食用	每日 20 公克

乳香屬	減少關節腫脹與疼痛	隨時都可以，最好是隨餐食用	每日 100 至 200 毫克
薑黃素	減少關節發炎與疼痛、提升關節活動度	隨時都可以，最好是隨餐食用	Meriva 品牌或含有黑胡椒（通常含有 20 毫克）的薑黃素萃取物比較好吸收，建議每日攝取 200 至 500 毫克
DHEA（不是 7-Keto DHEA）	促進荷爾蒙功能	隨時都可以，最好是隨餐食用	每日攝取 50 至 100 毫克的 DHEA
紅景天（SHR-5 萃取物）	降低身心疲勞	隨時都可以，最好是隨餐食用	每日 100 至 200 毫克
睡茄（KSM-66 萃取物）	促進運動表現和免疫功能、降低壓力與焦慮	隨時都可以，最好是隨餐食用	每日攝取 500 至 600 毫克的 KSM-66
瑪卡	促進性慾與性功能	隨時都可以，最好是隨餐食用	每日攝取相當於 3 公克瑪卡根的分量

補充品這個主題相當複雜，如果所有的廣告你都買帳，你家就會充滿各種瓶瓶罐罐，但效果都非常有限。其實如果真的要達到健康和飲食目標，不一定非得攝取補充品不可，甚至是本章提到的補充品也一樣。如果你願意吃夠多正確的食物（並花點時間曬太陽），身體就能獲得所有需要的營養素。

不過很多人都做不到，而就算真的努力嘗試，還是可以透過聰明攝取補充品來獲得更多好處。因此，建議至少可以嘗試基本補充品計畫；而如果你覺得自己的情況和目標有需要，當然也可以嘗試完整的補充品計畫。

下定決心以後，就可以開始入手想食用的補充品了。如果還想要我特別推薦，可以在本書最後的免費附錄裡找到（www.muscleforlifebook.com/bonus）。

請繼續讀下去，因為我將在下一章跟你分享一些看法和策略，讓你可以修正計畫中的一些小問題，以得到最大的益處。

重點整理

- 優質的蛋白粉有以下特色：好吃、容易攪拌均勻、蛋白質含量高、碳水化合物與脂肪含量低、富含必需胺基酸、容易被身體吸收、價格合理。

- 人工代糖和色素不一定像很多人說的那麼危險，但研究顯示這些物質確實可能在某些人身上帶來負面影響。

- 分離乳清和水解乳清有許多優勢，例如每單位重量的蛋白質較多、不含乳糖、更容易攪拌均勻與吸收，也有些人認為更好吃。不過，高品質的濃縮乳清就能帶來很好的效果。

- 酪蛋白的來源是牛奶，對肌肉生長很有幫助；但跟乳清不一樣的是，酪蛋白的消化速度很慢，因此將胺基酸釋放到血液中的速度更平穩、更緩慢。因此要攝取酪蛋白或是乳清蛋白，取決於我們的目標。

- 男性建議避免大豆蛋白粉，因為會對男性荷爾蒙產生不良影響；但對女性來說，大豆蛋白粉是很棒的植物性蛋白質來源，而且目前沒有研究指出會帶來負面影響。

- 米蛋白具有很高的生物價值（人體吸收並利用該蛋白質的效率），大約高達 80%（和牛肉差不多），而且胺基酸的組成也很優秀，和大豆蛋白差不多。此外，米蛋白的口感非常好，是植物性蛋白質補充品的絕佳選擇。

- 豌豆蛋白的生物價值也很高，和米蛋白差不多，並且含有大量的白胺酸，促進肌肉生長的效果很好。

- 每日如果從蛋白粉攝取太多蛋白質，可能導致腸胃不適，所以建議

每日從蛋白粉攝取的蛋白質，不要超過總蛋白質攝取的 50%；而且每次不要從蛋白粉攝取超過 40 至 50 公克的蛋白質。

- 以下是綜合維生素的選購原則：
  ◇ 遠離那些宣稱一天一顆就搞定的商品。高品質的綜合維生素每天都至少需要吃 2 至 3 顆。
  ◇ 遠離藥片形狀的綜合維生素，因為藥丸形狀的比較好吸收。
  ◇ 遠離那些宣稱許多維生素和礦物質的 RDI 剛好都是 100% 的商品。
  ◇ 遠離含有視黃醇的商品。
  ◇ 可以選擇含有活性葉酸的商品。
- 肌酸有助於提升肌肉和肌力，並促進有氧耐力與肌肉恢復。
- 補充非變性二型膠原蛋白、乳香屬、薑黃素，可以維持關節健康、功能，並避免疼痛。
- 適當的營養、運動、休息及壓力管理，有助於找回年輕時的信心、美麗、活力，但還是有些天然補充品可以進一步提升你的韌性、體力和精神。我最喜歡的選項包括 DHEA、紅景天、睡茄、碼卡。

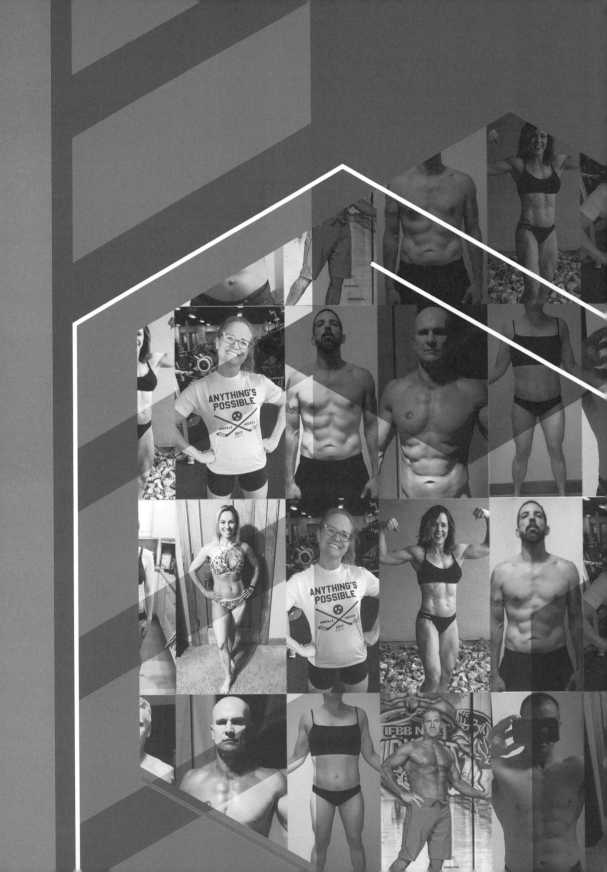

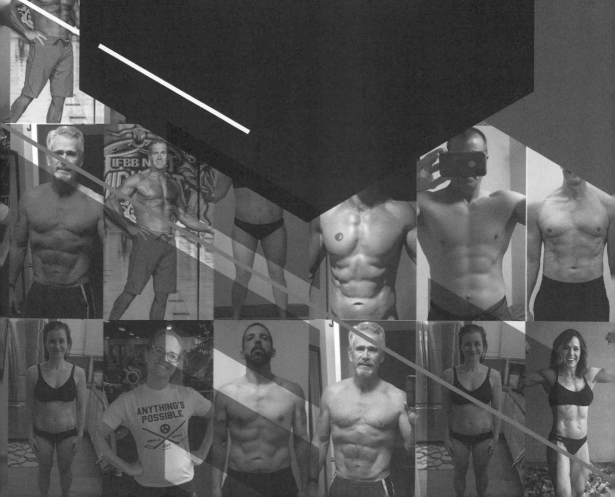

PART 5

開始行動

16

常見問題

不要因為現在的自己，犧牲無可限量的未來

——喬丹・彼得森教授（Jordan B. Peterson）

我們已經大致看完〈終生強壯〉訓練計畫的重要面向，但你可能還是有些問題或不確定的地方。現在就讓我們一個一個處理：

Q｜有關節炎可以做肌力訓練嗎？

A｜可以，但建議先諮詢醫師。研究顯示，中高強度的肌力訓練（例如本書的訓練計畫）幾乎不會使關節炎症狀惡化，甚至比低強度訓練更能改善症狀。不幸的是，骨關節炎或類風濕性關節炎患者，通常都被建議執行低強度訓練。

有些動作可能會讓你在訓練前幾週感到不太舒服甚至輕微疼痛，但請你堅持下去，因為多數關節有狀況的人，訓練一個月過後通常都會明顯感受疼痛減緩。

Q ｜ 有高血壓可以做肌力訓練嗎？

A ｜ 可以，但建議先諮詢醫師。雖然做肌力訓練時血壓會暫時
升高，但研究顯示，肌力訓練可以大幅降低整體血壓，有
時候效果甚至跟有氧運動一樣好。

不過，如同我們在第二章討論過的，肌力訓練加上有氧
運動的降血壓效果最好。不過有一個例外：如果你的血
壓非常高（通常是收縮壓大於 140mmHG；舒張壓大於
90mmHG，也就是所謂的第二期高血壓），你的有氧能力
可能不足以執行高強度運動。所以結論就是，在開始任何
訓練計畫之前，請先諮詢醫師。

Q ｜ 我只有啞鈴的話可以執行〈終生強壯〉訓練計劃嗎？

A ｜ 多數情況下沒有問題。就算只有啞鈴，也可以相當輕易執
行初學者和進階者課表，只要把某些無法執行的器材動作、
菱形槓硬舉換成其他動作就好。進階者課表的變動就會比
較大，畢竟很多動作都需要槓鈴，但也不是做不到。請參
考以下頁表格的替代方案。

原本的動作	替代的動作
器械式胸推	伏地挺身、啞鈴板凳肩推、雙槓下推
菱形槓硬舉	啞鈴硬舉
腿後勾	啞鈴羅馬尼亞硬舉
滑輪下拉	單手啞鈴划船
滑輪肱三頭肌下推	啞鈴肱三頭肌過頭推
腿推機	啞鈴酒杯式深蹲
坐姿滑輪划船	單手啞鈴划船
滑輪肱二頭肌彎舉	換手啞鈴彎舉
器械式肩推	坐姿啞鈴肩推

Q │ 我經常旅遊，還可以執行〈終生強壯〉計畫嗎？

A │ 可以，但需要先做點功課。如果你執行的是中階者或進階
者課表，建議訂一間附近有健身房的飯店（飯店的健身房
通常不太好用），而預先排定訓練時間也會很有幫助。如
果沒辦法做到這點，任何形式的訓練總好過沒有訓練，所
以其實做什麼都可以，就算只做徒手動作和有氧也沒關係
（你可以活用在本書學到的一切，讓旅途中的訓練達到最

大效果）。至於旅遊時的飲食計畫，可以參考以下三點：

1. 挑選可以在當地取得的簡單食物，在飯店房間準備食物。
   有些很棒的選擇，包括沙拉、烤雞、高蛋白乳製品、蛋白
   棒、蛋白粉、水果、堅果、切好的蔬菜或生菜沙拉、鷹
   嘴豆泥等。也可以使用 Instacart（www.instacart.com）
   或 Amazon Prime Now（primenow.amazon.com） 等 生
   鮮外送服務。

2. 如果大多數時間必須外食，可以用 MyFitnessPal 之類的
   應用程式來記錄熱量與巨量營養素，並盡量將熱量與巨
   量營養素的攝取限制在合理範圍。

3. 根據食慾來調整飲食，並利用本書學到的知識，盡可能
   多攝取蛋白質及合理的熱量。

如果你很常旅遊，但又想持續進步，就建議遵循前兩點建
議。第三點對於偶爾旅遊的人有效，但太常旅遊就不行。

Q | **我有某個特定動作不能做，該怎麼辦？**

A | 取決於哪個動作不能做。如果是因為你還不夠強壯，就換
成比較簡單的版本。舉例來說，如果你執行的是女性中階
者課表，但不太能做菱形槓硬舉，就可以先做啞鈴硬舉，
變得更強壯以後再做菱形槓硬舉。

如果是因為沒有器材，就換成現階段器材允許的類似動作。不過有些動作的確比較難代替，例如你不能拿蠟燭來代替啞鈴硬舉，也無法用槓鈴來取代酒杯式深蹲；而滑輪下拉雖然和引體向上與反手引體向上相當類似，但這兩種引體向上的難度比滑輪下拉高很多，因此不太適合剛接觸肌力訓練的人。

話說回來，為了避免這些替換動作所造成的麻煩，還是盡量不要讓器材不足影響你的訓練。打造家中健身房或加入健身房可能要花點錢，但這些錢是用來投資你的身心健康，而不是隨便亂花。

但如果是因為疼痛或身體限制而不能做某些動作，就換成你可以舒服執行的類似動作。如果你在執行的是男性進階者訓練課表，而你因為肩膀的舊傷而做不到上斜啞鈴臥推，就可以從進階者或中階者課表選擇一個類似的推系列動作（初學者動作則會太簡單），例如上斜啞鈴臥推，這樣就可以減少對肩膀的壓力。

如果是因為疼痛而無法做動作，可以參考以下表格來替換動作：

如果不能做…	就做…
啞鈴臥推	器械式胸推
上斜槓鈴臥推	上斜啞鈴臥推
槓鈴臥推	啞鈴臥推
槓鈴硬舉	菱形槓硬舉
菱形槓硬舉	啞鈴硬舉
坐姿啞鈴肩推	器械式肩推
啞鈴羅馬尼亞硬舉	腿後勾
單手啞鈴划船	坐姿滑輪划船
啞鈴分腿蹲	腿推機

Q ｜ 如果必須壓縮訓練的時間怎麼辦？

A ｜ 如果偶爾發生的話沒關係，但請不要養成習慣。如果連續幾週都必須壓縮訓練時間（或每個月都會出現幾次），可能就要調整訓練課表或生活行程。而如果你真的必須壓縮訓練時間，下次訓練請按照原本的計畫，不必彌補上次沒做的訓練。

Q ｜ 如果我錯過訓練或必須跳過訓練怎麼辦？

A ｜ 如果一週錯過一兩次訓練，取決於狀況和你的喜好，你可以在同一週另外找時間，或乾脆跳過一次沒關係。讓我們用以下的訓練行程為例：

週一	週二	週三	週四	週五	週六	週日
上肢 A	下肢 A	休息	上肢 B	有氧	休息	有氧

假設你因為某些原因錯過了下肢 A，可以隔天（週三）補練；而如果你不想連續兩天訓練，也可以週三練下肢 A，週四休息，再把上肢 B 移到週五或週六。

如果你無法透過更改行程來彌補錯過的訓練，其實也沒關

係，因為偶爾錯過訓練不會對整體結果帶來太大影響，只要持續規律訓練就好。

但如果因為放假、工作、生小孩而錯過一週、兩週、甚至是一整個月的訓練怎麼辦？如果只錯過一兩週，回歸訓練時應該可以馬上進入狀況，因為一般人至少要三四週不訓練，肌肉和肌肉量才會開始明顯下降。但如果你錯過好幾週的訓練，回歸的時候可能要使用輕一點的重量。不過好消息是：不管多久沒訓練，也不管你退步了多少，你很快就可以練回來，而且會比你一開始的進步速度快很多。

這個現象的主因就是所謂的「肌肉記憶」，也就是只要肌纖維曾經達到某種大小或肌力水準，退步後的進步，都會比第一次的進步過程更快。科學家還在嘗試找出背後的機制，但肌力訓練似乎能夠永遠改變肌肉細胞的狀態，讓它們能以很快的速度重新生長。

所以如果休息很久後打算回歸訓練，你的降重幅度建議是：

- 如果一、兩個月沒訓練，建議減少 20% 的重量

- 如果三、四個月沒訓練，建議減少 30% 的重量

- 如果五、六個月沒訓練，建議減少 50% 的重量

不久之後，你就能回到以前的水準。

Q │ 減脂的時候要怎樣才能比較不感到飢餓？

A │ 要有更多飽足感並減少飢餓感，我最喜歡的方法是：

1. 大量喝水

研究顯示，增加水分攝取（尤其是將水分加入食物）可以有效提升飽足感、減少飢餓感，以及堅持飲食計畫。另外，美國國家醫學院（National Academy of Medicine）建議成人每日攝取大約 2.8 公升的水，而在執行會流汗的活動時，每小時要額外補充 1 至 1.5 公升的水分。

2. 充足睡眠

睡眠不足很容易破壞自律、引發飢餓感並降低飽足感。歐洲飲食科學中心（European Center for Taste Sciences）的一份研究指出，比起每晚睡 8 小時的受試者來說，每晚睡 4 小時的受試者隔天平均會多攝取 600 大卡的熱量，而且在飲食前會感到較明顯的飢餓感。另外一份研究也指出，光是一個晚上睡眠不足，大腦在你看到食物照片的時候就會更活躍。

雖然睡眠的需求因人而異，但是美國國家睡眠基金會（National Sleep Foundation）指出，成人平均每天晚上要睡 7 至 9 小時才足夠。

3. 吃東西的時候慢一點，並保持正念

吃東西的時候要小口小口吃，用心咀嚼品嘗每一口食物。至於正念的意思，就是要專心吃飯，不要分心看電視、用電腦、滑手機等等。

以下是幾個不錯的方法：
- 主餐至少要花 15 至 20 分鐘享用。
- 每一口都要咀嚼完並吞下去以後，再吃下一口。
- 使用較小的餐具，這樣食物就會變小口。
- 每咬一口都把餐具放下。
- 吃飯的時候專注在食物以及一起吃飯的人，不要使用電子產品。

Q | 為什麼本書的訓練計畫中沒有核心訓練動作？

A | 有啊！我們的核心訓練動作包括：深蹲、硬舉、坐姿啞鈴肩推、臥推、反手引體向上、引體向上、單手啞鈴划船等等。

重點是，雖然我們沒有直接做腹肌的訓練，例如捲腹、棒式、仰臥起坐等等，但許多動作本身就能對腹直肌、腹斜肌及其他核心肌群帶來很大的刺激。

Q ｜ 我都沒有感到很痠痛，這樣對嗎？

A ｜ 我曾經以為，要變強壯就必須承受肌肉永遠痠痛的代價，痠痛就好像榮譽勳章一樣，例如：「腿痠到要倒退下樓梯才走得動！我的腿要變強壯了！」

我曾經以為，訓練肌肉的主要原因是要破壞肌肉並讓肌肉痠痛，而大量的痠痛就表示有大量的破壞，這樣才會有大量的肌肉生長，對嗎？其實不對。

研究顯示，肌肉損傷確實會有肌肉生長的效果，但並非必要條件。造成大量痠痛的訓練，可能幾乎沒有肌肉生長效果（例如下坡跑和大重量離心訓練）；而有些幾乎不會痠痛的訓練，卻能帶來顯著的肌肉生長效果。更複雜的是，訓練後感受到的痠痛程度，沒辦法準確判斷肌肉損傷的程度。也就是說，痠痛程度的多少與肌肉損傷的多少不一定有關。

這些現象背後的機制還不是很確定，但協和大學（Concordia University）的一份研究發現，我們訓練後感受到的痠痛，至少有一部分是因為結締組織與肌纖維糾結在一起，而不是肌纖維本身的損傷。因此，我們以為的肌肉痠痛，其實有一部分（甚至大部分）是結締組織的痠痛。

重點就是，就算你訓練後沒有太多痠痛，不代表訓練沒效。

Q | 如果前一次訓練完的痠痛還沒消失，可以訓練這些肌肉嗎？

A | 可以。訓練痠痛的肌肉，不一定會干擾恢復或肌肉生長。但如果你的訓練量和訓練強度一直都很高，可能會有慢性痠痛或疲勞的現象，對運動表現甚至健康都會有不利的影響。但如果你嚴格遵循〈終生強壯〉訓練計畫，應該就不會有這種問題。

Q | 我不管怎麼吃都無法增重，該怎麼辦？

A | 只要用以下三種方法，你不必每天都吃雙層起司漢堡或披薩，也可以攝取足夠的熱量：

1. 攝取熱量密度較高的食物

這是增重最簡單的辦法。如果一直無法攝取足夠的熱量，就盡量多吃熱量密度較高、碳水化合物和水分較少的食物（飽足感比較低），這樣會比較容易達到每日熱量目標。以下是建議的食物選擇：

- 白飯
- 白麵包
- 義大利麵
- 水果乾
- 蛋

・肥肉或海鮮的油脂（牛排、鴨肉、鮭魚等等）

・燕麥

・早餐玉米片

・起司、優格、牛奶等高脂肪乳製品

・堅果和堅果醬

・香蒜醬、莫利醬、大蒜蛋黃醬、阿根廷青醬、照燒醬，
以及傳統肉醬等醬料

2. 有氧不要做太多

超過一個程度以後，有氧做得越多，肌肉量和肌力就會越難提升。因此，在精實增肌的時候，每週頂多做數小時的有氧就好；而如果想將有氧對肌力訓練的影響降到最低，建議選擇走路或騎自行車就好。

3. 如有必要就透過喝飲料來攝取熱量

有些人（通常是偏瘦的人）每日都要攝取極為大量的熱量才會增重，如果只吃整全食物可能很難達到熱量目標，這時候喝飲料就很有幫助了。牛奶、蛋白飲品、代餐奶昔、無糖果汁都是很棒的選擇。

Q ｜ 我要多常調整訓練內容呢？

A ｜ 如果你確實遵循我在本書提到的訓練課表，就完全不必調整訓練內容，因為只要完成一個階段，所有的動作和次數範圍都會改變。

不過，如果你想要根據我提供的資訊來設計自己的訓練課表，可以參考以下三個建議：

1. 建議每 6 至 8 週改變一次訓練內容。你做肌力訓練的主要目標是提升全身的力量，而如果太常改變訓練內容（尤其是更換動作），就會讓進步速度變慢。

2. 訓練時先做最困難的動作，再做簡單的動作。舉例來說，如果你的上肢訓練包括槓鈴臥推和單手啞鈴划船，就要先做臥推。

3. 如果要更換訓練動作，要確定訓練到相同的肌群，而且難度不要差太多。舉例來說，如果你剛完成 8 週的訓練，想要把下肢訓練中的腿推機換掉，這時候啞鈴跨步就是很好的選擇（因為難度類似）；但腿後勾（太簡單）或上肢動作（肌群不同）就不是理想的選擇。

也許你已經打算要遵循我設計的訓練計畫，但完成三個階段的課表後，仍然覺得自己還不夠資格執行更困難的課表，因此不知所措。這種情況下還要挑戰更難的課表嗎？先不要。可以再從第一階段開始，總有一天你會準備好執行更難的課表。

Q │ 生病的時候可以運動嗎？

A │ 不要，至少不要太激烈。我瞭解生病的時候還是會很想訓練。畢竟如果你已經建立良好的運動習慣，幾天不運動的感覺，可能比抱病上健身房的感覺更差。但這時候請強迫自己休息，因為這時訓練只會進一步降低免疫系統功能，讓身體狀況更嚴重。

不過也有動物研究發現，得流感時執行輕度運動（20 至 30 分鐘的慢跑）可以促進免疫功能與恢復，而以人類為受試者的實驗也發現類似狀況。所以如果真的要在生病的時候運動，建議每天做 20 分鐘左右的低強度有氧就好，例如走路。

Q │ 訓練前和訓練後要吃東西嗎？

A │ 你想吃的話都沒問題，但其實差別不大。我通常會建議：

- 如果訓練前 3 至 5 小時沒有至少吃一份蛋白質或碳水化合物，就在訓練前 30 至 60 分鐘吃 20 至 40 公克的蛋白質和碳水化合物。如果訓練前幾小時內有吃至少一份蛋白質和碳水化合物，就不需要特別再吃東西。

- 如果訓練前 1 至 2 小時有吃東西，訓練完後就不必馬上吃東西，等到計畫的時間再吃就好。如果訓練前沒有吃東西，就在訓練後 30 至 60 分鐘內吃 20 至 40 公克的蛋白質（也可以加入碳水化合物和脂肪）。

Q ｜ **順利達到健身目標的人有哪些共同點？**

A ｜ 增肌減脂最成功、肌力提升最顯著、而且越來越健康的人，
不一定特別自律、有動力或是特別堅持。這些人之所以成
功，是因為他們都「鍥而不捨」。

最成功的人，通常錯過訓練的次數最好、犯下飲食錯誤的
頻率也最低。這些人其實並不完美，只是幾乎每次都會做
得夠好而已，所以我對你也很有信心，你一定可以成功。
你能把這本書看到這裡，就表示你真的很想成功，而且也
正在成功的路上。堅持下去，成功只是早晚的事。

17

後記

在這個一直想改變你的世界裡做自己，
是最偉大的成就

——拉爾夫‧沃爾多‧愛默生（Ralph Waldo Emerson）

　　我的目標就是幫助你達到目標，只要我們合作，就一定可以成功。我很願意跟你聯絡、密切關注你的進步，並隨時為你解惑，期待你的成功故事出現在我網站上的那一天！

　　你可以透過我的電子郵件聯絡我：mikem@legionsupplements.com。我每天都會收到很多封郵件，所以請給我一兩週的時間回信，但我保證我一定會回信。

　　我也想邀請你加入我的臉書社團，裡面有數千名積極正向的同好，他們都可以回答你的問題、為你加油喝采，並在必要的時候提供支持與安慰。只要上 www.muscleforlife.group 這個網站，並按下「加入群組」（Join Group），我的團隊成員就會同意你的加入申請。

　　說到社群媒體，你可以透過以下管道聯絡我：

- Instagram：www.instagram.com/muscleforlifefitness
- 臉書：www.facebook.com/muscleforlifefitness

- YouTube：www.youtube.com/muscleforlifefitness
- 推特：www.twitter.com/muscleforlife

　　如果你打算大張旗鼓開始〈終生強壯〉訓練計畫，歡迎標記我，並加上 #MuscleForLife 的主題標籤，讓所有正在執行計畫的人都能找到你，並陪你一起努力。

　　另外，如果你覺得這本書很棒，也覺得對你很有幫助，請把這本書分享給你在乎的人。你可以借給他們，或是直接送給他們，並跟他們說：「我很關心你，想幫助你提升生活品質，所以我要跟你分享這本書，希望你能夠好好閱讀。」我對自己的期許，就是要推廣本書資訊給最多人知道，而我需要你的幫忙，所以請你幫我分享。

　　真心感謝，希望很快能有你的消息。

18

免費額外資訊

所謂的拖延，就是為了滿足當下而放棄長遠目標

——丹・艾瑞利（Dan Ariely）

感謝你的閱讀，希望本書能帶給妳許多知識、啟發與實用性，也希望本書能幫助你徹底改變體態與人生。

我想確保你能充分利用本書的價值，所以幫你整理了一些免費資源，包括：

- 本書各章重點整理、表格、列表，可以讓你儲存、分享，並列印出來。
- 所有訓練動作示範影片的連結。
- 一整年的〈終生強壯〉訓練計畫，並以各種檔案形式呈現，包括 PDF、Excel、以及 Google 試算表。如果你比較喜歡使用手機應用程式，可以參考我的免費訓練應用程式 Stacked（www.getstackedapp.com），裡面包含〈終生強壯〉訓練計畫。
- 20 種〈終生強壯〉飲食計畫，讓你有效增肌減脂。
- 我最喜歡的各種工具，讓你在訓練和生活都充滿動力並順利

進步。

・ 更多內容等你來發掘。

如果要立刻使用這些免費額外資訊（以及驚喜禮物），可以登入以下網站：

www.muscleforlifebook.com/bonus

我也想請你幫我一個忙：可以麻煩你花一分鐘幫我上網撰寫本書的評論嗎？我每一則評論都會看，非常希望得到讀者真心的回饋。

如果你有興趣，可以直接登入以下網站：

www.muscleforlifebook.com/review

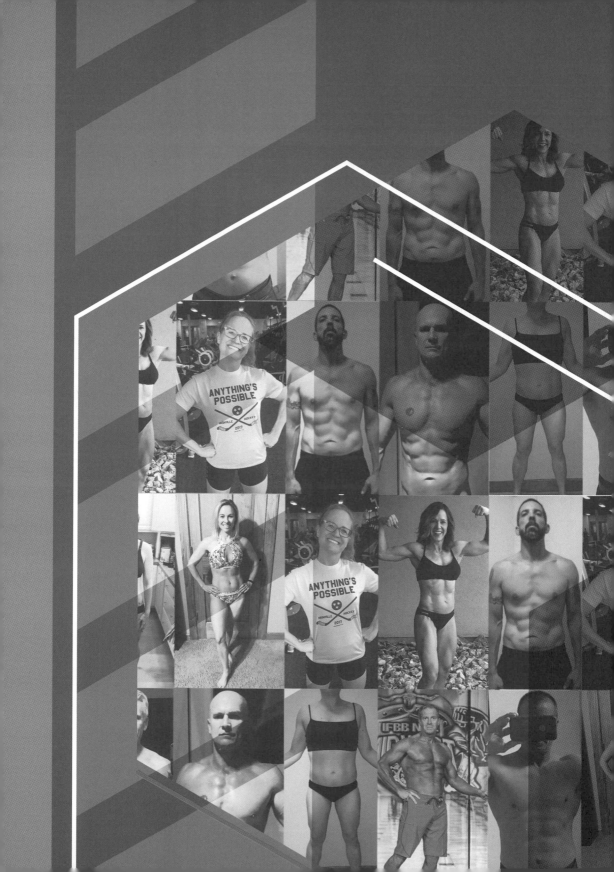

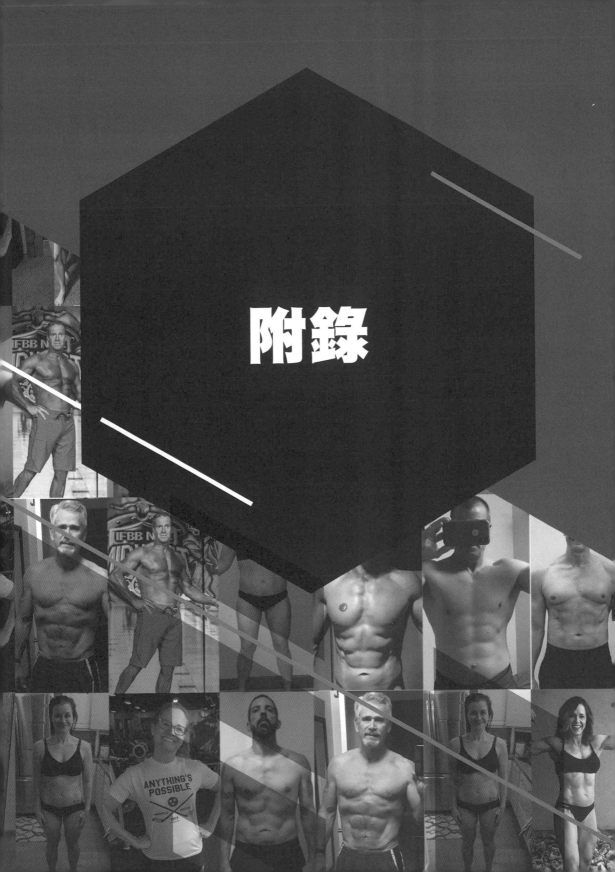

附錄

減脂飲食計畫

63.5 公斤女性的減脂飲食計畫（適量的碳水化合物）

餐點	食物	分量	熱量	蛋白質	碳水化合物	脂肪
早餐	整顆蛋	1	70	6	0	5
	2% 茅屋起司	1	150	20	10	3
	酪梨	1	120	1	6	10
	菠菜	1	0	0	0	0
	切好的菇類	1	30	2	6	0
	切好的甜椒	1	30	2	6	0
總量			400	31	28	18
訓練						
訓練後蛋白飲	2% 原味優格	1	150	20	10	3
	冷凍芒果	1	60	1	15	0
	冷凍藍莓	1	60	1	15	0
總量			270	22	40	3

午餐	去皮無骨雞胸肉	1	130	25	0	3
	萵苣	1	0	0	0	0
	切好的胡蘿蔔	0.5	15	1	3	0
	切好的番茄	0.5	15	1	3	0
	義大利香醋	1	100	0	2	10
總量			260	27	8	13
晚餐	平底鍋煎吳郭魚	2	260	50	0	6
	綠花椰菜	1	30	2	6	0
	櫛瓜	1	30	2	6	0
	白花椰菜	1	30	2	6	0
	橄欖油	1	120	0	0	14
總量			470	56	18	20
每日總量			1400	136	94	54
每日目標			1400	140	90	55

72.5 公斤女性的減脂飲食計畫（適量的碳水化合物）

餐點	食物	分量	熱量	蛋白質	碳水化合物	脂肪
早餐	2% 原味希臘優格	2	300	40	20	6
	桃子	1	60	1	15	0
	整顆蛋	2	140	12	0	10
總量			500	53	35	16
午餐	蝦子	2	260	50	0	6
	綠花椰菜	3	90	6	18	0
	橄欖油	1	120	0	0	14
總量			470	56	18	20
點心	杏仁	2	160	6	6	14
總量			160	6	6	14
訓練						
晚餐	熟吳郭魚	1	130	25	0	3
	豆角	3	90	6	18	0
	口味清淡的冰淇淋（例如 Halo Top）	1 又 3/1 杯	180	12	42	4
總量			400	43	60	7
每日總量			1530	158	119	57
每日目標			1600	160	120	55

90.5 公斤女性的減脂飲食計畫（少量的碳水化合物）

餐點	食物	分量	熱量	蛋白質	碳水化合物	脂肪
早餐	整顆蛋	3	210	18	0	15
	火腿	1	130	25	0	3
	切好的番茄	1	30	2	6	0
	菠菜	1	0	0	0	0
	切好的菇類	1	30	2	6	0
	切好的甜椒	1	30	2	6	0
	總量		430	49	18	18
午餐	去皮無骨雞胸肉	2	260	50	0	6
	萵苣	2	0	0	0	0
	芝麻菜	1	0	0	0	0
	切好的胡蘿蔔	0.5	15	1	3	0
	切好的小黃瓜	0.5	15	1	3	0
	切好的洋蔥	0.5	15	1	3	0
	切好的甜椒	1	30	2	6	0
	田園沙拉醬	2	200	0	4	20
	總量		535	55	19	26

訓練						
點心	2% 茅屋起司	2	300	40	20	6
	藍莓	1	60	1	15	0
總量			360	41	35	6
晚餐	鮭魚	2	400	40	0	24
	抱子甘藍	2	60	4	12	0
	夏南瓜	1	30	2	6	0
	蘆筍	1	30	2	6	0
	茄子	1	30	2	6	0
	橄欖油	1	120	0	0	14
總量			670	50	30	38
每日總量			1995	195	102	88
每日目標			2000	200	100	90

72.5 公斤男性的減脂飲食計畫（適量的碳水化合物）

食物	食物	分量	熱量	蛋白質	碳水化合物	脂肪
早餐	整顆蛋	2	140	12	0	10
	蛋白	1	130	27	2	0
	香蕉	2	120	2	30	0
	胡桃南瓜	3	90	6	18	0
	蘋果	1	120	0	0	14
	總量		600	47	50	24
訓練						
午餐	平底鍋煎吳郭魚	2	260	50	0	6
	櫛瓜	2	60	4	12	0
	胡蘿蔔	2	60	4	12	0
	橄欖油	1	120	0	0	14
	總量		500	58	24	20
晚餐	去皮無骨雞胸肉	2	260	50	0	6
	綠花椰菜	3	90	6	18	0
	牛油	1	120	0	0	14
	口味清淡的冰淇淋（例如 Halo Top）	2/3	90	60	21	2
	總量		560	62	39	22
	每日總量		1630	165	107	66
	每日目標		1600	160	100	60

90.5 公斤男性的減脂飲食計畫（適量的碳水化合物）

餐點	食物	分量	熱量	蛋白質	碳水化合物	脂肪
早餐	火腿	1	130	25	0	3
	2% 茅屋起司	1	150	20	10	3
	煮熟的燕麥	1	120	3	25	1
	蘋果	1	60	1	15	0
	總量		460	49	50	7
午餐	去皮無骨雞胸肉	2	260	50	0	6
	蘆筍	2	60	4	12	0
	白花椰菜	2	60	4	12	0
	橄欖油	1	120	0	0	14
	總量		500	58	24	20
點心	2% 原味希臘優格	2	300	40	20	6
	總量		300	40	20	6

訓練						
晚餐	去除表面脂肪的肋眼牛排	2	400	40	0	24
	豆角	3	90	6	18	0
	夏南瓜	2	60	4	12	0
	士力架巧克力棒	1.5 盎司	215	3	28	11
總量			765	53	58	35
每日總量			2025	200	152	68
每日目標			2000	200	150	65

109 公斤男性的減脂飲食計畫（適量的碳水化合物）

餐點	食物	分量	熱量	蛋白質	碳水化合物	脂肪
早餐	原味全脂希臘優格	2	440	40	20	20
	香蕉	2	120	2	30	0
	杏仁	2	160	6	6	14
總量			720	48	56	34
午餐	火雞胸肉	2	260	50	0	6
	切達起司	2	240	12	2	20
	萵苣	0.5	0	0	0	0
	番茄	0.5	15	1	3	0
	德式酸菜	0.5	15	1	3	0
	綠花椰菜	2	60	4	12	0
	口味清淡的美乃滋	2	70	0	4	6
	第戎芥末	3 茶匙	15	1	2	0
	全麥麵包	1 片	110	5	22	2
總量			785	74	48	34
點心	乳清蛋白粉	2	200	40	4	4
	蘋果	2	120	2	30	0
總量			320	42	34	4

訓練					
晚餐	去除明顯脂肪的豬排	3	390	75	0	9
	綠葉甘藍	2	60	4	12	0
	牛油	1	120	0	0	14
總量			570	79	12	23
每日總量			2395	243	150	95
每日目標			2400	240	150	95

精實增肌飲食計畫

45 公斤女性的精實增肌飲食計畫（適量的碳水化合物）

食物	食物	分量	熱量	蛋白質	碳水化合物	脂肪
早餐	整顆蛋	1	70	6	0	5
	菠菜	1	0	0	0	0
	切好的菇類	1	30	2	6	0
	切好的甜椒	1	30	2	6	0
	煮熟的燕麥	1	120	3	25	1
	酪梨	1	120	1	6	10
總量			370	14	43	16
訓練						
訓練後蛋白飲	2% 原味優格	1	150	20	10	3
	乳清蛋白粉	1	100	20	2	2
	冷凍芒果	1	60	1	15	0
	冷凍藍莓	2	120	2	30	0
總量			430	43	57	5

午餐	去皮無骨雞胸肉	1	130	25	0	3
	萵苣	1	0	0	0	0
	切好的胡蘿蔔	0.5	15	1	3	0
	切好的番茄	0.5	15	1	3	0
	切好的甜椒	1	30	2	6	0
	義大利香醋	2	200	0	4	20
總量			390	29	16	23
晚餐	平底鍋煎吳郭魚	1	130	25	0	3
	綠花椰菜	2	60	4	12	0
	櫛瓜	2	60	4	12	0
	白花椰菜	2	60	4	12	0
	糙米	1	120	3	25	1
	橄欖油	1	120	0	0	14
總量			550	40	61	18
每日總量			1740	126	177	62
每日目標			1700	130	170	55

54.5 公斤女性的精實增肌飲食計畫（適量的碳水化合物）

餐點	食物	分量	熱量	蛋白質	碳水化合物	脂肪
早餐	2% 原味希臘優格	2	300	40	20	6
	香蕉	2	120	2	30	0
	奇異果	1	60	1	15	0
	桃子	1	60	1	15	0
	杏仁	1	80	3	3	7
總量			620	47	83	13
午餐	蝦子	2	260	50	0	6
	綠花椰菜	3	90	6	18	0
	糙米	2	240	6	50	2
	橄欖油	1	120	0	0	14
總量			710	62	68	22
訓練						
晚餐	阿多波沙朗	1	237	39	2	7
	豆角	2	60	4	12	0
	地瓜	1	120	3	25	1
	牛油	1	120	0	0	14
	85% 黑巧克力	1 盎司	170	4	11	14

總量	707	50	50	36
每日總量	2037	159	201	71
每日目標	2040	155	205	70

63.5 公斤女性的精實增肌飲食計畫（適量的碳水化合物）

餐點	食物	分量	熱量	蛋白質	碳水化合物	脂肪
早餐	整顆蛋	3	210	18	0	15
	火腿	1	130	25	0	3
	切好的番茄	1	30	2	6	0
	菠菜	1	0	0	0	0
	切好的菇類	1	30	2	6	0
	切好的甜椒	1	30	2	6	0
	全麥麵包	2 片	220	10	44	4
總量			650	59	62	22
午餐	去皮無骨雞胸肉	1	130	25	0	3
	萵苣	2	0	0	0	0
	芝麻菜	1	0	0	0	0
	切好的胡蘿蔔	1	30	2	6	0
	切好的小黃瓜	0.5	15	1	3	0
	切好的洋蔥	0.5	15	1	3	0
	切好的甜椒	1	30	2	6	0
	鷹嘴豆	1	120	3	25	1
	田園沙拉醬	2	200	0	4	20

	總量		540	34	47	24

點心	2% 原味希臘優格	2	300	40	20	6
	香蕉	4	240	4	60	0
	總量		540	44	80	6
訓練						
晚餐	養殖鮭魚	2	400	40	0	24
	抱子甘藍	1	30	2	6	0
	夏南瓜	1	30	2	6	0
	蘆筍	1	30	2	6	0
	茄子	1	30	2	6	0
	白肉馬鈴薯	1	120	3	25	1
總量			640	51	49	25
每日總量			2370	188	238	77
每日目標			2380	180	240	80

63.5 公斤男性的精實增肌飲食計畫（適量的碳水化合物）

餐點	食物	分量	熱量	蛋白質	碳水化合物	脂肪
早餐	整顆蛋	3	210	18	0	15
	蛋白	1	130	27	2	0
	香蕉	2	120	2	30	0
	胡桃南瓜	3	90	6	18	0
	牛油	1	120	0	0	14
總量			670	53	50	29
訓練						
點心	乳清蛋白粉	1	100	20	2	2
	蘋果	2	120	2	30	0
總量			220	22	32	2
午餐	覆盆子胡桃雞肉沙拉三明治	1	374	29	33	14
	糙米	1	120	3	25	0
總量			494	32	58	14

晚餐	去皮無骨雞胸肉	2	260	50	0	6
	綠花椰菜	3	90	6	18	0
	地瓜	2	240	6	50	2
	牛油	1	120	0	0	14
	冰淇淋	2/3 杯	300	6	26	20
總量			1010	68	94	42
每日總量			2394	175	234	87
每日目標			2380	180	240	80

72.5 公斤男性的精實增肌飲食計畫（適量的碳水化合物）

餐點	食物	分量	熱量	蛋白質	碳水化合物	脂肪
早餐	2% 茅屋起司	2	300	40	20	6
	煮熟的燕麥	2	240	6	50	2
	蘋果	2	120	2	30	0
	藍莓	1	60	1	15	0
	杏仁	1	80	3	3	7
總量			800	52	118	15
午餐	去皮無骨雞胸肉	2	260	50	0	6
	蘆筍	2	60	4	12	0
	白花椰菜	2	60	4	12	0
	橄欖油	1	120	0	0	14
總量			500	58	24	20
點心	原味全脂希臘優格	2	440	40	20	20
	香蕉	2	120	2	30	0
總量			560	42	50	20
訓練						

晚餐	去除表面脂肪的肋眼牛排	2	400	40	0	24
	豆角	3	90	6	18	0
	夏南瓜	2	60	4	12	0
	糙米	1	120	3	25	1
	士力架巧克力棒	1.5 盎司	215	3	28	11
總量			885	56	83	36
每日總量			2745	208	275	91
每日目標			2720	205	270	90

82 公斤男性的精實增肌飲食計畫（適量的碳水化合物）

餐點	食物	分量	熱量	蛋白質	碳水化合物	脂肪
早餐	奶油藍莓香蕉果昔	2	446	42	48	20
	杏仁	2	160	6	6	14
	煮熟的燕麥	2	240	6	50	2
總量			846	54	104	36
午餐	火雞胸肉	2	260	50	0	6
	切達起司	2	240	12	2	20
	萵苣	0.5	0	0	0	0
	切片的番茄	0.5	15	1	3	0
	德式酸菜	0.5	15	1	3	0
	綠花椰菜	2	60	4	12	0
	口味清淡的美乃滋	2	70	0	4	6
	第戎芥末	3 茶匙	15	1	2	0
	全麥麵包	2 片	220	10	44	4
總量			895	79	70	36
點心	2% 原味希臘優格	2	300	40	20	6
	蘋果	2	120	2	30	0
	鷹嘴豆尼	0.5 杯	200	10	17	11
總量			620	52	67	17

	訓練					
晚餐	千層麵加茅屋起司與胡桃南瓜	1	419	38	48	8
	櫛瓜	2	60	4	12	0
	85% 黑巧克力	1 盎司	170	4	11	14
總量			649	46	71	22
每日總量			3010	231	312	111
每日目標			3060	230	305	100

女性肌力訓練計畫

【初學者課表】第一階段

訓練 1：下肢 A	訓練 2：上肢 A	訓練 3：下肢 B
徒手深蹲 3 組 12 ～ 15 下扎實訓練組	伏地挺身 3 組 12 ～ 15 下扎實訓練組	啞鈴硬舉 3 組 12 ～ 15 下扎實訓練組
啞鈴硬舉 3 組 12 ～ 15 下扎實訓練組	滑輪下拉 3 組 12 ～ 15 下扎實訓練組	徒手跨步 3 組 12 ～ 15 下扎實訓練組
徒手分腿蹲 3 組 12 ～ 15 下扎實訓練組	器械式胸推 3 組 12 ～ 15 下扎實訓練組	腿推機 3 組 12 ～ 15 下扎實訓練組
肱三頭肌下推 3 組 12 ～ 15 下扎實訓練組	徒手划船 3 組 12 ～ 15 下扎實訓練組	腿後勾 3 組 12 ～ 15 下扎實訓練組

【初學者課表】第二階段

訓練 1：下肢 A	訓練 2：上肢 A	訓練 3：下肢 B
徒手跨步 3 組 12 ～ 15 下扎實訓練組	伏地挺身 3 組 12 ～ 15 下扎實訓練組	啞鈴硬舉 3 組 12 ～ 15 下扎實訓練組
啞鈴硬舉 3 組 12 ～ 15 下扎實訓練組	單手啞鈴划船 3 組 12 ～ 15 下扎實訓練組	徒手登階 3 組 12 ～ 15 下扎實訓練組
徒手深蹲 3 組 12 ～ 15 下扎實訓練組	器械式肩推 3 組 12 ～ 15 下扎實訓練組	腿推機 3 組 12 ～ 15 下扎實訓練組
肱三頭肌下推 3 組 12 ～ 15 下扎實訓練組	徒手划船 3 組 12 ～ 15 下扎實訓練組	臀橋式 3 組 12 ～ 15 下扎實訓練組

【初學者課表】第三階段

訓練 1：下肢 A	訓練 2：上肢 A	訓練 3：下肢 B
徒手深蹲 3 組 12 ～ 15 下扎實訓練組	伏地挺身 3 組 12 ～ 15 下扎實訓練組	啞鈴硬舉 3 組 12 ～ 15 下扎實訓練組
啞鈴硬舉 3 組 12 ～ 15 下扎實訓練組	滑輪下拉 3 組 12 ～ 15 下扎實訓練組	徒手跨步 3 組 12 ～ 15 下扎實訓練組
徒手分腿蹲 3 組 12 ～ 15 下扎實訓練組	器械式胸推 3 組 12 ～ 15 下扎實訓練組	腿推機 3 組 12 ～ 15 下扎實訓練組
肱三頭肌下推 3 組 12 ～ 15 下扎實訓練組	徒手划船 3 組 12 ～ 15 下扎實訓練組	腿後勾 3 組 12 ～ 15 下扎實訓練組

【中階課表】第一階段

訓練 1：下肢 A	訓練 2：上肢 A	訓練 3：下肢 B
菱形槓硬舉 3 組 10 ～ 12 下扎實訓練組	啞鈴臥推 3 組 10 ～ 12 下扎實訓練組	啞鈴跨步 3 組 10 ～ 12 下扎實訓練組
啞鈴分腿蹲 3 組 10 ～ 12 下扎實訓練組	滑輪下拉 3 組 10 ～ 12 下扎實訓練組	啞鈴羅馬尼亞硬舉 3 組 10 ～ 12 下扎實訓練組
腿後勾 3 組 10 ～ 12 下扎實訓練組	坐姿啞鈴過頭肩推 3 組 10 ～ 12 下扎實訓練組	腿推機 3 組 10 ～ 12 下扎實訓練組
啞鈴酒杯式深蹲 3 組 10 ～ 12 下扎實訓練組	坐姿滑輪划船 3 組 10 ～ 12 下扎實訓練組	腿後勾 3 組 10 ～ 12 下扎實訓練組

【中階課表】第二階段

訓練 1：下肢 A	訓練 2：上肢 A	訓練 3：下肢 B
菱形槓硬舉 3 組 10 ～ 12 下扎實訓練組	上斜啞鈴臥推 3 組 10 ～ 12 下扎實訓練組	啞鈴酒杯式深蹲 3 組 10 ～ 12 下扎實訓練組
啞鈴跨步 3 組 10 ～ 12 下扎實訓練組	單手啞鈴划船 3 組 10 ～ 12 下扎實訓練組	啞鈴硬舉 3 組 10 ～ 12 下扎實訓練組
啞鈴羅馬尼亞硬舉 3 組 10 ～ 12 下扎實訓練組	啞鈴臥推 3 組 10 ～ 12 下扎實訓練組	腿伸屈 3 組 10 ～ 12 下扎實訓練組
啞鈴酒杯式深蹲 3 組 10 ～ 12 下扎實訓練組	坐姿滑輪划船 3 組 10 ～ 12 下扎實訓練組	腿後勾 3 組 10 ～ 12 下扎實訓練組

【中階課表】第三階段

訓練 1：下肢 A	訓練 2：上肢 A	訓練 3：下肢 B
菱形槓硬舉 3 組 10 ～ 12 下扎實訓練組	坐姿啞鈴肩推 3 組 10 ～ 12 下扎實訓練組	啞鈴跨步 3 組 10 ～ 12 下扎實訓練組
啞鈴酒杯式深蹲 3 組 10 ～ 12 下扎實訓練組	坐姿滑輪划船 3 組 10 ～ 12 下扎實訓練組	啞鈴羅馬尼亞硬舉 3 組 10 ～ 12 下扎實訓練組
臀橋式 3 組 10 ～ 12 下扎實訓練組	上斜啞鈴臥推 3 組 10 ～ 12 下扎實訓練組	腿推機 3 組 10 ～ 12 下扎實訓練組
啞鈴分腿蹲 3 組 10 ～ 12 下扎實訓練組	滑輪下拉 3 組 10 ～ 12 下扎實訓練組	腿後勾 3 組 10 ～ 12 下扎實訓練組

【進階課表】第一階段

訓練 1：下肢 A	訓練 2：上肢 A	訓練 3：下肢 B
槓鈴背蹲舉 3 組 8 ～ 10 下扎實訓練組	槓鈴臥推 3 組 8 ～ 10 下扎實訓練組	啞鈴跨步 3 組 8 ～ 10 下扎實訓練組
槓鈴硬舉 3 組 8 ～ 10 下扎實訓練組	滑輪下拉 3 組 8 ～ 10 下扎實訓練組	槓鈴羅馬尼亞硬舉 3 組 8 ～ 10 下扎實訓練組
腿後勾 3 組 8 ～ 10 下扎實訓練組	上斜槓鈴臥推 3 組 8 ～ 10 下扎實訓練組	腿推機 3 組 8 ～ 10 下扎實訓練組
啞鈴跨步 3 組 8 ～ 10 下扎實訓練組	單手啞鈴划船 3 組 8 ～ 10 下扎實訓練組	雙槓下推 3 組 8 ～ 10 下扎實訓練組

【進階課表】第二階段

訓練 1：下肢 A	訓練 2：上肢 A	訓練 3：下肢 B
槓鈴背蹲舉 3 組 8 ～ 10 下扎實訓練組	槓鈴臥推 3 組 8 ～ 10 下扎實訓練組	槓鈴硬舉 3 組 8 ～ 10 下扎實訓練組
槓鈴羅馬尼亞硬舉 3 組 8 ～ 10 下扎實訓練組	反手引體向上 3 組 8 ～ 10 下扎實訓練組	啞鈴跨步 3 組 8 ～ 10 下扎實訓練組
腿伸屈 3 組 8 ～ 10 下扎實訓練組	雙槓下推 3 組 8 ～ 10 下扎實訓練組	上斜啞鈴臥推 3 組 8 ～ 10 下扎實訓練組
腿後勾 3 組 8 ～ 10 下扎實訓練組	坐姿滑輪划船 3 組 8 ～ 10 下扎實訓練組	腿推機 3 組 8 ～ 10 下扎實訓練組

【進階課表】第三階段

訓練 1：下肢 A	訓練 2：上肢 A	訓練 3：下肢 B
槓鈴背蹲舉 3 組 8 ～ 10 下扎實訓練組	槓鈴臥推 3 組 8 ～ 10 下扎實訓練組	啞鈴跨步 3 組 8 ～ 10 下扎實訓練組
槓鈴硬舉 3 組 8 ～ 10 下扎實訓練組	引體向上 3 組 8 ～ 10 下扎實訓練組	槓鈴羅馬尼亞硬舉 3 組 8 ～ 10 下扎實訓練組
腿後勾 3 組 8 ～ 10 下扎實訓練組	上斜槓鈴臥推 3 組 8 ～ 10 下扎實訓練組	腿推機 3 組 8 ～ 10 下扎實訓練組
啞鈴跨步 3 組 8 ～ 10 下扎實訓練組	單手啞鈴划船 3 組 8 ～ 10 下扎實訓練組	雙槓下推 3 組 8 ～ 10 下扎實訓練組

男性肌力訓練計畫

【初學者課表】第一階段

訓練 1：上肢 A	訓練 2：下肢 A	訓練 3：上肢 B
伏地挺身 3 組 12～15 下扎實訓練組	徒手深蹲 3 組 12～15 下扎實訓練組	器械式肩推 3 組 12～15 下扎實訓練組
滑輪下拉 3 組 12～15 下扎實訓練組	啞鈴硬舉 3 組 12～15 下扎實訓練組	徒手划船 3 組 12～15 下扎實訓練組
器械式胸推 3 組 12～15 下扎實訓練組	腿推機 3 組 12～15 下扎實訓練組	器械式胸推 3 組 12～15 下扎實訓練組
徒手划船 3 組 12～15 下扎實訓練組	腿後勾 3 組 12～15 下扎實訓練組	滑輪肱二頭肌彎舉 3 組 12～15 下扎實訓練組

【初學者課表】第二階段

訓練 1：上肢 A	訓練 2：下肢 A	訓練 3：上肢 B
伏地挺身 3 組 12～15 下扎實訓練組	徒手分腿蹲 3 組 12～15 下扎實訓練組	器械式胸推 3 組 12～15 下扎實訓練組
滑輪下拉 3 組 12～15 下扎實訓練組	啞鈴硬舉 3 組 12～15 下扎實訓練組	器械式划船 3 組 12～15 下扎實訓練組
器械式肩推 3 組 12～15 下扎實訓練組	腿伸屈 3 組 12～15 下扎實訓練組	伏地挺身 3 組 12～15 下扎實訓練組
單手啞鈴划船 3 組 12～15 下扎實訓練組	臀橋式 3 組 12～15 下扎實訓練組	換手啞鈴彎舉 3 組 12～15 下扎實訓練組

【初學者課表】第三階段

訓練 1：上肢 A	訓練 2：下肢 A	訓練 3：上肢 B
伏地挺身 3 組 12～15 下扎實訓練組	徒手深蹲 3 組 12～15 下扎實訓練組	器械式肩推 3 組 12～15 下扎實訓練組
滑輪下拉 3 組 12～15 下扎實訓練組	啞鈴硬舉 3 組 12～15 下扎實訓練組	徒手划船 3 組 12～15 下扎實訓練組
器械式胸推 3 組 12～15 下扎實訓練組	腿推機 3 組 12～15 下扎實訓練組	器械式胸推 3 組 12～15 下扎實訓練組
徒手划船 3 組 12～15 下扎實訓練組	腿後勾 3 組 12～15 下扎實訓練組	雙槓下推 3 組 12～15 下扎實訓練組

【中階課表】第一階段

訓練 1：上肢 A	訓練 2：下肢 A	訓練 3：上肢 B
啞鈴臥推 3 組 10～12 下扎實訓練組	菱形槓硬舉 3 組 10～12 下扎實訓練組	坐姿啞鈴過頭肩推 3 組 10～12 下扎實訓練組
滑輪下拉 3 組 10～12 下扎實訓練組	啞鈴酒杯式深蹲 3 組 10～12 下扎實訓練組	坐姿滑輪划船 3 組 10～12 下扎實訓練組
器械式胸推 3 組 10～12 下扎實訓練組	腿後勾 3 組 10～12 下扎實訓練組	器械式胸推 3 組 10～12 下扎實訓練組
坐姿滑輪划船 3 組 10～12 下扎實訓練組	啞鈴分腿蹲 3 組 10～12 下扎實訓練組	換手啞鈴彎舉 3 組 10～12 下扎實訓練組

【中階課表】第二階段

訓練 1：上肢 A	訓練 2：下肢 A	訓練 3：上肢 B
上斜啞鈴臥推 3 組 10～12 下扎實訓練組	菱形槓硬舉 3 組 10～12 下扎實訓練組	坐姿啞鈴過頭肩推 3 組 10～12 下扎實訓練組
滑輪下拉 3 組 10～12 下扎實訓練組	啞鈴跨步 3 組 10～12 下扎實訓練組	單手啞鈴划船 3 組 10～12 下扎實訓練組
器械式胸推 3 組 10～12 下扎實訓練組	腿後勾 3 組 10～12 下扎實訓練組	啞鈴臥推 3 組 10～12 下扎實訓練組
器械式划船 3 組 10～12 下扎實訓練組	腿推機 3 組 10～12 下扎實訓練組	滑輪肱三頭肌彎舉 3 組 10～12 下扎實訓練組

【中階課表】第三階段

訓練 1：上肢 A	訓練 2：下肢 A	訓練 3：上肢 B
啞鈴臥推 3 組 10～12 下扎實訓練組	菱形槓硬舉 3 組 10～12 下扎實訓練組	坐姿啞鈴過頭肩推 3 組 10～12 下扎實訓練組
滑輪下拉 3 組 10～12 下扎實訓練組	啞鈴分腿蹲 3 組 10～12 下扎實訓練組	坐姿滑輪划船 3 組 10～12 下扎實訓練組
器械式胸推 3 組 10～12 下扎實訓練組	腿後勾 3 組 10～12 下扎實訓練組	器械式胸推 3 組 10～12 下扎實訓練組
坐姿滑輪划船 3 組 10～12 下扎實訓練組	啞鈴跨步 3 組 10～12 下扎實訓練組	換手啞鈴彎舉 3 組 10～12 下扎實訓練組

【進階課表】第一階段

訓練 1：上肢 A	訓練 2：下肢 A	訓練 3：上肢 B
槓鈴臥推 3 組 8 ～ 10 下扎實訓練組	槓鈴背蹲舉 3 組 8 ～ 10 下扎實訓練組	坐姿啞鈴過頭肩推 3 組 8 ～ 10 下扎實訓練組
滑輪下拉 3 組 8 ～ 10 下扎實訓練組	槓鈴硬舉 3 組 8 ～ 10 下扎實訓練組	單手啞鈴划船 3 組 8 ～ 10 下扎實訓練組
啞鈴臥推 3 組 8 ～ 10 下扎實訓練組	啞鈴分腿蹲 3 組 8 ～ 10 下扎實訓練組	啞鈴臥推 3 組 8 ～ 10 下扎實訓練組
單手啞鈴划船 3 組 8 ～ 10 下扎實訓練組	腿後勾 3 組 8 ～ 10 下扎實訓練組	換手啞鈴彎舉 3 組 8 ～ 10 下扎實訓練組

【進階課表】第二階段

訓練 1：上肢 A	訓練 2：下肢 A	訓練 3：上肢 B
上斜槓鈴臥推 3 組 8 ～ 10 下扎實訓練組	槓鈴背蹲舉 3 組 8 ～ 10 下扎實訓練組	坐姿啞鈴過頭肩推 3 組 8 ～ 10 下扎實訓練組
反手引體向上 3 組 8 ～ 10 下扎實訓練組	槓鈴硬舉 3 組 8 ～ 10 下扎實訓練組	坐姿滑輪划船 3 組 8 ～ 10 下扎實訓練組
雙槓下推 3 組 8 ～ 10 下扎實訓練組	啞鈴跨步 3 組 8 ～ 10 下扎實訓練組	啞鈴臥推 3 組 8 ～ 10 下扎實訓練組
坐姿啞鈴划船 3 組 8 ～ 10 下扎實訓練組	啞鈴羅馬尼亞硬舉 3 組 8 ～ 10 下扎實訓練組	啞鈴肱三頭肌過頭推 3 組 8 ～ 10 下扎實訓練組

【進階課表】第三階段

訓練 1：上肢 A	訓練 2：下肢 A	訓練 3：上肢 B
槓鈴臥推 3 組 8～10 下扎實訓練組	槓鈴背蹲舉 3 組 8～10 下扎實訓練組	坐姿啞鈴過頭肩推 3 組 8～10 下扎實訓練組
引體向上 3 組 8～10 下扎實訓練組	槓鈴硬舉 3 組 8～10 下扎實訓練組	單手啞鈴划船 3 組 8～10 下扎實訓練組
上斜啞鈴臥推 3 組 8～10 下扎實訓練組	腿推機 3 組 8～10 下扎實訓練組	啞鈴臥推 3 組 8～10 下扎實訓練組
單手啞鈴划船 3 組 8～10 下扎實訓練組	槓鈴羅馬尼亞硬舉 3 組 8～10 下扎實訓練組	滑輪啞鈴彎舉 3 組 8～10 下扎實訓練組

關於本書的參考文獻，請至采實官方網站下載檔案：

https://www.acmebook.com.tw/download_save.php?sn=200

也可掃下方 QRcode 查詢：

HealthTree
健康樹 健康樹系列 177

美國第一健身強人，練肌力 × 抗老化鍛鍊全書
MUSCLE FOR LIFE

作　　　　者	麥可‧馬修斯Michael Matthews
譯　　　　者	王啟安
封 面 設 計	張天薪
內 文 排 版	許貴華
行 銷 企 劃	蔡雨庭‧黃安汝
出版一部總編輯	紀欣怡

出　　版　　者	采實文化事業股份有限公司
業 務 發 行	張世明‧林踏欣‧林坤蓉‧王貞玉
國 際 版 權	鄒欣穎‧施維真‧王盈潔
印 務 採 購	曾玉霞
會 計 行 政	李韶婉‧許俀瑀‧張婕莛
法 律 顧 問	第一國際法律事務所　余淑杏律師
電 子 信 箱	acme@acmebook.com.tw
采 實 官 網	www.acmebook.com.tw
采 實 臉 書	www.facebook.com/acmebook01

I　S　B　N	978-626-349-299-8
定　　　　價	580元
初 版 一 刷	2023年6月
劃 撥 帳 號	50148859
劃 撥 戶 名	采實文化事業股份有限公司
	104台北市中山區南京東路二段95號9樓
	電話：(02)2511-9798　傳真：(02)2571-3298

國家圖書館出版品預行編目資料

美國第一健身強人, 練肌力 X 抗老化鍛鍊全書 / 麥可. 馬修斯 (Michael Matthews) 著 ; 王啟安譯. -- 初版. -- 臺北市 : 采實文化事業股份有限公司, 2023.06

416 面 ; 17×23 公分. -- (健康樹 ; 177)

譯自 : Muscle for life.

ISBN 978-626-349-299-8(平裝)

1.CST: 健身運動 2.CST: 運動訓練 3.CST: 肌肉

411.711　　　　　　　　　　　　　　　　　　112006601

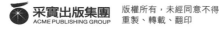